TRAITÉ

DE

L'ALIMENTATION

DU MÊME AUTEUR

ANATOMIE PATHOLOGIQUE

DES

RETRÉCISSEMENTS DE LA TRACHÉE

In-4°, avec figures. Paris, 1866.

Paris. — Typographie HENNUYER ET FILS, rue du Boulevard, 7.

TRAITÉ

DE

L'ALIMENTATION

DANS SES RAPPORTS

AVEC

LA PHYSIOLOGIE, LA PATHOLOGIE

ET

LA THÉRAPEUTIQUE

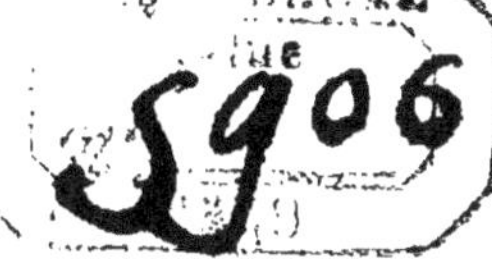

PAR

LE DOCTEUR JULES CYR

PARIS

J.-B. BAILLIÈRE ET FILS

LIBRAIRES DE L'ACADÉMIE IMPÉRIALE DE MÉDECINE

19, rue Hautefeuille, près le boulevard Saint-Germain

Londres	Madrid	New-York
HIPPOLYTE BAILLIÈRE	C. BAILLY-BAILLIÈRE	BAILLIÈRE BROTHERS

1869

A MON PÈRE

PRÉFACE.

La question de l'alimentation envisagée au point de vue de la physiologie, de la pathologie et de la thérapeutique, doit à juste titre préoccuper le médecin, et me paraît mériter plus d'importance qu'on ne lui en accorde. La plupart des praticiens la traitent en suivant les données de l'empirisme et de la tradition vulgaire; chacun croit pouvoir en raisonner avec compétence : aussi la quantité de préjugés qui circulent sur cette matière est-elle considérable.

Apporter dans ce sujet un peu de cette précision rigoureuse que la science contemporaine cherche à introduire dans toutes les parties de son vaste domaine, vulgariser des notions qu'il importe à tous de connaître, tel a été mon but.

Un mot sur le plan que j'ai suivi : j'ai successivement étudié l'alimentation dans ses rapports avec la physiologie, la pathologie et la thérapeutique, c'est-à-dire que j'ai considéré l'aliment comme la matière constituante du régime à l'état normal, puis comme source de maladie et enfin comme moyen de traitement. J'ai pensé donner par cette synthèse plus de diversité et d'intérêt à cette question, au lieu de grouper autour du nom d'un même aliment tout ce qui s'y rapporte à tous les points de vue.

Quant aux lecteurs, étrangers à la science, qui seraient assez curieux d'hygiène pour entreprendre de connaître cet ouvrage, je les engage à ne pas se laisser rebuter par les détails et les termes trop scientifiques qu'ils rencontreront, parce que, grâce à la nature du sujet, et bien que je n'aie nullement transigé avec la sévérité et l'exactitude du langage technique, je suis persuadé qu'ils viendront aisément à bout de ces quelques difficultés.

Sannois (Seine-et-Oise), juin 1869.

TABLE DES MATIÈRES.

TROISIÈME PARTIE.

DE L'ALIMENTATION DANS SES RAPPORTS AVEC LA THÉRAPEUTIQUE.

FIN DE LA TABLE DES MATIÈRES.

TRAITÉ
DE
L'ALIMENTATION

PREMIÈRE PARTIE.

DE L'ALIMENTATION DANS SES RAPPORTS AVEC LA PHYSIOLOGIE

LIVRE I.

GÉNÉRALITÉS SUR LES ALIMENTS.

CHAPITRE I.

PRINCIPES CONSTITUANTS DES ALIMENTS.

Bien que le mot *aliment* soit pour tout le monde très-intelligible et paraisse avoir scientifiquement une signification bien précise, les diverses définitions proposées par les savants sont loin de s'accorder. Les uns restreignent trop le sens de ce mot, en refusant le titre d'aliment aux matières minérales; d'autres ne le limitent pas assez, en impliquant dans la même catégorie certains médicaments et les aliments.

Nous donnerons à notre tour le nom d'*aliment* à *toute substance qui, introduite dans le tube digestif, sert, soit après une élaboration spéciale, soit en s'incorporant directement, à réparer les pertes et contribuer au développement de l'organisme.* Nous ne présentons cette définition de l'aliment ni comme nouvelle, ni comme la meilleure que l'on puisse trouver : telle qu'elle est cependant, elle nous paraît préciser assez les caractères et le rôle de toute substance alimentaire.

Pour être absorbé et servir à la nutrition, un aliment doit donc subir, dans les organes de la digestion, une transformation destinée à le rendre directement assimilable. Mais si le fonctionnement normal de ces organes vient à être troublé, ceux-ci peuvent n'être plus aptes à opérer cette transformation, et par suite l'aliment, quoique ayant conservé virtuellement toutes ses propriétés nutritives, ne pourra pas nourrir : il sera dans le tube digestif en quelque sorte comme un corps étranger, il en irritera les parois et provoquera des efforts d'expulsion. C'est ce qui arrive notamment dans certains états morbides qui donnent lieu à des vomissements incoercibles par suite d'une intolérance absolue de l'estomac pour toute espèce de substance nutritive, intolérance causée probablement par un trouble du système nerveux végétatif. Dans ces cas, la faculté d'absorption n'est nullement anéantie, ni même sensiblement altérée ; l'estomac seulement fonctionne mal et ne prépare pas les aliments à être absorbés. Cela est si vrai que, si l'on ajoute aux aliments une substance, telle que la pepsine, qui leur fasse subir cette préparation, ils peuvent être non-seulement parfaitement tolérés, mais encore absorbés.

On arrive au même but en faisant subir aux aliments une digestion artificielle avant de les faire parvenir dans l'estomac. C'est pour tenir compte de cette différence entre l'aliment tel qu'il est ingéré à l'état normal et l'aliment tel qu'il est devenu sous l'influence des sucs digestifs, que M. L. Corvisart, à qui l'on doit des recherches très-intéressantes sur cette question, désigne ce dernier sous le nom de *nutriment*. L'aliment, après avoir subi l'action des liquides digestifs, à l'intérieur ou en dehors de l'organisme, passe donc à l'état de nutriment, et, à ce moment, il a perdu de sa substance tout ce qui n'est pas alibile. Ingéré dans cet état, il s'incorpore directement à l'organisme, sans subir de nouvelle transformation. Cette distinction, qui a ouvert la voie à de très-utiles applications pratiques, mérite d'être conservée. Nous aurons d'ailleurs l'occasion d'insister ultérieurement sur ce sujet.

Avant d'étudier spécialement chaque substance alimentaire, au point de vue seulement de son influence sur l'organisme, et d'en faire ce qu'on pourrait appeler l'*histoire naturelle médicale*, il est indispensable d'examiner d'abord quelle est leur composition générale et quels principes leur sont communs.

Les aliments sont tous fournis par le règne végétal ou le règne animal, à l'exception du sel marin et du phosphate de chaux. Ces deux derniers ne sont pas, il est vrai, reconnus comme aliments par tous les physiologistes; mais en éliminant, si l'on veut, le phosphate de chaux qui, dans une alimentation normale, se trouve en quantité suffisante pour subvenir aux besoins de l'organisme, on ne peut s'empêcher de donner au chlorure de sodium le titre d'aliment. On pourrait dire, à la rigueur, que ce sont les végétaux qui nous fournissent tous les principes alimentaires, car ils ont seuls la propriété de les élaborer, de les créer de toutes pièces à l'aide des éléments minéraux; les animaux se les incorporent et paraissent leur donner ainsi une disposition plus grande à être assimilés par l'organisme humain.

L'*analyse* immédiate des aliments nous les montre constitués par un nombre assez restreint de principes, parmi lesquels certains ne sont pas assimilables, la cellulose, par exemple. Ceux qui sont susceptibles d'être incorporés à l'organisme peuvent être réunis sous trois groupes : 1° *les substances albuminoïdes ou azotées*, 2° *les matières grasses*, 3° *les sucres et les fécules;* ces dernières passant à l'état de sucre pour être absorbées. Les substances des deux derniers groupes ne renferment pas d'azote.

L'*albumine* est le type et probablement l'origine de toutes les matières albuminoïdes : c'est en effet de l'albumine de l'œuf que paraissent dériver, avec le concours de l'oxygène de l'air, les éléments primordiaux et tous les tissus définitifs de l'organisme. Elle se trouve répandue dans tout le corps et forme une des parties constituantes du sang, du chyle, de la lymphe, de l'œuf, de la matière cérébrale, etc.; mais jamais on ne la rencontre à l'état libre. Elle n'existe, du moins dans l'organisme animal, que combinée à un alcali, le plus souvent à la soude. Les végétaux renferment aussi de l'albumine en plus ou moins grande quantité. Soumise à l'action de l'eau bouillante pendant deux à trois jours, l'albumine coagulée finit par se transformer en une substance analogue à celle qui se produit sous l'influence de la pepsine, ou dans la digestion des substances albuminoïdes : elle est convertie en *peptone* ou nutriment, et par suite directement assimilable.

Outre le carbone, l'hydrogène, l'oxygène et l'azote, l'albumine renferme une quantité variable de soufre, sur le rôle physiologique duquel on n'est pas bien fixé. Quant aux proportions relatives de ces divers éléments, outre qu'elles ne sont pas encore définitivement établies, elles n'auraient ici qu'un intérêt très-secondaire.

La *fibrine* se présente sous deux états isomériques, à l'état de *fibrine proprement dite*, telle qu'on la rencontre dans le sang, le chyle, la lymphe, et à l'état de *syntonine* ou *musculine*, telle qu'elle est dans les muscles. Sa constitution chimique et sa coïncidence presque constante avec l'albumine rendent infiniment vraisemblable l'hypothèse qui fait de cette substance un produit d'oxydation de l'albumine; c'est une des formes intermédiaires par lesquelles passe cette dernière avant d'arriver à l'état de tissu.

La *syntonine* forme la substance fondamentale du muscle, c'est-à-dire la fibrille des muscles striés et la fibre-cellule des muscles lisses.

On a donné le nom de fibrine végétale au *gluten*, parce qu'on a longtemps cru que la composition de ce dernier était analogue à celle de la fibrine ; il paraît démontré aujourd'hui qu'il existe dans le gluten une matière azotée particulière, la *glutine*, isomère de l'albumine.

La *caséine* constitue la matière azotée principale, la base du lait. Elle ne paraît être, d'ailleurs, que de l'albumine additionnée d'un peu d'alcali, un albuminate plus basique que l'albumine de l'œuf. La caséine a son analogue dans les végétaux ; c'est la *légumine*, qu'on rencontre dans les graines des légumineuses comestibles (fèves, haricots, pois, lentilles, etc.).

Nous n'en dirons pas plus sur les substances albuminoïdes, parce que tous les détails que nous pourrions ajouter ici n'auraient pas un intérêt direct pour le sujet qui nous occupe.

Nous ne parlerons pas plus des matières grasses, ni des sucres, ni des fécules, attendu que ce que nous avons à en dire trouvera mieux sa place, soit à propos de la digestion, soit plutôt en traitant des aliments en particulier. Toutefois, nous allons insister sur cette division des principes alimentaires en trois groupes et examiner sur quels faits elle repose.

Les tissus de l'organisme étant essentiellement constitués par des substances azotées, on conçoit la nécessité d'ingérer régulièrement une certaine quantité de matières azotées pour réparer les pertes incessantes éprouvées par le corps sous forme d'excrétions. Mais il ne suffit pas à l'organisme de subvenir à la nutrition : il y a une autre fonction importante à entretenir, la calorification animale. Or, cette dernière se produit par la combustion lente de principes hydrocarbonés, qui sont susceptibles d'être complétement détruits dans l'économie par l'oxygène dont le sang est le véhicule. Sans doute, la plupart des métamorphoses de la matière organique, matières azotées ou bien hydrocarbures, s'accompagnent de production de chaleur ; mais les substances non azotées, par le seul fait qu'elles subissent une combustion totale, constituent la source la plus puissante de chaleur.

Ce sont ces considérations qui ont fait classer les aliments en deux grandes séries : les aliments azotés ou *plastiques*, c'est-à-dire servant directement à la réparation des tissus, et les aliments non azotés ou *respiratoires*, parce qu'ils sont plus particulièrement utilisés pour la production de la chaleur. Les premiers comprennent toutes les substances albuminoïdes et leurs dérivés ou analogues; les autres comprennent le sucre, la fécule et les corps gras.

Cette division est juste au fond, mais elle est loin d'être absolue : en effet, dans certaines conditions, les substances albuminoïdes sont susceptibles de se convertir en matières grasses, et, par suite, de subvenir à la calorification, élément vital qui passe avant la nutrition. D'ailleurs, dans l'inanition, quand la graisse mise en réserve dans l'organisme a été brûlée, les matières plastiques font à leur tour office de combustible : c'est à ce phénomène, constaté aussi à la suite de diète prolongée, dans des cas de fièvres continues, par exemple, que l'on a donné le nom d'autophagisme.

Maintenant que nous connaissons les principes constituants des aliments, il s'agit d'examiner ce qu'ils deviennent dans le tube digestif.

CHAPITRE II.

INFLUENCE DES SUCS DIGESTIFS SUR LES ALIMENTS.

Nous n'avons pas la prétention dans les pages qui suivent de faire une étude complète de la digestion : nous avons cru simplement qu'il ne serait pas inutile de rappeler et de préciser ici les principaux phénomènes chimiques auxquels donne lieu l'action des sucs digestifs sur les aliments et les transformations par lesquelles passent ces derniers.

Les aliments se trouvent successivement en rapport dans le tube digestif avec une série de fluides différents, et subissent de la part de chacun d'eux une action spéciale destinée à en faciliter l'absorption : il s'agit donc d'étudier séparément l'influence exercée par la salive, le suc gastrique, la bile, le suc pancréatique et le suc intestinal.

ARTICLE I. — ACTION DE LA SALIVE.

La salive exerce d'abord une action toute physique qui consiste à ramollir les aliments, à les réduire en pâte, de façon que le bol alimentaire puisse glisser le long du pharynx et de l'œsophage sans s'arrêter en route ni blesser les parois de ce conduit. Dans ce rôle purement physique, la salive est beaucoup aidée par les dents, qui, en divisant et triturant les aliments, facilitent singulièrement leur imbibition non-seulement par la salive, mais aussi par les autres sucs digestifs. Cependant, sans vouloir méconnaître l'utilité des dents dans cette période préparatoire du travail digestif, on peut dire qu'elles ne sont pas indispensables, vu les moyens artificiels dont nous disposons pour remplir leur office. Beaucoup d'enfants avalent en grande partie, ou mâchent très-peu leur nourriture, et la digèrent fort bien. Toutefois, quand les sucs digestifs ont perdu par les progrès de l'âge un peu de leur puissance dissolvante, le fonctionnement des dents, qui active la sécrétion de la salive et opère une division aussi complète que possible de tous les aliments, acquiert plus d'importance. La mastication et l'insalivation, qui en est la conséquence, sont surtout utiles chez les gens qui consomment beaucoup de féculents, parce que ce n'est que sur ces aliments qu'agit la salive : c'est dans ces cas qu'on peut observer des dyspepsies tenant à l'insuffisance de mastication; aussi le seul changement de régime, l'abstention ou l'usage très-restreint de féculents peut suffire chez certains dyspeptiques pour ramener les fonctions digestives à leur état normal.

L'action chimique de la salive est moins générale, car elle ne s'exerce que sur une espèce d'aliments, la fécule. La salive produit sur les matières féculentes la même action que certains ferments végétaux, tels que la diastase végétale : elle a la propriété de les convertir en sucre, en les faisant passer d'abord à l'état de dextrine. Les expériences physiologiques ont depuis longtemps établi le fait, mais avec certaines restrictions. Ainsi, la transformation de la fécule en glucose sous l'influence de la diastase salivaire ne se produit pas immédiatement : elle commence dans la bouche, comme on peut s'en convaincre par une expérience des plus simples; elle se continue dans l'estomac, mais en se ralentissant beaucoup, et ne se complète que dans l'intestin, par l'intermédiaire du suc pancréatique. Sans vouloir rien affirmer sur la nature intime de la diastase salivaire, on peut dire qu'elle se comporte à la manière des ferments, c'est-à-dire qu'elle a la propriété de manifester son influence à dose même très-minime : ainsi, d'après M. Mialhe, 1 gramme de cette substance solide, dissoute dans l'eau, peut transformer en sucre environ 2 kilogrammes de fécule.

Quant aux autres matières alimentaires, les substances azotées, les corps gras, les sucres, elles n'éprouvent de la part de la salive aucune espèce d'action chimique ; elles sont simplement humectées, ramollies ou liquéfiées, mais c'est tout.

Ce que nous venons de dire du rôle actif de la salive s'applique à la salive mixte, c'est-à-dire au mélange des liquides fournis par les glandes parotides, sous-maxillaires, sub-linguales et les glandules buccales : toutefois, la salive fournie par les parotides ne paraît pas jouir du pouvoir de transformer la fécule en sucre, ou tout au moins son action est très-faible.

A l'état normal, la salive est alcaline, ce qui tient à la présence du phosphate de soude tribasique ; du reste, cette alcalinité favorise l'action saccharifiante de la salive, tandis que l'acidité l'entraverait : on sait, en effet, que, dans l'industrie, la transformation de la fécule en glucose est empêchée ou ralentie lorsque l'opération a lieu dans un milieu acide. Cependant des expériences récentes tendraient à montrer que l'on a exagéré l'influence de cette acidité dans la transformation de la fécule en glucose et que cette dernière opération peut se faire presque aussi bien dans un milieu acide que dans un milieu alcalin. Du reste, que la transformation soit incomplète et retardée par insuffisance de diastase salivaire ou par la présence du suc gastrique, il n'en est pas moins vrai qu'elle se trouve ultérieurement reprise et achevée par le suc pancréatique et le suc intestinal qui agissent sur les matières féculentes plus puissamment que la salive.

Il est à remarquer que, sous l'influence d'un état phlegmasique local, une stomatite, le pouvoir saccharifiant de la salive est augmenté. Cela tient probablement à un plus grand afflux de sang provoqué par l'inflammation, et cette surabondance sanguine produirait une plus grande sécrétion, soit de salive, soit de diastase. Le mucus nasal, complétement neutre à l'état normal, acquerrait aussi, dans le coryza, les propriétés de la salive.

A propos de la composition chimique de la salive, nous n'avons rien dit, avec intention, du sulfocyanure de potassium. Outre que la présence de ce corps dans la salive n'est pas admise par tous les physiologistes, bien que les recherches du professeur Longet à ce sujet ne laissent pas de doute sur son existence, on n'a pu encore trouver à ce sel un rôle bien déterminé.

ARTICLE II. — ACTION DU SUC GASTRIQUE.

Le rôle du suc gastrique dans la digestion est assez complexe et n'est pas encore parfaitement connu dans tous ses détails. Néanmoins, dans l'état actuel de la science, on peut se rendre assez bien compte des phénomènes chimiques auxquels il donne lieu.

Le suc gastrique est composé essentiellement d'une substance azotée particulière, agissant à la manière des ferments, appelée *gastérase*, *chymosine*, et plus connue sous le nom de *pepsine;* c'est là l'élément fondamental du suc gastrique, le seul susceptible d'opérer une vraie digestion.

La pepsine a quelque analogie avec les substances albuminoïdes, mais elle s'en distingue par plusieurs caractères, notamment sa non-coagulabilité; cependant une forte chaleur, celle de l'ébullition, par exemple, lui fait perdre ses propriétés digestives, d'où le précepte hygiénique de ne pas prendre les aliments trop chauds. Toutefois, malgré l'opinion de M. Blondlot et de M. Milne Edwards, nous ne pensons pas « qu'elle perde irrévocablement ses propriétés digestives par l'action d'une température qui ne dépasse que de peu 40 degrés. » S'il en était ainsi, les cas de dyspepsie seraient bien autrement fréquents qu'ils ne le sont. Quoi qu'il en soit, il est certain que plus la température des aliments est élevée au moment où ils sont introduits dans l'estomac, moins la digestion s'en fait aisément. Une température très-basse, celle de la glace par exemple, n'a pas d'action bien marquée sur la pepsine et n'altère pas sensiblement ses propriétés digestives : on a remarqué seulement que dans ce cas le travail de la digestion est très-ralenti ; mais s'il dure beaucoup plus longtemps, il est en même temps plus complet.

Il s'ensuit donc que c'est à la température de 10 à 20 degrés, c'est-à-dire la température moyenne ambiante, que les aliments subissent le mieux l'action de la pepsine. Ainsi se trouve justifiée la prescription d'aliments froids, peu abondants mais substantiels, dans les cas où la puissance digestive de l'estomac est affaiblie par quelque état morbide, ou si l'on veut éviter un trop grand afflux de sang dans cet organe.

Une autre remarque à faire relativement aux propriétés chimiques de la pepsine, c'est l'influence qu'exercent certains composés sur cette substance. Ainsi, l'acide arsénieux, l'acide tannique la rendent inactive. On doit donc, quand on soumet des malades à l'usage de ces préparations, leur recommander de les prendre à de longs intervalles des repas. Il est vrai qu'à la dose où le premier de ces acides peut être administré, son action sur la pepsine serait probablement assez faible; mais il n'en est pas de même du second, puisqu'il peut être donné à la dose de 2 et même 4 grammes sans inconvénient.

Après la pepsine, l'élément le plus important du suc gastrique est l'*élément acide*, dû à la présence de l'acide chlorhydrique et de l'acide lactique. L'un de ces deux acides existe-t-il dans l'estomac à l'exclusion de l'autre? Bien qu'on ait discuté et expérimenté beaucoup sur cette question, la science n'est pas encore fixée sur ce sujet. Les uns admettent la présence de l'acide lactique seul, les autres de l'acide chlorhydrique. Ce qui paraît pourtant le plus probable, c'est que le suc gastrique renferme à la fois de l'acide lactique et de l'acide chlorhydrique; mais c'est surtout ce dernier qui a quelques propriétés digestives et qui seconde le mieux l'action de la pepsine. La clinique vient à l'appui de cette opinion en montrant les excellents effets que l'on retire, dans bon nombre de cas de dyspepsie, de l'administration de faibles doses d'acide chlorhydrique. On sait, d'ailleurs, que lorsqu'on veut produire des digestions artificielles, cet acide est beaucoup plus actif que l'acide lactique.

Après la pepsine et les deux acides susnommés, signalons comme faisant partie du suc gastrique une proportion relativement considérable de chlorures alcalins, qui sont très-probablement la source de l'acide chlorhydrique, et enfin une quantité moindre de phosphates.

Dans le mode d'action du suc gastrique sur les aliments, il y a à distinguer d'abord un effet tout physique qui précède et facilite les transformations chimiques qui doivent s'opérer ultérieurement. Les matières susceptibles d'être attaquées par le suc gastrique sont préalablement ramollies, puis dissociées et réduites en une masse pulpeuse grisâtre. C'est surtout à l'élément acide qu'est due cette modification physique, si bien qu'avant d'avoir bien examiné les transformations subies par les aliments sous l'influence du suc gastrique, on a pu croire qu'il n'y avait d'autre agent actif dans ce suc que les acides. Les mouvements péristaltiques de l'estomac facilitent l'immixtion du suc avec les aliments et sa pénétration dans l'intimité de leur substance; enfin, il se produit de la sorte une espèce de solution alimentaire dont le suc gastrique est le véhicule, et c'est dans cette solution qu'ont lieu les phénomènes chimiques suivants.

L'albumine liquide, pour prendre un exemple servant de type, soumise à l'action du suc gastrique, commence par se troubler, par devenir opaline, par subir une très-légère coagulation; mais au lieu de se solidifier, comme cela se produit lorsqu'on fait chauffer suffisamment l'albumine, elle reprend son état liquide et n'est plus susceptible de se coaguler : elle est transformée en *peptone* et est ainsi devenue directement absorbable et assimilable. Si l'albumine a été ingérée à l'état solide, c'est-à-dire coagulée, elle met plus de temps à subir l'action du suc gastrique, mais elle n'en est pas moins fluidifiée et rendue non coagulable. La caséine, qui forme la partie nutritive du lait, est également coagulée par le suc gastrique, puis elle reprend la forme soluble pour être ensuite absorbée. Les autres substances albuminoïdes passent par des modifications analogues.

Les matières albuminoïdes éprouvent donc, sous l'influence de la pepsine, une modification chimique qui leur communique des propriétés toutes nouvelles. Ces produits nouveaux en lesquels elles se transforment ont été désignés par M. Mialhe sous le nom d'*albuminose*, et par M. Lehmann sous celui de *peptones*. D'après ce dernier auteur, il y aurait autant de variétés de peptones qu'il y a de matières albuminoïdes diverses (albumine, fibrine, caséine, légumine, etc.).

Quoique les peptones ainsi produites aient sensiblement la même composition chimique que les matières albuminoïdes dont elles dérivent, et qu'elles ne s'en distinguent probablement que par un arrangement moléculaire particulier, leurs propriétés, comme on vient de le voir, leur impriment un caractère tout différent ; elles sont solubles, non coagulables par la chaleur ; elles possèdent un pouvoir de diffusion à travers les membranes animales bien plus considérable que les matières albuminoïdes naturelles, enfin elles sont directement assimilables.

L'action du suc gastrique suffit-elle pour transformer ainsi la totalité des substances albuminoïdes introduites dans l'estomac? Il est aujourd'hui parfaitement démontré qu'une partie seulement en est digérée dans l'estomac, et que le reste est modifié par le suc pancréatique. M. Meissner a cru même pouvoir établir, d'après ses expériences, que un tiers de ces substances échappe à l'action du suc gastrique, ou plutôt n'éprouve qu'une transformation incomplète, et c'est à cette portion des matières albuminoïdes incomplétement modifiée, puisqu'elle est insoluble, qu'il a donné le nom de *parapeptone*, laquelle n'est attaquée que par le suc pancréatique et probablement aussi le suc intestinal.

Sans attacher à ces dénominations plus de valeur qu'elles ne méritent, il n'en est pas moins vrai que la digestion des matières albuminoïdes n'est pas achevée dans l'estomac.

Pour en finir avec le suc gastrique, il ne reste à examiner que son action sur les sucres, car les matières grasses, de même que les féculentes, ne subissent aucune modification notable de la part de ce liquide.

Le sucre de canne est transformé sous l'influence du suc gastrique en sucre de raisin ou glucose qui est beaucoup plus facilement absorbable. Du reste, cette action n'est nullement spéciale à l'estomac; elle est la conséquence de l'acidité du suc gastrique, et n'est que la reproduction du phénomène qu'on observe en chimie quand on soumet le sucre de canne à l'influence d'un acide. Enfin, on a constaté, dans quelques expériences de digestion artificielle, que l'action du suc gastrique sur le sucre de canne n'est pas constante, ce qui pourrait tenir à un degré insuffisant d'acidité de ce suc. Quant au glucose et au sucre de lait, ils ne paraissent subir aucune transformation dans l'estomac.

Après avoir vu le pouvoir digestif du suc gastrique s'exercer avec une assez grande activité sur les substances albuminoïdes, on peut se demander pourquoi l'estomac lui-même n'est pas digéré par le suc gastrique qu'il sécrète ? Sa composition se prête parfaitement à l'action de ce suc, et on a dû chercher ce qui pouvait donner à cet organe l'immunité dont il jouit.

On observe parfois sur le cadavre des perforations de l'estomac qu'on ne saurait rattacher à aucune cause pathologique et qui ne peuvent être attribuées en effet qu'à l'action du suc gastrique sécrété dans les derniers moments de la vie. On en a conclu que la *force vitale* seule préservait l'estomac de toute destruction digestive, et qu'aussitôt la vie éteinte, les réactions chimiques reprenant tout leur empire sur la matière inanimée, l'estomac subissait le sort des matières azotées. Cependant si, comme l'a fait M. Claude Bernard, l'on place dans l'estomac d'un chien, à travers l'orifice d'une fistule gastrique, le train postérieur d'une grenouille, on voit ce dernier être très-bien digéré quoique la grenouille soit vivante. L'influence préservatrice de la force vitale étant donc une hypothèse toute gratuite, on a trouvé une autre explication de ce phénomène : l'estomac est protégé contre l'action du suc gastrique par une couche d'épithélium qui se renouvelle incessamment ; or, cet épithélium n'existe pas à la surface de la peau des grenouilles, et, chez l'homme, il tombe et se détruit, pour ne plus se reproduire, très-peu de temps après la mort. On s'explique ainsi ces perforations posthumes de l'estomac auquelles on n'assignait que des causes très-problématiques. Quoique nous adoptions pleinement cette opinion, nous ne devons pas passer sous silence les recherches de M. Frédérick Pavy, professeur de physiologie au Guy's Hospital de Londres : pour cet auteur, la cause de la non-destruction de l'estomac par le suc gastrique réside dans l'alcalinité que présentent constamment les parois de cet organe par l'effet de la circulation sanguine.

ARTICLE III. — ACTION DE LA BILE.

L'étude du rôle de la bile dans la digestion a permis d'établir ces deux faits incontestables que ce liquide est sans action sur les matières albuminoïdes, féculentes ou sucrées, mais qu'il a la propriété d'émulsionner les corps gras, c'est-à-dire de les réduire en une infinité de globules microscopiques, cet état de division extrême étant une condition de leur absorption. Ce pouvoir émulsif de la bile paraît être dû aux deux principes les plus importants de la bile, le *glycocholate* et le *taurocholate de soude*, et surtout à ce dernier ; mais le mode d'action spécial de ces sels sur les corps gras ne nous est pas encore bien connu. Quel que soit son mécanisme, cet effet existe. Cependant il a été contesté par quelques savants, et de ce que des animaux ont pu digérer une certaine quantité de graisse sans le secours de la bile, on a voulu en conclure que ce liquide n'est pas nécessaire à la digestion. D'abord la plupart des animaux chez lesquels on empêche la bile d'affluer dans l'intestin ne tardent pas à maigrir considérablement ; l'absorption des matières grasses diminue chez eux des deux tiers et quelquefois des quatre cinquièmes, les fonctions du gros intestin sont altérées ou du moins ne s'exécutent pas aussi aisément, enfin la nutrition générale est compromise si l'on n'augmente pas la ration alimentaire normale. On sait, du reste, quels troubles provoque chez l'homme l'arrêt du cours de la bile par ce qu'on observe dans certains cas d'ictère.

Là ne se borne pas l'utilité de la bile dans les phénomènes digestifs : en effet, elle possède des propriétés antiseptiques ou antifermentescibles assez marquées; aussi son absence dans l'intestin se traduit souvent par une fermentation acide des matières fécales, ainsi que cela a été constaté chez des individus ictériques. De plus, on admet généralement que la bile exerce sur l'intestin une excitation spéciale dont l'effet est d'activer les mouvements péristaltiques de cet organe et d'augmenter les sécrétions intestinales.

Enfin la bile paraît, probablement à cause de sa réaction alcaline, être très-favorable aux phénomènes de capillarité en vertu desquels la graisse émulsionnée est absorbée par les chylifères.

Si nous ne nous placions ici au seul point de vue de l'alimentation, nous aurions encore à insister sur les autres destinations de la bile dans l'organisme, sur les transformations subies par ses principes constituants et leur résorption. Mais ces questions sont du domaine de la physiologie pure et ont avec notre sujet des rapports trop éloignés pour nous arrêter plus longtemps.

ARTICLE IV. — ACTION DU SUC PANCRÉATIQUE.

L'influence du suc pancréatique sur la digestion s'exerce sur les trois principales espèces d'aliments, les fécules, les matières albuminoïdes et les graisses, et elle est due à une substance azotée spéciale, un peu analogue à la pepsine et appelée *pancréatine*.

Les matières féculentes qui ont échappé à l'action saccharifiante de la salive sont attaquées par le suc pancréatique avec plus d'énergie et finalement converties en glucose. Une expérience souvent répétée sur les animaux a parfaitement démontré ce fait : quand on pratique sur un animal l'ablation du pancréas ou la ligature de son canal excréteur, les matières féculentes sont mal digérées, ou même pas du tout, si bien qu'elles sont rendues avec les matières fécales et qu'on n'y peut trouver parfois que des traces de sucre. C'est en raison de cette propriété du pancréas que les Allemands lui ont donné le nom de *glande salivaire abdominale*.

L'action du pancréas sur les matières albuminoïdes consiste à dissoudre ces substances et à les transformer en peptones. M. Corvisart, qui a le mieux élucidé cette question, a déduit de ses nombreuses expériences que l'action digestive du suc pancréatique sur les substances albuminoïdes est beaucoup plus puissante que celle du suc gastrique. Certains savants, au contraire, lui ont contesté toute espèce d'influence sous ce rapport ; tandis que d'autres, sans nier sa puissance digestive, l'ont trouvée assez faible.

Nous ferons remarquer que, dans bon nombre de cas, ces

expériences ont été faites à l'aide de suc pancréatique pur de tout mélange avec le suc gastrique, et qu'ainsi obtenu ce suc est légèrement alcalin. Or, expérimenter sur du suc pancréatique dans cet état, ce n'était pas se placer dans les conditions physiologiques, puisque le liquide en question, au moment où il agit dans l'intestin, se trouve toujours mélangé à du suc gastrique, lequel est franchement acide. Par conséquent, le suc pancréatique, faiblement alcalin quand il est excrété et versé dans le duodénum, devient ou neutre ou acide. C'est là une circonstance qu'il est important de prendre en considération. M. Meissner a tenu compte de cette particularité, et a observé en effet que lorsqu'il acidifiait légèrement le suc pancréatique préparé artificiellement, la transformation des substances albuminoïdes en peptones était beaucoup plus rapide et plus complète. Quand, au contraire, le liquide pancréatique possédait sa réaction alcaline, la digestion était plus lente et souvent accompagnée de signes de putréfaction.

Enfin le suc pancréatique jouit du pouvoir d'émulsionner les corps gras neutres, et par suite de les rendre absorbables. Cette action du pancréas n'a été sérieusement contestée par personne; mais on s'est demandé si le suc de la glande en question était absolument indispensable pour la digestion des matières grasses. Les faits invoqués pour ou contre ne sont pas assez probants pour permettre encore d'adopter trop exclusivement une opinion plutôt qu'une autre. Nous croyons cependant que la digestion des matières grasses est possible sans le secours du pancréas, et cela pour plusieurs raisons : 1° parce que le suc intestinal et la bile sont susceptibles de les émulsionner et concourent d'ailleurs réellement à cet effet ; 2° parce que des animaux naturellement dépourvus de pancréas n'en digèrent pas moins ces matières ; 3° enfin parce que, dans des cas de cancer du pancréas, la digestion des matières grasses a continué à se faire.

On a cité, il est vrai, des cas où, par suite d'altération ou d'ablation du pancréas, on retrouvait dans l'intestin des matières grasses non émulsionnées : cela nous paraît prouver simplement que si l'organisme vient à être privé d'un suc qui l'aidait à émulsionner les matières grasses, il doit être ensuite moins apte à les digérer. Ce résultat est très-naturel, mais il ne témoigne nullement que l'organisme ne puisse arriver à se passer de pancréas, ni que les autres sucs énumérés plus haut ne suffisent pas, au besoin, à produire seuls ce qu'ils faisaient avec l'aide du pancréas.

Il résulte pour nous de tous ces faits que le fluide pancréatique se distingue des autres sucs digestifs étudiés précédemment par son rôle multiple, grâce auquel il peut augmenter leur action, la compléter, et au besoin les remplacer : en un mot, c'est un organe digestif supplémentaire.

ARTICLE V. — ACTION DES SUCS INTESTINAUX.

Les sucs intestinaux comprennent le suc intestinal proprement dit et le mucus sécrété aussi par l'intestin. Quoiqu'on n'ait pu étudier leur influence sur la digestion aussi aisément que celle des autres fluides digestifs, les quelques faits que la science possède sur ce sujet suffisent pour nous éclairer sur leur utilité et leur véritable rôle. Les sucs intestinaux ont sous ce rapport beaucoup d'analogie avec le suc pancréatique : comme lui, en effet, ils sont capables d'exercer une action saccharifiante sur les matières féculentes, de transformer en peptones les substances albuminoïdes, enfin d'émulsionner les corps gras.

A l'état normal, l'action des sucs intestinaux doit se réduire à compléter la digestion de toutes ces matières qui ont déjà subi l'influence de la salive, du suc gastrique, de la bile et du suc pancréatique, et à ce point de vue on comprend combien est utile un pareil agent, susceptible de parfaire ainsi l'œuvre commencée par les sucs précédents. Il y a deux ou trois ans, M. Bachelet a montré, dans un mémoire très-intéressant publié par l'Union médicale, l'importance, trop méconnue jusqu'à ce jour, qu'on doit attacher à cette période du travail digestif : les recherches de ce praticien sur la *dyspepsie iléo-cœcale* prouvent, selon nous, que les dyscrasies de l'intestin ont une influence très-défavorable sur la digestion.

Dans certains cas pathologiques, l'utilité physiologique des sucs intestinaux se montre sous un aspect autrement remarquable. Un médecin allemand, M. Busch, a eu l'occasion d'observer, chez une femme qui avait reçu un coup de corne dans le ventre, un cas de fistule intestinale située un peu au-dessous du duodénum, de sorte que les matières alimentaires s'écoulaient au dehors immédiatement après avoir subi l'action du suc gastrique, de la bile et du suc pancréatique. Cette femme étant arrivée à un état de maigreur extrême, M. Busch eut l'idée d'injecter des aliments dans l'intestin grêle par l'orifice de la fistule. La fécule, les matières albuminoïdes et les corps gras furent digérés par les sucs intestinaux seuls, et la malade ne tarda pas à prendre de l'embonpoint. La différence la plus importante entre cette digestion intestinale et la digestion normale porte sur la durée : dans ce cas pathologique, en effet, les aliments mettaient beaucoup plus de temps pour subir un degré analogue de digestion.

Une circonstance qui a montré encore l'utilité du suc intestinal dans les conditions physiologiques, c'est que lorsqu'on donnait à cette femme du blanc d'œuf par la bouche, les deux tiers seulement étaient absorbés dans le trajet de la bouche à la fistule; l'autre tiers, qui s'écoulait par cet orifice, était donc destiné à être absorbé par l'intestin.

Quand les matériaux alimentaires ingérés ont cédé aux divers sucs digestifs dont nous venons de parler tous leurs principes alibiles destinés à passer dans le sang, soit directement par les veines, soit par l'intermédiaire des vaisseaux chylifères, ils se trouvent réduits à leur portion insoluble et réfractaire, laquelle, avec les éléments excrémentitiels de la bile et d'autres produits ultimes de transformation organique, constitue les matières fécales. Les parties des aliments réfractaires à la digestion sont : la chlorophylle, ou matière colorante des végétaux; les enveloppes des fruits et des graines, celles des légumineuses, par exemple, car elles sont principalement composées de cellulose; les tendons et les aponévroses, très-peu digestibles en général, et quelquefois pas du tout; une proportion plus ou moins notable des matières grasses ingérées et qui ont échappé à l'action des sucs digestifs; enfin parfois des graines de fécule. A ces diverses substances constituant les matières fécales, il faut ajouter les pigments de la bile, qui contribuent à leur donner, en partie, la couleur et l'odeur assez caractéristiques qu'elles possèdent.

Le poids des matières fécales excrétées journellement par l'homme s'élève, en moyenne, de 150 à 200 grammes. Ce chiffre, très-variable du reste, ne peut guère être beaucoup plus faible, quelle que soit l'alimentation d'un individu, tandis qu'il augmente avec la quantité d'aliments consommés, mais dans une proportion relativement plus forte que cette dernière. On voit encore, par ce chiffre peu élevé, que la plus grande partie des sucs digestifs est absorbée avec les matériaux nutritifs, et qu'elle repasse dans le sang d'où elle était venue. La bile est le fluide qui fournit le plus aux matières fécales, quoique ce qu'elle cède ainsi représente à peine un neuvième ou un dixième de son poids total.

CHAPITRE III.

DIGESTIBILITÉ ET VALEUR NUTRITIVE DES ALIMENTS.

ARTICLE Ier. — DIGESTIBILITÉ.

En traitant des propriétés de chaque aliment en particulier, les termes *digestibilité* et *valeur nutritive* vont se trouver à chaque instant dans ces pages : il est donc indispensable d'exposer quel sens nous comptons leur donner, d'autant mieux que les opinions diffèrent un peu sur ce sujet.

Tout d'abord, il y a une distinction à établir : il ne faut pas confondre les conditions de digestibilité avec les circonstances qui favorisent la digestion : les premières concernent spécialement les aliments et sont en quelque sorte indépendantes de la fonction, les autres ne s'adressent qu'à la fonction.

Un aliment est-il plus digestible qu'un autre parce qu'il arrive plus rapidement au gros intestin, ou seulement parce qu'il traverse plus vite l'estomac? En d'autres termes, doit-on, pour juger de la digestibilité d'une substance, considérer uniquement la façon dont elle se comporte avec le suc gastrique, ou bien ses rapports avec l'ensemble des sucs digestifs?

On dit qu'un aliment est digestible lorsqu'il cède facilement et rapidement toutes ses parties alibiles aux divers liquides destinés à le digérer. Il ne nous semble guère possible d'entendre ce terme autrement. En effet, établir la digestibilité des aliments d'après le temps qu'ils mettent à subir la chymification stomacale, c'est réduire le travail digestif à cet acte-là, et nous avons vu combien il reste encore à faire avec les matériaux alimentaires après qu'ils ont subi l'influence du suc gastrique. Les auteurs qui ont pris la digestion stomacale comme base et comme critérium de la digestibilité nous paraissent s'être laissé illusionner par les préjugés des gens du monde, pour qui tout le travail digestif se passe dans l'estomac. La digestion est à peine à moitié faite quand les aliments passent dans le duodénum : on ne peut donc dès lors, et d'après le degré de transformation qu'ils ont subi à ce moment, établir leur digestibilité. Il y a, du reste, toute une classe de substances qui traversent l'estomac sans être le moins du monde modifiées : ce sont les corps gras, et bien que l'on s'accorde généralement à les regarder comme moins digestibles que la viande maigre, la raison n'en est pas précisément parce que le suc gastrique est sans action sur eux.

Si pour juger de la digestibilité d'une substance on s'en rapportait à la durée de son séjour dans l'estomac, on pourrait arriver à des résultats peu concordants avec ce que l'expérience générale nous apprend sur ce sujet. Ainsi, le physiologiste américain Beaumont, qui a étudié la digestion sur un Canadien affecté de fistule stomacale, a dressé une table de digestibilité des principaux aliments telle que l'observation journalière de ce Canadien la lui a fournie, et ce n'est pas sans quelque étonnement qu'on voit figurer parmi les plus digestibles ceux que la plupart des médecins placent parmi les plus indigestes. Ainsi, l'estomac de ce Canadien ne mettait qu'une heure pour digérer des tripes marinées ou des pieds de cochon marinés, mais il lui fallait trois heures pour digérer du beefsteak grillé et quatre heures et demie pour du veau frais; une salade de choux crus était digérée en moitié moins de temps qu'une soupe de bœuf et de légumes. De même, les œufs conservés allaient mieux au Canadien que les œufs frais. Il est facile de voir que l'expérience de tous les jours s'est prononcée juste en sens inverse. On peut aussi se convaincre par ces faits combien l'examen seul de la digestion stomacale est arbitraire pour juger la question de la digestibilité. Un autre exemple va le montrer encore mieux : les légumes verts sont en général très-peu attaqués par le suc gastrique; ils ne font que traverser l'estomac, leur digestion a lieu principalement dans l'intestin grêle. Doit-on en conclure qu'ils sont indigestes? Mais l'observation nous apprend qu'ils sont au contraire très-digestibles.

En pareille matière, l'expérience sur un seul individu ne pourrait avoir une grande valeur, car lorsqu'il s'agit d'une fonction influencée par tant de causes diverses, les observations doivent être multipliées et variées autant que possible : il faut tenir compte d'une foule d'éléments, les goûts, les habitudes, le tempérament, l'appétit, etc. Les femmes, surtout les femmes nerveuses, présentent sous ce rapport les phénomènes les plus curieux, on pourrait dire les anomalies les plus étranges : on les voit digérer parfois les matières en apparence les plus réfractaires à l'action des sucs digestifs, et rejeter comme indigestes les aliments qui sont généralement le mieux tolérés. Il est évident qu'en essayant d'établir, sur des données aussi précises que possible, le degré de digestibilité des diverses substances alimentaires, on ne peut tenir compte de ces cas en quelque sorte exceptionnels : seulement il est bon de les signaler, parce que, dans la pratique, il faut savoir se relâcher à propos des règles établies, pour ne pas se heurter inutilement à des aberrations physiologiques.

Pour en revenir au point de départ de ce chapitre, nous entendons par digestibilité la faculté qu'a un aliment de céder aux sucs digestifs tous ses principes alibiles dans le plus court espace de temps.

Plusieurs moyens s'offrent à l'observateur pour étudier cette question :

1° Les expériences sur les animaux qu'on sacrifie à telle ou telle période de leur digestion, ou bien sur lesquels on pratique une fistule gastrique ou intestinale ;

2° Les expériences de digestion artificielle des aliments avec des sucs digestifs recueillis sur des animaux, et faites dans des conditions aussi physiologiques que le permet ce procédé ;

3° La vomiturition volontaire des aliments : il s'est trouvé quelques rares savants ayant cette faculté ;

4° L'observation d'individus affectés de fistule gastrique ou intestinale et paraissant avoir conservé à l'état normal toutes leurs aptitudes digestives ;

5° Enfin, l'expérience générale, la pratique et l'observation journalière.

Les résultats fournis par ces divers moyens d'investigation sont loin d'avoir une égale valeur; cependant, en les contrôlant les uns par les autres et n'acceptant que les moins contestés, on peut arriver à établir approximativement le degré de digestibilité des aliments : c'est ce que nous ferons quand nous traiterons de chacun d'eux en particulier.

Pour le moment, nous ne pouvons qu'exposer les données suivantes qui s'appliquent à la généralité des substances alimentaires :

La *fluidité* des aliments au moment où ils sont consommés favorise beaucoup leur digestibilité.

La *quantité d'eau* qu'ils contiennent à l'état naturel produit le même effet.

La *cohésion* a aussi une influence notable sur la digestibilité, en ce sens que moins les particules d'un aliment présentent de cohésion, et mieux il est digéré.

La *cuisson* ayant généralement pour effet de dissocier, de ramollir les aliments, en un mot d'en diminuer la cohésion, en augmente aussi la digestibilité.

La *matière grasse* interposée dans les mailles des tissus ou ajoutée à un aliment en diminue la digestibilité.

L'*âge* influe beaucoup sur cette propriété : les légumes tendres, c'est-à-dire peu avancés dans leur développement, sont généralement plus digestibles que ceux qui sont plus faits; il en est de même pour les animaux.

La *température* n'a pas grande importance dans la question de la digestibilité : toutefois la température ambiante ou même une basse température sont plus favorables qu'une température élevée. Nous avons d'ailleurs insisté déjà sur ce point en parlant de l'action du suc gastrique.

Examinons maintenant quelles sont les circonstances qui favorisent la digestion ?

Ici les résultats sont peut-être encore moins positifs et

les règles qu'on en a déduites sont on ne peut plus variables d'individu à individu. Pour ne citer qu'un exemple, l'exercice, dit-on généralement, favorise la digestion; mais que de nuances, ou plutôt que de variations! Telle personne ne peut digérer que dans un repos absolu, telle autre qu'avec de l'exercice; l'une a besoin d'une petite promenade à pas lents, une autre se trouve mieux d'une heure de marche. Certains individus sont persuadés de l'absolue nécessité pour eux de fumer après le repas et ont, en effet, une mauvaise digestion s'ils sont privés de tabac. Pareille chose se présente avec le café ou le thé, avec l'eau-de-vie ou les liqueurs, dont les effets sur la digestion diffèrent beaucoup suivant les sujets. Il y a des gens chez lesquels la lecture à haute voix ou le chant accélèrent le travail digestif, tandis que, chez d'autres, les mêmes moyens produiraient un effet contraire.

Il en est de même d'une foule d'autres circonstances ni plus ni moins importantes que les précédentes, et sur lesquelles il est parfaitement inutile d'insister.

Parmi les causes qui sont susceptibles de contrarier et même d'arrêter l'élaboration des aliments dans le tube digestif, nous avons à signaler :

1° Le changement brusque de température, c'est-à-dire la transition d'une atmosphère chaude dans un air glacé. Cette impression suffit parfois, chez des gens très-sanguins et pléthoriques, à produire une congestion cérébrale.

2° Les rapprochements sexuels immédiatement après le repas, également susceptibles d'amener dans certaines conditions les mêmes résultats.

3° Le bain encore après le repas, à cause de l'espèce de

révulsion cutanée que l'on provoque, soit par la température froide ou chaude de l'eau, soit par le travail plus grand d'absorption qui a lieu à la surface périphérique, toutes choses qui nécessitent un appel de sang plus ou moins abondant à la peau au détriment des organes digestifs.

4° Les émotions violentes, en produisant une perturbation sanguine et nerveuse qui peut amener consécutivement des troubles dans les sécrétions des sucs digestifs.

5° La respiration dans une atmosphère confinée (salles de spectacle, cafés, assemblées nombreuses), en ne fournissant à l'économie qu'un air pauvre en oxygène au moment où elle a le plus besoin d'air pur.

On pourrait multiplier ces considérations et leur donner plus de développement que nous ne l'avons fait : il nous suffit d'avoir indiqué celles qui nous paraissent avoir le plus d'intérêt.

ARTICLE II. — VALEUR NUTRITIVE.

De même que la digestibilité, la valeur nutritive des aliments a été interprétée à divers points de vue. Nous ne parlerons pas des opinions qui avaient cours dans la science avant que la chimie eût montré, par l'analyse immédiate et élémentaire, la composition des substances alimentaires le plus communément employées. Aujourd'hui, on apprécie généralement la valeur nutritive d'un aliment d'après la quantité qu'il renferme soit d'azote, s'il s'agit d'une matière azotée, soit de carbone, s'il s'agit d'une substance non azotée, parce que ce sont là les deux corps les plus nécessaires à l'organisme. Toutefois, le premier servant plus spécialement à la rénovation moléculaire des tissus, on peut se borner à doser l'azote pour établir approximativement la valeur nutritive d'une substance.

Ce procédé chimique d'évaluation est évidemment le seul qui offre ce degré de précision qu'on doit attendre de la science ; mais il y a quelques objections à présenter. La plus importante est la suivante : rien ne prouve que tout l'azote contenu dans les aliments soit susceptible d'être absorbé, qu'il soit assimilable au même degré, quelle que soit la matière dans laquelle il se trouve. En d'autres termes, étant données deux substances renfermant chacune une quantité égale d'azote, leur pouvoir nutritif sera-t-il le même? Ainsi posée, la question ne peut être résolue d'emblée, parce qu'il est indispensable de tenir compte tout d'abord d'un autre élément : l'expérimentation physiologique et la pratique nous montrent, en effet, que la valeur nutritive d'un aliment quelconque est sous la dépendance de sa digestibilité. Ainsi, par exemple, 100 grammes de châtaignes et 100 grammes de lait contiennent, à peu de chose près, la même quantité d'azote (0,64 d'un côté et 0,66 de l'autre, d'après M. Payen) : la valeur nutritive est-elle égale pour cette même quantité de substances azotées? Théoriquement, il y a équivalence, mais, pratiquement, il y a une différence notable en faveur du lait. Autre exemple : 200 grammes de chocolat renferment autant d'azote que 100 grammes de viande sans os; est-ce à dire qu'ils aient le même pouvoir nutritif? ici encore, l'expérience n'est pas d'accord avec la théorie. Quelles sont donc les conditions principales qui règlent la valeur nutritive d'une substance?

Il faut d'abord qu'il y ait harmonie entre les poids relatifs des divers principes constituants, c'est-à-dire qu'il n'y ait pas prédominance de l'un d'eux au détriment des autres, ou, tout au moins, que cette prédominance ne soit pas en faveur d'un principe peu digestible. Le chocolat, par exemple, présente à l'état normal, sur 100 grammes, 1gr,52 d'azote (ce qui fait 9,88 de matière azotée) pour 26 grammes de graisse ; par conséquent, prédominance très-marquée d'une substance indigeste.

Une substance alimentaire doit offrir la plus grande analogie possible de composition avec les tissus de l'organisme.

A composition analogue, les aliments tirés du règne végétal ont une moindre valeur nutritive que ceux fournis par les animaux, parce que leurs principes constituants ont déjà reçu dans ces derniers une élaboration qui les rapproche davantage de notre organisme. C'est pour cela qu'un poids donné de viande renfermant une quantité de matière azotée égale à celle d'un autre poids de légumes farineux sera plus nourrissant que ce dernier.

Les quelques considérations qui précèdent ont une importance d'autant plus grande pour l'alimentation de l'homme, que, même dans l'élève des animaux, on tient aujourd'hui compte de données analogues qu'on avait cru pouvoir négliger pour s'en rapporter à peu près exclusivement aux théories chimiques. Nous reviendrons, du reste, sur ce sujet à propos du *régime* et des *rations alimentaires*.

LIVRE II.

DES ALIMENTS EN PARTICULIER.

CHAPITRE I.

LES VIANDES.

ARTICLE I. — CONSOMMATION.

C'est à juste titre que les viandes occupent le premier rang dans l'alimentation de l'homme : leur valeur nutritive considérable, leur digestibilité, l'analogie de composition qu'elles présentent avec le corps humain, l'élaboration animale qu'ont déjà reçue leurs principes immédiats, la facilité avec laquelle on peut se les procurer dans tous les pays, les recommandent suffisamment; aussi sont-elles la base, la partie la plus substantielle de toute nourriture vraiment réparatrice. Lorsque nous traiterons du *régime*, nous insisterons convenablement sur le rôle de la viande dans l'alimentation; nous allons nous borner pour le moment à quelques considérations générales sur la consommation des viandes et sur leur valeur nutritive comparée.

L'état de la consommation de la viande, qu'on pourrait donner comme un indice du degré de prospérité d'un pays, est très-variable suivant les diverses contrées de la France où on l'examine : il est à peu près en raison directe du chiffre de la population agglomérée et du développement du commerce et de l'industrie ; mais il est loin d'être en rapport avec la somme de travail produite, ce qui pourtant devrait être. Ainsi, à côté de grands centres de population tels que Paris, Lyon, Rouen, Lille, etc., où la moyenne de la consommation en viande par habitant est assez élevée, on trouve bon nombre de campagnes, quelquefois dans une grande étendue de pays, où cette moyenne tombe à un chiffre tout à fait inférieur. Dans certains endroits, les paysans ne mangent de la viande que tous les dimanches ; dans d'autres, seulement les jours de grande fête ; dans quelques-uns enfin, rien qu'une ou deux fois l'an : encore ce n'est guère que de la viande de porc que l'on consomme.

Pour donner plus de précision et d'intérêt aux généralités qui précèdent, nous allons présenter quelques résultats statistiques relatifs à la consommation de la viande. D'après M. Block (*Revue de Thérapeutique* de Martin Lauzer, 1859, p. 529), voici quelle était, en 1859, la quantité de viande consommée, par an et par habitant, dans les principaux pays de l'Europe :

Les deux Meklembourg	29k,000
Grande-Bretagne	27 ,546
Bade	25 ,400
Danemark	22 ,640
Wurtemberg	22 ,400
Luxembourg	21 ,500
Bavière	21 ,100
Suède	20 ,200
France, Autriche	20 ,000
Hanovre	19 ,100

Saxe..............................	19k,000
Pays-Bas..........................	18 ,250
Espagne...........................	12 ,900
Deux-Siciles......................	10 ,700
Toscane...........................	8 ,500

Pour nous borner maintenant à la France, voici à peu près comment se répartit la consommation de la viande, en n'y comprenant que les viandes de boucherie et de charcuterie :

A Paris, la consommation annuelle est de 74 à 75 kilogrammes par habitant;

Dans les villes, elle est d'environ 53 à 54 kilogrammes;

Dans les campagnes, de 5 à 6 kilogrammes.

On voit par ces chiffres quels progrès il reste à faire pour que nos travailleurs des champs jouissent d'une alimentation aussi saine et aussi substantielle que l'exigent les rudes travaux auxquels ils se soumettent.

Cet état a dû pourtant ou devra s'améliorer, grâce au nouvel appoint apporté dans la production par les chevaux, aujourd'hui devenus matière de consommation. L'introduction de la viande de cheval dans l'alimentation a permis de mettre en circulation une notable quantité de viande, d'un prix inférieur, et de faire bénéficier les classes pauvres de ce surcroît de nourriture substantielle.

Un autre fait qui a contribué également à augmenter nos ressources alimentaires, c'est l'importation, en France, de chair de bœuf conservée provenant de diverses contrées de l'Amérique méridionale. En effet, la grande quantité de gros bétail que produisent ces contrées, favorisée par l'abondance des pâturages, ne trouverait pas un débouché suffisant dans la consommation sur place; d'un autre côté, le prix de revient très-peu élevé de la viande leur permet de l'exporter et de nous la fournir à bien meilleur marché que notre propre bétail. Nous ignorons quelle extension a prise au juste ce commerce de bœuf conservé entre la France et le nouveau monde : quel qu'il soit, il nous paraît digne d'être encouragé, car il ne peut tendre qu'à augmenter le bien-être des classes pauvres, en mettant mieux à leur portée un aliment indispensable à l'homme de travail.

ARTICLE II. — VALEUR NUTRITIVE COMPARÉE DES VIANDES.

Quoique présentant sensiblement la même composition, les viandes n'ont pas la même valeur nutritive ni une égale digestibilité. Pour cette dernière qualité, nous aurons soin de dire, dans la suite de ce chapitre, à quel degré la possède chaque substance en particulier. Pour apprécier la valeur nutritive comparée des viandes les plus usuelles, M. Marchal (de Calvi) a pris une égale quantité de chacune de ces viandes, et, après en avoir fait évaporer toute l'eau en les chauffant au bain-marie, il a épuisé chacun de ces résidus par l'éther, pour en extraire toute la matière grasse interposée entre les fibres musculaires, et il a classé ces viandes dans l'ordre suivant, d'après la quantité définitive de résidu fournie par chacune d'elles. Pour préciser davantage ces résultats, on peut les interpréter, d'après les données de l'auteur, par des chiffres ; ainsi, en représentant par 100 la valeur nutritive du bœuf, nous aurons :

Bœuf	100
Poulet	99,7
Porc	97,2
Mouton	93,7
Veau	90,8

Ces chiffres, qui traduisent nettement les résultats des expériences de M. Marchal, sont-ils l'exacte expression de la valeur nutritive de ces viandes? Il est permis d'en douter, et, dans tous les cas, le procédé expérimental employé n'autorise nullement une semblable conclusion ; ce sont là plutôt des résultats bruts sur lesquels on ne peut établir qu'une opinion théorique. La question de la valeur nutritive est trop complexe, ainsi que nous l'avons montré dans le chapitre précédent, pour ne tenir compte, dans la recherche de cette valeur, que de données physiques et chimiques; d'ailleurs il aurait fallu préalablement démontrer que tous ces résidus sont également assimilables. En faisant la part de la digestibilité pour apprécier la valeur nutritive de ces viandes, nous croyons qu'on peut les classer sous ce dernier rapport dans l'ordre suivant, qui nous paraît plus conforme à ce qu'on observe généralement : 1° bœuf; 2° mouton; 3° poulet; 4° porc, et 5° veau.

ARTICLE III. — VIANDES DE BOUCHERIE.

§ 1. — Bœuf.

Par sa valeur nutritive considérable aussi bien que par sa grande digestibilité, le bœuf occupe et a toujours occupé la première place parmi les viandes comestibles : c'est l'aliment réparateur par excellence, convenant à peu près également à tous les tempéraments, à tous les âges, à tous les genres de vie, bien entendu avec les quelques restrictions que nous aurons à signaler. L'expérience universelle a parfaitement reconnu les propriétés éminemment salutaires de cette viande ; aussi la consommation tend-elle sans cesse à augmenter, mais dans des proportions très-inégales. Ainsi, sur environ 600,000 bœufs abattus annuellement en France, 150,000 sont consommés à Paris. En Angleterre, le bœuf entre pour une plus forte proportion dans l'alimentation publique : il est vrai que l'excellence et l'abondance des pâturages y rend facile l'élève du bétail ; c'est, en effet, dans ce pays que croissent les belles races bovines de Durham, de Hereford, de Devon, etc.

La chair de bœuf est de toutes les viandes celle dont la composition chimique la rapproche le plus de la chair humaine ; voici cette composition, d'après Berzelius :

Eau	77,17
Fibre charnue, vaisseaux et nerfs	15,80
Tissu tendineux réductible en gélatine par la coction	1,90
Albumine	2,20
Substances solubles dans l'eau, non coagulables par l'ébullition	1,05
Matières solubles dans l'alcool (graisse, etc.)	1,80
Phosphate de chaux	0,08

L'analyse de Berzelius, exacte quant à l'appréciation de la plupart des principes qui y sont désignés, renferme une omission importante : elle n'indique pas d'une façon assez précise la proportion de graisse contenue dans la viande ; aussi allons-nous donner la composition du cœur de bœuf telle qu'elle a été établie par M. Payen :

Eau	74,674
Substances azotées	17,911
Matières grasses	6,155
Cendres	1,260

Toutefois, pour avoir une composition moyenne plus

exacte de la chair de bœuf, le chiffre des matières grasses, 6,155, a besoin d'être rectifié, parce que le cœur renferme proportionnellement plus de graisse que le reste du système musculaire; ce chiffre doit être réduit à 3,500 ou 4.

Toutes les parties du bœuf ne sont pas également nutritives et digestibles; il est évident que les morceaux les plus fins, tels que les muscles psoas et la masse sacro-lombaire, sont aussi les plus nourrissants et les plus aisés à digérer. Cependant, à prix égal, la viande dite de deuxième catégorie est la plus avantageuse sous tous les rapports.

Quant aux principaux viscères, leur valeur nutritive et leur digestibilité sont très-diverses, en raison même de la différence de leur composition histologique et chimique. Ainsi, la cervelle, assez nourrissante eu égard à sa richesse en principes albumineux, est peu digestible, à cause de l'abondance de graisse qu'elle renferme. Le foie, par sa quantité de matières grasses, se rapproche, au point de vue chimique, de la cervelle, tandis que, par le chiffre de ses substances azotées, il offre assez d'analogie avec les reins; il est donc plus nourrissant, mais guère plus digestible que la cervelle. Les reins et le cœur ont une composition sensiblement identique : ce dernier se distingue des précédents par la densité et la dureté de son tissu qui en font un aliment peu recherché; tout porte à croire cependant qu'il est apte, avec un degré suffisant de cuisson, à fournir d'excellent bouillon.

§ 2. — **Vache.**

A côté de la viande de bœuf, nous plaçons celle de vache, parce qu'elle se recommande par les mêmes qualités. Autrefois, la chair de vache était considérée comme de qualité très-inférieure et assez généralement repoussée : le peu de soins donnés à ceux de ces animaux destinés à l'alimentation expliquait et justifiait les reproches faits par les consommateurs (dureté, sapidité moindre, émaciation extrême, etc.). Maintenant encore il règne dans le public une assez forte prévention contre la viande de vache ; toutefois cette prévention devient de moins en moins fondée, car la plupart des vaches qu'on veut faire servir à l'alimentation sont, en général, engraissées et soignées suffisamment pour pourvoir fournir une viande de bonne qualité. Aussi, on ne trouve souvent pas de différence bien appréciable entre la chair de bœuf et celle de vache ; cette dernière viande même, quand elle est prise sur une bête bien engraissée et saine, est susceptible d'être vendue, aussi bien que celle de bœuf, comme viande de première catégorie. Du reste, aujourd'hui la vache entre pour un tiers à peu près dans la totalité de la viande livrée par les boucheries sous le nom de bœuf.

§ 3. — Cheval.

Les réflexions précédentes pourraient s'appliquer aussi bien à la viande de cheval, sur laquelle a pesé si longtemps une réprobation aussi injuste qu'inconsidérée, comme cela a été démontré dans ces dix dernières années. D'ailleurs la viande de cheval est loin d'avoir conquis en France la place qu'elle mérite dans l'alimentation : aussi allons-nous insister un peu plus longuement sur les qualités que l'expérience lui a reconnues, afin de contribuer pour notre faible part à dissiper les préjugés qui règnent encore sur cette question d'hygiène publique.

Aujourd'hui on n'en est plus à discuter sur la salubrité de la viande de cheval; les affirmations de Huzard père et de Parent-Duchâtelet; les observations de Larrey, qui en a retiré de si bons effets chez nos soldats malades, pendant l'expédition d'Egypte; les relations des voyageurs constatant que des peuplades nombreuses, dans toutes les parties du monde, se nourrissent, sans avoir à s'en plaindre, de chair de cheval; l'exemple de la Suède, chez laquelle la consommation de cette viande est en vigueur depuis le commencement de ce siècle; l'exemple plus récent de l'Autriche et de la Belgique, ont pleinement démontré que l'usage de la viande de cheval non-seulement n'entraîne aucun inconvénient, mais est tout aussi recommandable que celui de n'importe quelle autre viande de boucherie. Il y a une dizaine d'années, un des plus grands naturalistes contemporains, Isidore Geoffroy Saint-Hilaire, ne dédaigna pas de s'occuper de cette question et en fit le sujet de quelques-unes de ses leçons au Muséum. Ce travail, qui eut un grand retentissement à cette époque, a eu pour effet de hâter chez nous le moment où l'autorité pourrait, sans crainte de heurter trop violemment les préjugés, permettre le débit de viande de cheval.

La viande de cheval est donc très-salubre; c'est un fait admis par tous ceux qui se sont occupés de cette question. Mais on a objecté que cette chair laisse beaucoup à désirer au point de vue de la saveur. Cette qualité est peut-être la seule qui établisse quelque supériorité en faveur de la viande de bœuf ou de mouton, laquelle présente en effet un degré de sapidité plus prononcé ou du moins plus agréable, ce qu'on peut juger surtout en goûtant du bouilli de cheval et du bouilli de bœuf. Quant au bouillon ou au rôti fournis par ces deux viandes, ils ont été trouvés également savoureux, également nutritifs et digestibles, par des gens on ne peut plus compétents et nullement prévenus.

Une question à laquelle on doit attacher plus d'importance qu'aux précédentes, c'est l'insuffisance et la cherté des viandes de boucherie proprement dites, et la mauvaise alimentation des classes pauvres qui en est la conséquence. Nous ne reviendrons pas sur ce que nous avons déjà dit relativement à la consommation de la viande en France; il nous suffit d'avoir montré que dans les campagnes, et jusqu'à un certain point dans les villes, les ouvriers n'ont pas les moyens de manger régulièrement de la viande, et que leur nourriture n'est pas en rapport avec le travail qu'ils fournissent. Or, puisqu'il est démontré que la chair de cheval est parfaitement saine et tout aussi fortifiante que la viande de bœuf, il n'y a plus de raison pour en laisser perdre chaque année une quantité tellement considérable, que Isidore Geoffroy Saint-Hilaire l'évaluait en 1856 au sixième de la viande de bœuf ou de cochon, aux deux tiers des viandes réunies de mouton ou de chèvre, au quatorzième de toutes les viandes réunies de boucherie et de charcuterie.

Il ne s'est peut-être pas encore écoulé assez de temps depuis que l'autorité, faisant droit aux réclamations légitimes des savants et des économistes, a permis de vendre publiquement de la viande de cheval, pour qu'on puisse juger définitivement de l'avenir réservé en France à cet aliment. Cependant l'accueil empressé que lui a fait le public parisien est de bon augure, et il est assez probable que toute espèce de préjugé sur cette viande finira par disparaître.

§ 4. — **Mouton.**

Nous ne dirons rien de particulier sur le mouton, qui partage la plupart des qualités des viandes précédentes et ne s'en distingue que par un goût spécial. Le rang que nous lui avons donné, page 39, pour sa valeur nutritive, indique assez le rôle important qu'il doit jouer dans l'alimentation.

§ 5. — **Veau et agneau.**

Le veau et l'agneau — il est à peine besoin de le faire remarquer — sont des viandes d'animaux jeunes, par conséquent peu faites, moins fermes et moins colorées. Les tissus de ces animaux renferment plus de graisse et d'eau, leurs principes immédiats ne sont pas tous arrivés au même degré d'oxydation qu'ils doivent acquérir par les progrès du développement et qui les rapproche le plus possible de la composition de nos tissus; ils sont plus riches en albumine et moins en fibrine que ceux des mêmes animaux à l'état adulte. Enfin, leur sapidité est moins prononcée, et l'on ne peut en manger en aussi grande quantité que des autres viandes, la fadeur amenant vite la satiété. Pour toutes ces raisons, ces viandes sont moins nourrissantes que celles de bœuf, de cheval ou de mouton et moins digestibles aussi. Pour ces raisons également, ces viandes ont une utilité réelle pour varier le régime animal et surtout pour atténuer, chez les personnes qui, par goût ou par hygiène, se soumettent à ce régime, les quelques inconvénients que peut amener une nourriture trop substantielle. De là à admettre qu'ils sont un peu relâchants, il n'y a qu'un pas ; cependant on aurait singulièrement tort d'attribuer aux viandes en question des propriétés laxatives : on arriverait par un usage exclusif ou trop abondant de ces viandes à produire plutôt des indigestions que les effets dont nous venons de parler.

ARTICLE IV. — DE LA PRÉPARATION DES VIANDES DE BOUCHERIE.

La cuisson qu'on fait subir aux viandes de boucherie n'a pas précisément pour objet de les rendre propres à être digérées : on sait, en effet, que, dans les expériences de digestion artificielle, on soumet la viande crue à l'action des liquides dont on veut étudier le pouvoir digestif; de plus — sans invoquer l'exemple des carnivores — dans certains cas de dyspepsie, de diarrhée, de consomption, on prescrit souvent l'usage de la viande crue et l'on observe qu'elle est généralement très-bien supportée. Aussi la cuisson n'a-t-elle pour effet principal que de rendre la viande plus appétissante, plus conforme à notre goût. Il s'ensuit que le mode préférable de cuisson est celui qui ne nécessite l'addition d'aucune substance, telle que farine, beurre ou graisse, etc., et qui dénature le moins la constitution physique et chimique de la viande : c'est en la faisant rôtir ou griller qu'on arrive à ce but.

Il importe, pour que ce mode de préparation produise l'effet voulu, que la viande soit *saisie*, comme on dit, par un feu assez vif : en procédant ainsi, les sucs albumineux qui humectent la surface de la viande sont coagulés presque instantanément et y forment une espèce de croûte qui s'oppose à la sortie des sucs contenus dans l'épaisseur de la viande et empêche l'action de la chaleur de se faire sentir aussi intense sur les couches profondes. On obtient de la sorte une viande torréfiée à la superficie, saignante à l'intérieur, et qui n'a ainsi perdu que le moins possible de son suc nutritif, tout en restant presque à l'état naturel avec un léger degré de cuisson. Il est facile de se convaincre d'ailleurs que la viande ainsi rôtie diffère peu de celle à l'état cru, en examinant comparativement sa composition chimique :

Composition chimique d'une tranche de beefsteack grillé (d'après M. Payen).

Eau	69,89
Matières azotées	22,93
Substances grasses	5,19
Matières minérales	1,05
Matières non azotées, soufre et perte.	1,04
	100,00

Dans la préparation du bouillon et surtout du consommé, on veut arriver à un résultat opposé, c'est-à-dire enlever à la viande le plus qu'elle peut fournir de sucs nutritifs ; aussi doit-on procéder tout différemment. La viande doit être mise dans l'eau froide, qui dissout en partie les principes solubles (albumine, créatine, hématosine, sels, etc.) ; puis on élève lentement la température de l'eau. Grâce à cette chaleur modérée, la viande commence à se ramollir et à se dissocier, ce qui facilite la pénétration de l'eau dans ses fibres ; par suite, son action dissolvante s'exerce plus profondément. L'ébullition a pour effet de dissocier davantage les fibres et de dissoudre plusieurs des principes sur lesquels l'eau froide n'a pu agir; elle doit être continuée, mais très-légère, pendant cinq à six heures.

Si, au lieu de mettre la viande dans l'eau froide, on la traite par l'eau bouillante, on obtient un bouillon moins nourrissant, comme il est aisé de le comprendre d'après ce que nous avons dit à propos du rôti : il est vrai qu'alors le bouilli est plus agréable, parce que la viande a cédé à l'eau moins de son arome et de ses sucs nutritifs. Du reste, les expériences comparatives de M. Chevreul ont mis ces faits hors de doute, en montrant que le bouillon fait d'après la première manière gardait plus de principes organiques et de sels que préparé autrement.

Pour obtenir un bouillon assez confortable, il faut en moyenne 3 parties en poids d'eau pour 1 de viande, soit par exemple, 1^{lit},50 d'eau pour 500 grammes de viande, y compris les os qui forment généralement le quart de ce poids.

Voici, d'après M. Chevreul, quelle est la composition chimique d'un bon bouillon de bœuf, par litre :

Eau	985,600
Substance organique solide (desséchée à 20° dans le vide sec)	16,917
Sels solubles : chlorhydrate, phosphate et sulfates de potasse et de soude	10,724
Sels très-peu solubles : phosphates de magnésie et de chaux	0,539
	1013,780

Il est utile, pour rendre le bouillon aussi nourrissant et aussi agréable que possible, d'ajouter à la viande une certaine quantité de légumes et d'os. L'addition de légumes contribue principalement à augmenter la sapidité du bouillon et un peu aussi ses propriétés nutritives, par les sucs albumineux qu'ils lui cèdent : il est vrai aussi qu'ils le rendent plus fermentescible, plus disposé à s'aigrir. Grâce aux substances contenues dans les os, le bouillon devient plus riche en sels, il acquiert une douceur très-agréable, et peut se prendre en gelée par le refroidissement, s'il y a une quantité suffisante d'os. Cet effet est dû à la présence de la gélatine, produit de transformation de plusieurs substances organiques sous l'influence de l'ébullition (osséine, géline). Quoique les substances dont provient la gélatine soient douées d'un pouvoir alibile, cette dernière n'est pourtant pas assimilable et passe dans les urines sans être sensiblement attaquée. Il serait oiseux de discuter aujourd'hui sur la valeur nutritive de la gélatine, après les nombreux travaux dont cette question a été l'objet : les bouillons et soupes économiques à la gélatine ont été une pure illusion philanthropique, et personne ne songe à les préconiser de nouveau, pas même ceux qui auraient le mieux occasion de le faire. L'administration de l'Assistance publique, après avoir pris conseil d'une commission de savants et de médecins, a adopté pour la préparation du bouillon, dans tous les hôpitaux, les proportions suivantes, que nous réduisons aux doses ordinaires d'un ménage :

Eau	2	litres.
Viande pesée avec les os	830	grammes.
Légumes (carottes, navets, etc.)	160	—
Sel	22	—
Oignons brûlés	6	—

On doit à l'illustre chimiste J. Liebig la formule d'une

préparation assez analogue au bouillon usuel, mais qui présente sur ce dernier l'avantage d'une valeur nutritive plus considérable et d'une confection beaucoup plus rapide. Voici son procédé, tel que M. Robiquet l'a traduit :

« On prend 250 grammes de viande provenant d'un animal récemment tué (bœuf ou poulet), on la hache menu et on la délaye dans 560 grammes d'eau à laquelle on a ajoute 4 à 5 gouttes d'acide chlorhydrique et environ 1 gramme de sel marin. On laisse macérer le tout, à froid, pendant une heure, et au bout de ce temps on passe sans expression sur un tamis de crin. Le liquide qui passe en premier est trouble; on le reverse sur le tamis jusqu'à ce qu'il soit clair. Quand il ne s'écoule plus rien, on lave le résidu avec 250 grammes d'eau que l'on verse par petites portions sur le tamis. On obtient ainsi 500 grammes d'un liquide rouge possédant la saveur agréable du bouillon et constituant un véritable extrait de viande fait à froid.

« On doit prendre cette boisson froide et par tasses. Il faut éviter de la chauffer, car elle se troublerait en laissant déposer un coagulum épais d'albumine et de matière colorante. En été, ce bouillon entre très-vite en fermentation ; pour la retarder autant que possible, on traite la viande avec de l'eau glacée et on conserve le bouillon dans un endroit frais, ou mieux encore dans un vase rempli de glace. »

Une préparation qui a quelque analogie avec la précédente est celle qu'on emploie dans les hôpitaux de Londres sous le nom de *thé de bœuf*. On l'obtient en traitant par de l'eau bouillante de la viande hachée et débarrassée de sa graisse, de ses os, tendons, ligaments et aponévroses. On assaisonne ensuite comme pour un bouillon, ou bien on édulcore ainsi que pour une tisane.

Nous ne parlerons pas plus longtemps ici de ces deux dernières préparations, parce que nous aurons à revenir sur ce sujet en traitant de l'alimentation dans les maladies. Quant à ce que nous avons à dire des tablettes de bouillon, des extraits de viande et autres aliments conservés, nous le renvoyons au livre III, consacré spécialement à la conservation des substances alimentaires.

ARTICLE V. — VIANDES DE CHARCUTERIE.

Le porc, par l'importance de la consommation dont il est l'objet, occupe, après le bœuf, la première place dans l'alimentation générale. En France, il forme en moyenne le tiers de toute la viande consommée ; à Paris, il n'en est que le septième ; mais, dans les campagnes, il entre pour au moins la moitié dans la totalité de la viande, souvent même et dans beaucoup de ménages de paysans c'est la seule viande consommée, encore n'en a-t-on pas tous les jours.

On conçoit d'ailleurs aisément la grande faveur dont jouit dans les campagnes la viande de porc : les boucheries ne sont pas toujours à la portée des travailleurs, les communications peuvent n'être pas commodes ; puis, cette chair, après avoir subi certaines préparations, est susceptible de se conserver très-longtemps et toute prête à être mangée, ce qui est d'une grande utilité pour des gens qui n'ont guère le loisir de confectionner chacun de leurs repas. Enfin, le porc peut très-facilement être élevé et engraissé à peu près sans frais, et devenir ainsi une source d'approvisionnement aussi abondante qu'économique. Tous ces motifs, sans compter d'autres encore, expliquent et justifient amplement la préférence dont cette viande est l'objet de la part des cultivateurs. Elle est aussi une précieuse ressource pour les ouvriers des villes ; ceux-ci, en effet, assez négligents pour tout ce qui concerne leur nourriture, ou n'ayant que des moyens pécuniaires très-restreints, sont bien aises de trouver une viande qu'on leur livre toute préparée, et qui, par les formes très-variées sous lesquelles elle se présente, peut reparaître plus souvent dans l'alimentation sans amener trop vite la satiété.

A côté de tous ces avantages, il faut signaler les quelques nconvénients que peut offrir l'usage de la viande de porc. La chair de cet animal contient plus de graisse que les viandes de boucherie, ses fibres sont plus serrées et plus denses ; aussi est-elle bien moins digestible que les autres : toutefois, son goût très-appétissant exerce une stimulation légère sur les voies digestives, qui deviennent dès lors plus aptes à tolérer cette viande et à l'assimiler. Enfin, le porc est sujet à deux maladies facilement transmissibles à l'homme par la consommation de sa chair, je veux parler de la *ladrerie* et de la *trichinose :* je ne fais que mentionner ici ces maladies, me réservant, dans la deuxième partie de cet ouvrage, de m'étendre sur cette question et sur des accidents de nature différente produits par la même viande dans d'autres conditions.

La chair de porc fait la base d'un grand nombre de préparations (saucisses, boudins, jambons, etc.), qui naturellement participent à divers degrés des qualités et défauts de cette viande. Les saucisses, les boudins, les cervelas, sont loin cependant d'avoir la même valeur nutritive que le jambon ou le filet de porc et d'être également digestibles · aussi ne doit-on en consommer qu'avec réserve.

D'une façon générale, on ne peut permettre ou recommander la viande de porc qu'aux personnes jouissant d'une bonne santé habituelle et d'un très-bon estomac ; de plus, on doit donner la préférence à celles de ses préparations qui ont subi la cuisson la plus complète, de manière à les rendre d'abord plus digestibles et ensuite pour détruire les vers ou germes de vers qui pourraient s'y rencontrer.

Le *cochon de lait*, à cause de sa chair très-tendre et de la quantité de graisse dont il est couvert, est assez recherché : ses propriétés alimentaires le rapprochent à la fois du porc ordinaire et de l'agneau. On ne peut guère le manger que rôti, parce que ce mode de préparation, en faisant fondre l'excédant de matière grasse qui le surcharge et développant à sa surface des principes empyreumatiques amers, en facilite le mieux la digestion.

ARTICLE VI. — GIBIER ET VOLAILLE.

Le *gibier* est un des aliments les plus sains et les plus substantiels que l'on connaisse. Sous ce dernier rapport, il marche de pair avec le bœuf et le mouton ; toutefois, comme il n'est pas aussi bien supporté, il ne convient guère aux personnes susceptibles du côté des voies digestives, pas plus qu'aux enfants et aux convalescents, à moins d'en user avec une certaine sobriété. Il faut faire une restriction en faveur du gibier à plume, qui est, en général, beaucoup plus digestible que l'autre. — La viande de venaison a la propriété de stimuler les organes digestifs plus que les autres viandes; elle provoque la soif, fait affluer une grande quantité de suc gastrique, active la chaleur animale : en un mot, c'est un aliment très-excitant.

Ce que nous venons de dire des propriétés du gibier s'applique surtout aux animaux à viande noire; le gibier à viande blanche se rapproche plus des animaux de basse-cour que du gibier proprement dit. Enfin, le gibier d'eau (sarcelles, macreuses, etc.) se distingue du précédent en ce qu'il est généralement de digestion difficile, ce qui tient à la dureté des fibres de ces animaux.

Le gibier qu'on élève chez soi perd beaucoup de sa saveur, et, en outre, est moins digestif et nourrissant, à cause de la quantité de graisse dont il est chargé par suite de son genre de nourriture.

Le *poulet* vient immédiatement après le bœuf, le mouton et le gibier pour ses qualités nutritives; il est donc plus nourrissant que le veau, l'agneau, le porc et le poisson. C'est la viande qui se digère le plus aisément et qui convient le mieux aux malades, aux convalescents, ou aux personnes qui ne peuvent supporter beaucoup la viande de boucherie.

Le dindon, le canard et l'oie diffèrent du poulet en ce que leur chair est plus serrée, plus ferme et plus riche en graisse, dont on augmente encore artificiellement la proportion par une nourriture appropriée. Ces conditions, la dernière surtout, font que ces animaux sont beaucoup moins digestibles que le poulet. La même observation s'applique à un aliment fort recherché, les pâtés de foie gras, que l'on obtient principalement chez des canards auxquels on fait subir un mode spécial d'engraissement. Le foie gras renferme, en effet, au moins 50 pour 100 de matières grasses et 13 à 14 seulement de substances azotées : ces chiffres indiquent assez que cet aliment doit être peu digestible ; du reste, la satiété qu'amène rapidement cette forte proportion de graisse empêche qu'on n'en consomme en grande quantité.

CHAPITRE II.

POISSONS, CRUSTACÉS, MOLLUSQUES ET REPTILES.

ARTICLE I. — POISSONS.

Différant notablement par son goût et sa composition chimique des viandes dont il a été question jusqu'ici, la chair de poisson constitue un aliment extrêmement utile non-seulement pour varier le régime animal, mais aussi pour l'atténuer selon les circonstances. Sans être à la hauteur des viandes de boucherie ou de charcuterie, au point de vue de la valeur nutritive, le poisson possède cependant des propriété alibiles très-remarquables, puisque la consommation presque exclusive qu'en font la population des côtes et surtout les pêcheurs suffit en majeure partie pour les faire vivre. De plus, grâce à leur grande digestibilité, certains poissons forment une des ressources les plus précieuses du régime des convalescents ou des personnes dont l'estomac ne peut tolérer des viandes trop substantielles.

Sous le rapport de leurs propriétés organoleptiques et alimentaires aussi bien que de leur composition chimique, les poissons présentent des différences assez notables dont la connaissance est très-importante pour pouvoir juger de leur opportunité dans le régime, ainsi que pour diriger le choix du consommateur. Aussi divisons-nous les poissons comestibles en deux classes : la première comprend ceux dont la chair est blanchâtre, offre peu de consistance et renferme une faible proportion de matière grasse ; ces poissons ne sont peut-être pas les plus nourrissants, mais ils sont certainement les plus digestibles, et, à ce titre, doivent être préférés aux autres pour varier le régime animal. Nous citerons parmi les plus connus, et par ordre de digestibilité : la sole, la limande, le turbot, le merlan, la carpe, la morue fraîche, le brochet, la raie, la sardine fraîche, les éperlans, etc. Dans la seconde classe, nous plaçons les poissons à chair colorée, plus ou moins dense, et assez chargée de graisse ; ils sont plus nourrissants que les précédents, car ils renferment plus de matière azotée, mais leur texture serrée et l'abondance de graisse les font moins bien tolérer : ils peuvent remplacer la viande dans l'alimentation, mais on ne peut guère les conseiller aux personnes dont on doit ménager les voies digestives. Signalons, dans cette seconde classe, le saumon, le thon, les esturgeons, le gardon et l'anguille. Aux causes que nous avons déjà mentionnées, susceptibles de diminuer la digestibilité des poissons, j'ajouterai la salaison, qui a pour effet de durcir les fibres. L'état physiologique de ces animaux mérite aussi d'être considéré : on sait, en effet, qu'à l'époque du frai, la chair de poisson est loin de présenter toutes les bonnes qualités dont elle jouit à l'état normal ; quelques espèces même sont alors réellement nuisibles. Aussi aurons-nous à nous en occuper de nouveau en traitant de l'alimentation considérée comme source de maladie.

ARTICLE II. — CRUSTACÉS.

Il n'y a guère qu'une demi-douzaine de crustacés dont la chair soit utilisée pour l'alimentation de l'homme : ce sont l'écrevisse, la crevette, le homard, la langouste et le crabe. Ce ne sont pas là les seuls que l'on puisse manger ; il en est d'autres dont la chair est également comestible, mais ils sont bien moins connus et d'un usage beaucoup plus restreint.

La chair des deux premiers crustacés est plus fine, plus tendre et plus digestible que celle des trois autres ; l'écrevisse notamment contient un principe aromatique particulier qui en favorise la digestion et la fait rechercher comme condiment.

Au point de vue de leur composition chimique, les crustacés, — abstraction faite de leur enveloppe dure qui forme le tiers de leur poids, — se rapprochent tout à fait de la viande de boucherie, dont ils diffèrent cependant par une proportion de graisse un peu moindre. Ils en diffèrent davantage par leur digestibilité, qui est de beaucoup inférieure à celle de la viande, en raison de la densité de leurs fibres et de leur texture serrée ; aussi sont-ils fréquemment une cause d'indigestion.

ARTICLE III. — MOLLUSQUES.

§ 1. — Huîtres.

Les *huîtres* méritent sous tous les rapports plus qu'une simple mention : devenues l'objet d'un commerce considérable qui tend tous les jours à s'accroître, sans cesse améliorées par les soins intelligents des personnes qui se livrent à l'ostréiculture, ces mollusques n'ont jamais été aussi recherchés et aussi appréciés qu'aujourd'hui. Du reste, sans être aussi enthousiaste à l'égard des huîtres qu'un de leurs plus spirituels panégyristes, Réveillé-Parise, on peut dire qu'elles sont à la hauteur de la réputation que leur avaient faite les Romains de l'Empire, gens on ne peut plus compétents et même raffinés en matière culinaire, et qui connaissaient parfaitement l'art de les parquer et de les engraisser.

Il y a deux éléments à considérer dans l'huître, l'eau renfermée dans la coquille et puis la chair. Voici d'abord la composition de cette eau, d'après M. Payen :

Eau	95,888
Sels (par incinération)	3,022
Substances organiques azotées	0,5609
Matières organiques non azotées	0,5291
	100,0000

Cette forte proportion de sels et les quelques matières organiques signalées dans cette analyse montrent assez qu'il ne s'agit pas là de l'eau de mer ; en effet, l'huître a la faculté de modifier cette eau, soit par assimilation et puis restitution, soit par simple échange de principes. Cette eau est loin de présenter d'ailleurs l'amertume et le goût nauséeux de l'eau de mer ; elle est onctueuse, légèrement salée, et, pour cette raison, apéritive et digestive. Aussi n'est-il pas besoin d'attribuer à l'huître un degré de salubrité tout à fait extraordinaire pour expliquer la consommation prodigieuse que certaines personnes peuvent en faire : l'aliment apportant avec lui en quelque sorte son suc digestif, on conçoit que l'on puisse en ingérer une quantité plus considérable que de n'importe quel autre aliment, la plupart du temps sans le moindre inconvénient. A ce propos, on s'est demandé si, dans ces cas de consommation exagérée d'huîtres, une bonne partie de la matière ingérée n'était pas perdue pour l'organisme, en traversant l'économie sans être assimilée? Jusqu'à présent des expériences précises manquent pour élucider cette question intéressante. Tout porte à croire cependant que ces mollusques, même en quantité exagérée, sont susceptibles d'être utilisés par l'organisme, à moins d'indigestion. Il faut remarquer d'abord qu'une douzaine d'huîtres ne renferme que 100 à 110 grammes de chair, et qu'il faut, par conséquent, cinq douzaines d'huîtres pour fournir à peu près une livre de chair, et que la quantité presque égale d'eau qu'elles contiennent double ou triple le pouvoir digestif de l'estomac. D'ailleurs, c'est un des rares aliments que les malades et les convalescents digèrent parfaitement : bien mieux, les huîtres, chez ces personnes, ont souvent un effet apéritif beaucoup plus prononcé que celui qu'on peut obtenir à l'aide de tous les amers.

Enfin, la chair elle-même, par ses propriétés physiques et sa composition, donne la raison de sa grande digestibilité : elle est molle, très-facile à imbiber ; ses fibres ont peu de densité et se dissocient aisément. Sa composition chimique, déterminée par M. Payen, a donné :

Eau	80,385
Matières azotées	14,010
Matières grasses	1,515
Sels (par incinération)	2,695
Substances non azotées et perte	1,395
	100,000

On voit que les proportions y sont assez en rapport avec celles des principes de la viande de boucherie, et qu'en somme les huîtres sont une nourriture assez substantielle, à dose convenable, bien que vulgairement on ne leur attribue pas grande valeur sous ce rapport.

Sans vouloir parler des circonstances où les huîtres peuvent être toxiques, nous ferons remarquer qu'elles ont besoin d'une grande fraîcheur pour jouir de toutes leurs propriétés salubres : grâce à la vitesse des transports, on peut avoir dans les villes non maritimes les huîtres assez fraîches. Quelquefois, cependant, elles ne sont pas consommées assez tôt et sont susceptibles de produire, dans cet état, quelque dérangement gastrique : une bonne précaution à prendre en pareil cas, et qu'on devrait même généraliser, c'est d'ajouter quelques gouttes de jus de citron qui corrige ou détruit le principe malsain développé dans l'huître. Ce suc sert encore par son acidité à voir si l'huître est morte ou vive : dans ce dernier cas, sous l'influence du contact de l'acide, elle se contracte et fait quelques mouvements ; si elle reste immobile, on peut la tenir pour morte, et, dans ce cas, on conseille comme prudent de ne pas la manger. Toutefois, tant qu'elle ne présente pas la moindre odeur, on peut la considérer comme comestible.

§ 2. — Moules.

Les *moules* sont loin de présenter les mêmes qualités que les mollusques précédents ; elles sont moins nourrissantes et bien moins digestives. Du reste, on ne les consomme que cuites, à cause du principe aromatique que la température élevée développe dans leurs valves, et qui se communique à leur chair.

La composition de cette dernière montrera, sans être obligé de nous répéter, la différence de leurs propriétés avec celles des huîtres :

Eau	75,74
Substances organiques azotées	11,72
Matières grasses	2,42
Sels (déterminés par incinération)	2,73
Substances organiques non azotées et perte.	7,39

§ 3. — Escargots.

Les *escargots*, dont la consommation a pris, dans la classe ouvrière, un développement considérable, jouissent de propriétés nutritives assez marquées, mais n'ont pas une égale digestibilité : la manière relevée dont on les apprête contribue probablement pour beaucoup à les faire rechercher, mais c'est un aliment qu'on ne doit guère conseiller ou permettre qu'en état de santé excellente. Dans cette condition, et avec un bon estomac, on peut sans inconvénient consommer des escargots, et y trouver une nourriture assez abondante. L'analyse chimique démontre, en effet, dans la chair de ces mollusques, une proportion assez considérable de matières azotées et de sels, comme on peut en juger par les chiffres suivants, donnés par M. Payen :

Composition de la substance organique comestible des escargots.

Eau	76,170
Matières azotées	16,250
Matières grasses	0,953
Sels (déterminés par incinération)	2,025
Substance organique non azotée et perte.	4,602

L'industrie pharmaceutique, exploitant l'ancienne renommée dont on le gratifie à titre d'émollient, s'est emparée de ce mollusque et en a fait presque un spécifique pour les affections de poitrine. Cette propriété tout hypothétique ne saurait produire aucune espèce d'effet, et la confiance qu'on pourrait y ajouter n'amènerait que de mauvais résultats.

ARTICLE IV. — REPTILES.

Les *tortues* fournissent une chair très-estimée, surtout en Angleterre, où elle sert à confectionner les potages à la tortue, *turtle-soup*, qui sont on ne peut plus appréciés de nos voisins, mais qui sont aussi rares que prisés. Dans toutes les tavernes de second ordre de Londres, et même à Paris, on sert, sous la rubrique de *potage à la tortue*, ou de *mock-turtle-soup*, une soupe tout à fait inférieure à la précédente et faite avec de la tête de veau.

Nous ne donnons pas la composition chimique de la chair de tortue, parce qu'elle est presque complétement identique à celle des escargots.

CHAPITRE III.

CÉRÉALES ET FÉCULENTS.

ARTICLE I. — CÉRÉALES.

Les principales céréales utilisées pour l'alimentation de l'homme sont, par ordre d'importance, le froment, le maïs, le riz, l'orge, le seigle et l'avoine. Quoique toutes ces diverses graines soient employées dans un même pays, la France, par exemple, la prédominance de l'un d'eux dans l'alimentation implique une végétation, un sol, un climat particuliers. Ainsi, le seigle et l'orge sont consommés surtout dans les pays du Nord, le blé et l'avoine dans les régions tempérées, le maïs et le riz dans les contrées méridionales.

Presque partout les céréales font la base de l'alimentation sous les formes les plus diverses : ce n'est guère que dans les régions polaires qu'on leur substitue des matières alimentaires mieux en rapport avec les exigences du climat. Ainsi, en Laponie, la graisse constitue la partie principale de la nourriture, ce qui s'explique par la destination physiologique des corps gras soumis à l'influence de la digestion. Dans certains pays des tropiques, les céréales perdent aussi beaucoup de leur utilité à cause de l'abondance de nourriture que fournissent pour ainsi dire sans travail, sans culture, deux plantes très-répandues dans ces contrées, le bananier et l'arbre à pain, qui, à eux seuls, sont capables de suffire à la subsistance d'une nombreuse population.

L'importance des céréales dans l'alimentation repose sur leur richesse en matière nutritive jointe à leur bon marché relatif, comparé par exemple au prix de la viande. Leur grande utilité vient aussi de ce que la quantité considérable de carbone qu'elles renferment (40 à 50 pour 100) en font le complément naturel de l'aliment azoté par excellence, la viande : d'où l'habitude et la raison d'associer à la viande le pain ou quelque autre substance riche en carbone, comme le riz ou la pomme de terre. Les légumes farineux secs pourraient aussi, il est vrai, être employés dans ce but en guise de pain : ils sont en effet aussi riches en carbone que ce dernier, mais ils ont l'inconvénient de n'être pas suffisamment digestibles.

Bien que les céréales présentent entre elles assez d'analogie au point de vue de leur composition, elles se distinguent cependant sous ce rapport par certaines différences qu'il importe d'établir. Le blé étant pris comme terme de comparaison, l'orge est celle de ces substances qui s'en rapproche le plus. Le seigle et l'avoine, quoique n'offrant pas les mêmes dissemblances, s'en éloignent davantage; enfin le maïs et surtout le riz en diffèrent encore plus. Pour donner une idée plus précise de ces particularités de composition, dont nous montrerons plus tard les conséquences, voici un tableau indiquant comparativement la composition immédiate de ces céréales, d'après M. Payen; nous ajoutons à ce tableau l'analyse du sarrasin, bien que cette plante alimentaire ne soit pas toujours comprise parmi les céréales : le sarrasin, appelé aussi blé noir, n'appartient pas en effet à la même famille que les céréales, celle des graminées, mais bien à la famille des polygonées.

	Amidon.	Matières azotées.	Dextrine et substances congénères.	Matières grasses.	Cellulose ou tissu végétal.	Matières minérales.
Blé dur de Venezuela.	58,62	22,75	9,50	2,61	3,50	3,02
Blé dur d'Afrique ...	65,07	19.50	7,60	2,12	3	2,71
Blé dur de Taganrok..	63,80	20	8	2,25	3,10	2,85
Blé demi-dur de Brie.	70,05	15,25	7	1,95	3	2,75
Blé blanc touselle.....	76,51	12,65	6,05	1,87	2,80	2,12
Seigle..............	64,65	12,50	14,90	2,25	3,10	2,60
Orge...............	66,43	12,96	10	2,76	4,75	3,10
Avoine.............	60,59	14,39	9,25	5,50	7,06	3,25
Maïs................	67,55	12,50	4	8,80	5,90	1,25
Riz................	88,65	7,55	1	0,80	1,10	0,90
Sarrasin............	74,66	15		3,45	4	2,80

« Toutes ces graines ont été analysées sèches; lorsqu'on les analyse à l'état normal, on trouve des proportions d'eau qui varient de 11 à 18 centièmes; les blés en renferment ordinairement de 12 à 16 pour 100. Quant aux matières minérales, elles comprennent les phosphates de magnésie et de chaux, du sulfate de potasse, des traces de chlorures de potassium et de sodium, du soufre et de la silice. »

§ 1. — Blé.

La plus importante pour nous des céréales dont nous venons de parler, c'est le blé, en raison du rôle capital qu'il occupe dans l'alimentation publique; aussi allons-nous plus particulièrement insister sur cette substance, ou plutôt sur les aliments qu'elle nous fournit, et non sur les matières premières qui servent à leur fabrication. En effet, dans un livre essentiellement physiologique et médical, nous ne saurions, sans sortir de notre cadre, nous étendre sur les propriétés physiques et chimiques des diverses espèces de farines fournies par les différentes qualités de blé. Ces questions techniques sont du domaine de la chimie industrielle et n'ont pour nous qu'un intérêt secondaire. Nous laisserons donc complétement de côté l'étude des farines, pour ne nous occuper que des préparations dont elles sont la base.

Pain. — C'est à juste titre que le pain remplit, chez presque tous les peuples de l'Europe, le principal rôle dans l'alimentation. Sa composition chimique nous montre que c'est un aliment complet, ainsi qu'on peut l'induire de l'analyse du blé que nous avons donnée plus haut. La principale différence de composition qui existe entre le pain et le blé consiste dans la proportion d'eau, qui n'est pour ce dernier que de 12 à 15 pour 100, tandis que l'autre en renferme de 35 à 40 pour 100; une plus forte proportion aurait pour effet de rendre le pain plus lourd, — ce qui pourrait avoir été pratiqué avec intention de fraude, — et plus susceptible de se gâter. Les matières minérales y sont relativement en égale quantité, grâce à l'addition que l'on fait, pendant la panification, de 1 gramme de sel environ par livre de pain.

La modification principale que l'on fait subir au blé pour le transformer en pain réside dans le blutage, c'est-à-dire l'élimination d'une plus ou moins grande quantité de son.

Autrefois, pour avoir du pain aussi blanc que possible, on blutait à 30; on ne conservait donc que 70 pour 100 de la farine, le reste étant considéré comme du son trop grossier pour pouvoir être digéré. En ne blutant pas du tout, ou d'une manière insignifiante, on obtient le pain bis, toujours en faveur dans les campagnes, et qui doit précisément à la quantité de son qu'il renferme un goût particulier très-appétissant. A poids égal, ces deux sortes de pain possèdent sensiblement la même valeur nutritive, mais le premier revient nécessairement plus cher, puisqu'il y a un déchet assez considérable dans sa fabrication. On avait donc intérêt à savoir s'il était utile d'enlever par le blutage tout le son pour obtenir, avec une quantité donnée de farine, du pain parfaitement blanc. C'est à M. Poggiale et à M. Mège-Mouriès qu'on doit les recherches les plus intéressantes sur cette question. Il résulte de leurs travaux que la composition du son est beaucoup plus complexe qu'on ne l'avait cru jusqu'alors. Voici en effet les résultats qu'a fournis à M. Poggiale l'analyse de cette substance :

Eau	12,669
Sucre	1,909
Matières solubles non azotées (dextrine ou substances congénères)	7,709
Matières solubles azotées	5,615
Matières azotées insolubles, mais assimilables	3,867
Matières azotées insolubles inassimilables	3,516
Matières grasses	2,877
Amidon	21,692
Ligneux	34,575
Matières minérales	5,514

Il résulte en outre d'expériences, qui nous paraissent très-concluantes, que le son contient 56 pour 100 de matière réfractaire à la digestion et 44 pour 100 de substance assimilable, et par conséquent qu'en laissant de côté tout le son, dans la fabrication du pain, on fait de 10 à 12 pour 100 de perte, puisque le son entre pour un quart dans le poids du blé. D'autre part, M. Mège-Mouriès a montré qu'une seule portion du son, la portion corticale, produisait la teinte foncée qu'on reproche au pain bis, et qu'il suffit d'enlever cette espèce d'épiderme végétal pour avoir le pain très-blanc, tout en conservant le plus possible du son. En effet, aujourd'hui, grâce au procédé de M. Mège-Mouriès, on ne blute qu'à 18 et on obtient de très-beau pain, et on utilise mieux le froment. A ce profit matériel s'ajoute le bénéfice d'une plus grande digestibilité, car le son renferme une matière azotée assez active pour opérer un commencement de transformation de l'amidon du pain en dextrine et en sucre, et par suite venir en aide aux sucs digestifs. Quant à la propriété rafraîchissante que l'on a parfois attribuée au son, malgré le crédit qu'elle a trouvé et dont elle jouit encore en Angleterre et en Amérique, elle n'est nullement démontrée. On a pensé qu'une certaine quantité de matière réfractaire aux sucs digestifs était nécessaire pour stimuler les fonctions du gros intestin, et que le son, par la cellulose qu'il contient, remplit très-bien ce but. A l'appui de cette idée, on a cité des cas de dyspepsie, et surtout de constipation opiniâtre, guéries par le seul usage de pain fait avec de la farine non blutée. Toutefois, des faits de ce genre mériteraient, pour être admis, un plus sérieux examen, et, pour notre part, nous ne les tenons nullement pour bien avérés. Les matières non alibiles ne manquent pas d'ailleurs dans les autres aliments usuels pour qu'il soit nécessaire de les demander au pain.

Il suffit de se rendre compte de la manière dont se pratique la panification pour comprendre que le pain n'a pas exactement la même composition dans toutes ses parties. La mie et la croûte subissant une température inégale (100 degrés environ de différence), il s'ensuit que la première est plus hydratée que l'autre : la mie contient en effet 40 à 45 pour 100 d'eau et la croûte 15 à 20 pour 100 seulement; il s'ensuit aussi que la croûte est plus digestible à cause de sa plus grande friabilité, qui favorise et rend plus intime l'action saccharifiante des sucs digestifs; du reste, l'amidon est déjà en grande partie transformé en dextrine dans la croûte. Celle-ci est également plus nourrissante, parce qu'elle contient plus de matière azotée soluble. C'est également pour cette raison que le pain rassis est mieux digéré : au fond, le pain ne change pas de composition en durcissant, car c'est à peine s'il a perdu un centième de son poids d'eau au bout de cinq jours; son état moléculaire seul est modifié, il devient moins cohérent, plus friable, et par suite il est plus complétement imbibé par la salive et les autres liquides digestifs.

Les différences que présentent les diverses espèces de pain communément employées n'ont pas grande importance; toutefois nous devons au moins les signaler.

Le *pain de munition* renferme une bonne partie du son que fournit la mouture du blé : c'est ce qui lui donne sa coloration et son goût caractéristiques. Le *pain bis* des campagnes a beaucoup de rapport avec le pain de munition; quelquefois il a plus de blutage; parfois aussi on ajoute à la farine une légère quantité de seigle qui lui donne une saveur assez appétissante. La composition du pain bis est d'ailleurs essentiellement variable, suivant les localités, et peut même offrir des différences assez marquées. Le *pain de gruau* est fait avec les granules de farine pure, obtenus par une mouture peu serrée : ce pain est extrêmement blanc et très-nourrissant, parce qu'il ne renferme pas de son et qu'il est préparé avec les parties du grain de froment les plus riches en gluten, mais il est plus fade que les autres espèces de pain. Nous parlerons plus tard, à propos de la thérapeutique du diabète, du *pain de gluten*. Les *pains viennois* et de *dextrine* sont généralement préparés avec des farines de qualité supérieure. Pour obtenir les pains de dextrine, on ajoute à la pâte 2 à 4 pour 100 de glucose ; pour les pains viennois, on ajoute un cinquième de lait à l'eau destinée à faire la pâte. Quant aux *biscuits* destinés à l'approvisionnement des troupes de terre et de mer, ils ne diffèrent du pain ordinaire que par l'absence de sel, — lequel ayant la propriété d'attirer, d'absorber l'humidité de l'air, nuirait à la conservation du biscuit, — et par la dessiccation qu'on leur fait subir à l'étuve afin de les priver d'eau autant que possible.

La farine de froment sert encore à préparer plusieurs matières alimentaires destinées, dans certains cas, à remplacer le pain : telles sont les diverses pâtes désignées sous le nom de *pâtes d'Italie*, quoique l'Auvergne fournisse une grande partie de celles qui sont consommées en France. Ces préparations, vermicelle, macaroni, semoule, etc., sont le plus souvent confectionnées avec des farines de blé dur et par suite un peu plus riches en gluten que le pain ordinaire. Quant au tapioca, il est fait avec de la fécule de manioc, plante de la famille des euphorbiacées.

La farine de froment fait aussi la base de la plupart des

pâtisseries, dont nous ne dirons qu'un mot, par crainte de tomber dans des détails trop techniques. Des œufs, du lait, du beurre et du sucre, telles sont les substances ordinairement employées avec la farine pour la confection des pâtisseries ; on ajoute, pour aromatiser, soit de la vanille, soit de la fleur d'oranger, de l'anis et de la cannelle. Du reste, les préparations sont infiniment variables et il serait tout à fait oiseux d'énumérer les diverses combinaisons de substances dont elles sont susceptibles. D'une façon générale, les pâtisseries ne sont pas des aliments très-recommandables : elles sont moins saines que le pain et d'assez pénible digestion ; sous ce rapport, elles sont d'autant plus indigestes qu'elles contiennent plus de beurre et moins de sucre. En outre, les pâtisseries renfermant des fruits sont aussi plus faciles à digérer ordinairement que celles qui sont préparées avec des amandes ou du chocolat.

En résumé, le pain est un aliment on ne peut plus précieux, parce que, sous un volume peu considérable, il offre une assez grande quantité de substances assimilables, parce qu'il renferme des matières azotées, de la graisse, des substances transformables en sucre et des sels, en un mot ce qui constitue un aliment complet, et enfin parce que son prix de revient le met à peu près à la portée de tous. Comparé à la viande, on trouve qu'à poids égal il contient environ trois fois moins de matière azotée, mais près de quatre fois plus de carbone, ce qui est une compensation notable. Du reste, la consommation du pain est beaucoup plus élevée que celle de la viande, et un peu en rapport avec la somme de travail fournie par la population :

ainsi, à Paris, la consommation moyenne par jour et par habitant est de 425 grammes; dans l'arrondissement de Sceaux, la moyenne est de 456, et dans celui de Saint-Denis, qui renferme une plus grande proportion de cultivateurs que le précédent, elle est de 479.

§ 2. — **Orge.**

Cette céréale a moins d'importance comme substance alimentaire que comme matière constituante d'une des boissons les plus répandues, la bière. Dans le nord de l'Afrique, dans certaines contrées du midi de l'Europe et de l'Asie, on nourrit les chevaux avec de l'orge : mais dans le nord et le centre de l'Europe, on l'utilise pour l'alimentation de l'homme. On fait très-difficilement du pain avec de la farine d'orge pure, parce qu'elle contient trop peu de gluten pour que la pâte puisse bien fermenter; aussi est-on obligé d'ajouter un tiers ou un quart au moins de farine de froment pour obtenir d'assez bon pain. Toutefois ce pain est encore inférieur à celui de seigle et est moins nourrissant; il est vrai qu'on en consomme moins que de ce dernier. L'orge perlé, qui est à la farine d'orge brute en quelque sorte ce que le gruau est à la farine de froment non blutée, est employé en Allemagne et dans l'est de la France pour préparer des potages au gras, au lait ou au beurre. Ainsi employée, l'orge est un aliment très-sain en raison de ses propriétés adoucissantes et rafraîchissantes qu'il doit principalement au mucilage.

§ 3. — Seigle.

Le seigle rend beaucoup de services comme plante alimentaire, car il croît dans les pays où l'orge tout au plus vient, mais où l'avoine ni le blé ne réussiraient. De plus, cette céréale n'exige pas un terrain riche et résiste bien aux intempéries atmosphériques : aussi est-elle largement utilisée dans les pays du Nord, où elle sert de froment. On en fait un pain d'apparence grossière, noirâtre, légèrement poisseux et mal levé, ce qui tient à l'insuffisance de gluten. Malgré ces inconvénients, ce pain est encore très-mangeable, parce qu'il a un goût particulier très-appétissant et qu'il a la propriété de se conserver plus longtemps frais. En associant à la farine de seigle une certaine quantité de farine de froment, on arrive à faire un pain grisâtre, mais bien levé, très-frais, très-savoureux et assez goûté à Paris. Toutefois, le pain de seigle, pur ou mêlé d'une petite proportion de froment, est un peu moins nourrissant et moins digestible que le pain ordinaire. On utilise encore le seigle dans les contrées du Nord pour fabriquer de l'eau-de-vie de grain.

§ 4. — Avoine.

Les propriétés alimentaires de l'avoine ne sont guère connues que depuis Galien; cependant, quoique Pline la considérât comme une mauvaise herbe, il rapporte qu'elle était utilisée par les Germains dans leur alimentation sous forme de bouillie, et c'est aussi de cette manière qu'elle est encore le plus communément employée aujourd'hui. En Angleterre, et surtout en Écosse, c'est un aliment populaire, avec lequel on nourrit presque tous les enfants : des auteurs anglais assurent même que c'est à l'usage habituel de cette bouillie que les Écossais doivent en grande partie leur fraîcheur, leur force et leur belle taille. On a été jusqu'à attribuer à l'avoine les nombreux cas de longévité que l'on observe dans ces pays; mais c'est là évidemment une pure hypothèse, et des moins fondées.

L'avoine mêlée en petite proportion au froment pour la préparation du pain paraît communiquer à ce dernier des propriétés rafraîchissantes, ce qui serait assez vraisemblable d'après la vertu diurétique et antiphlogistique attribuée par quelques praticiens à la décoction d'avoine; toutefois, quand la proportion de cette céréale prédomine, le pain devient amer, gras, visqueux et passablement indigeste, ce qui est dû en partie à l'abondance de matière grasse contenue dans l'avoine. L'habitude produit, il est vrai, une certaine tolérance pour cet aliment; néanmoins l'avoine a besoin d'être associée à une substance assez digestive, telle que le lait ou le bouillon, ou d'être assaisonnée de sucre, pour être bien supportée par l'estomac et produire de bons effets. On n'emploie jamais la farine brute d'avoine pour l'usage alimentaire, mais seulement le gruau, c'est-à-dire le grain débarrassé par la mouture de son enveloppe qui renferme un principe très-amer. Le gruau d'avoine est assez nourrissant, et légèrement émollient : il est généralement bien supporté par les enfants, quelquefois même lorsqu'ils paraissent ne pouvoir rien digérer.

Enfin, on prépare avec l'avoine une espèce de bière qu'on

dit assez agréable et qui est consommée presque uniquement en Écosse. L'eau-de-vie de grain obtenue par la fermentation de cette céréale porte le nom de whiskey et n'est que trop populaire en Angleterre.

§ 5. — Maïs.

Le maïs joue en Amérique le rôle du froment en Europe; de plus, dans le midi de la France et de l'Europe, on en consomme de grandes quantités : c'est assez dire l'importance de cette céréale, dont toutes les parties sont utilisées avec le plus grand profit. Les feuilles qui enveloppent l'épi sont employées pour la literie dans beaucoup d'endroits; on en fait aussi du papier. Les tiges jeunes fournissent du sucre; les grains encore verts sont consommés comme légumes frais, en guise de petits pois; la paille fraîche est un bon fourrage pour les bestiaux, et, sèche, leur sert de litière.

Les Indiens et les Espagnols de l'Amérique du Sud se nourrissent principalement de maïs : ils en font des galettes appelées *tortillas*, qui leur servent de pain. En associant la farine de maïs aux graines de cacao, ils obtiennent un aliment extrêmement nourrissant. On fait aussi avec cette farine une bouillie à l'eau, au bouillon ou au lait, qu'on assaisonne comme d'usage. On consomme en Italie, sous le nom de *polenta*, une grande quantité de bouillie de maïs, additionnée de quelques ingrédients. Le maïs sert encore à préparer des boissons légèrement fermentées, ainsi que de l'eau-de-vie.

Quoique en Amérique on ne consomme pas la farine de

maïs sous forme de pain proprement dit, on peut cependant faire du pain avec cette céréale : mais, pour cela, il faut lui associer un tiers de gluten de froment. On obtient ainsi un pain d'un beau jaune, très-friable, ayant très-bon goût, assez digestible et nourrissant. On sait d'ailleurs comme on engraisse vite la volaille avec le maïs, Cette propriété du maïs d'engraisser plus vite que les autres céréales tient à la forte proportion de matière grasse qu'il renferme, sans que les matières azotées y soient moindres que dans le blé Nous verrons plus loin quels rapports existent entre l'alimentation par le maïs et la production de la pellagre.

§ 6. — Riz.

Bien que le riz ne soit consommé en France qu'en faible quantité relativement aux autres céréales, il n'en a pas une moindre importance alimentaire, vu qu'il forme la principale nourriture des Indes orientales. De toutes les céréales, c'est le riz qui renferme le plus de fécule : mais il est le moins riche en gluten, en matières grasses et en sels, d'où la nécessité de lui associer d'autres substances, surtout azotées, pour en faire un aliment complet.

La farine de riz, cuite avec du lait, sucrée et convenablement aromatisée, forme un aliment très-agréable, très-nourrissant et de digestion facile : un estomac fatigué, des intestins irrités supporteront souvent très-bien cette préparation. On sait du reste que le riz, sous forme de tisane, est prescrit avec avantage dans les dérangements de ventre.

On ne peut pas faire du pain avec la farine de riz pure, mais, en cas de cherté extrême du blé, on peut associer à ce dernier une certaine quantité de riz, qui augmente le rendement de la pâte, ou du moins son poids, plus que le froment seul. Ainsi, 7 livres de froment pur donnant 8 livres et demie de pain, 6 livres de froment mêlé à 1 livre de riz donneront 10 livres 160 grammes de pain. En 1835, l'Académie de médecine consacra deux séances à discuter la valeur alimentaire d'un pain ainsi composé, et finalement conclut, malgré un rapport favorable de la commission nommée à cet effet, à l'ajournement de la question. M. Girardin, professeur de chimie à Rouen, chargé en 1855 par l'administration municipale d'un rapport sur le même sujet, fut d'avis qu'il n'y avait pas d'avantage pour le consommateur dans cette substitution d'une partie de riz à une partie de froment.

§ 7. — Sarrasin.

Le sarrasin, avons-nous dit, quoique n'appartenant pas à la famille des graminées, peut être considéré comme une céréale par l'emploi qu'on fait de sa farine. En effet, dans l'ouest de la France, on consomme du sarrasin pour remplacer le froment, dont le prix de revient est supérieur à celui du sarrasin. Avec la farine de cette plante, on prépare des galettes qui servent de pain et de la bouillie avec du bouillon ou du lait ou simplement à l'eau. La farine de sarrasin peut être panifiée, mais le produit obtenu est un peu amer et de digestion difficile. En lui associant une certaine quantité de farine de froment, on peut avoir un pain sans doute moins agréable, moins digestible que le pain ordinaire, mais encore très-mangeable.

ARTICLE II. — FÉCULENTS.

Les fécules se distinguent des farines des céréales par la quantité d'eau qu'elles contiennent et qui forme les trois quarts de leur poids, ainsi que par leur faible proportion de matière azotée et des autres principes constituants. Telles sont du moins les différences que l'analyse chimique signale quand on les examine à l'état frais. Mais plusieurs espèces de fécules, notamment celles de provenance exotique, ne sont livrées au commerce que dans un état de dessiccation plus ou moins complet, de sorte que leur composition centésimale n'est plus alors la même, bien que les proportions relatives des éléments constituants n'aient pas changé. Si même on analyse les fécules à l'état de siccité absolue, on trouve que leur composition se rapproche tout à fait de celle des céréales, comme on va pouvoir en juger par les chiffres suivants. Nous prenons la pomme de terre comme type des féculents :

	POMME DE TERRE.		RIZ.	MAÏS.
	État frais.	État anhydre.		
Eau	74	»	»	»
Amidon	20	76,923	88,65	67,55
Matières azotées	2,05	9,615	7,55	12,50
Matières grasses	0,11	0,423	0,80	8,80
Sucre et gomme	1,09	4,192	1	4
Cellulose	1,04	4	1,10	5,90
Sels	1,26	4,846	0,90	1,25

Nous ne pourrions, sans sortir du cadre de notre ouvrage,

donner de longs détails sur chacune des diverses fécules employées dans l'alimentation ; nous ne ferons que signaler les plus connues, sauf à insister un peu plus sur celle qui, par l'importance de sa consommation, nous intéresse davantage. Voici donc la désignation des principales fécules :

1° Le *sagou*, qu'on retire de la moelle du *sagus farinaria* (famille des cycadées) ;

2° Le *salep*, qui est fourni par les tubercules de plusieurs orchidées ;

3° L'*arrow-root*, qu'on extrait des rhizômes d'une espèce de *curcumas* (famille des amomées) et d'une espèce de *maranta* (famille des marantacées) ;

4° Le *tapioca*, que fournissent plusieurs tubercules, notamment ceux de manioc.

Les deux premiers surtout ont été et sont encore exploités comme aliments de luxe propres à réparer les forces mieux que toute autre substance, uniquement parce qu'ils sont de provenance étrangère ; bien plus, des industriels fabriquent ces fécules exotiques avec de la fécule de pomme de terre, qu'on vend dès lors sous le nom de sagou, de salep, etc., en lui donnant la forme qu'affectent les granules de ces substances. Le salep, pas plus que le sagou, pas plus que le tapioca et l'arrow-root, ne possède des propriétés nutritives merveilleuses. Ils nourrissent comme la pomme de terre ; peut-être sont-ils mieux digérés à cause d'une quantité infiniment petite de matière aromatique que renferme principalement le salep ; encore ce fait d'une plus grande digestibilité n'est pas bien démontré. Quoi qu'il en soit, nous croyons en avoir assez dit pour faire voir combien on aurait tort de compter sur les *vertus analeptiques supérieures* du sagou et du salep, et de les consommer ou les prescrire à ce titre. Il est certain qu'on ne trompe pas le consommateur sur la valeur alimentaire en lui donnant, pour du sagou ou du salep, de la fécule de pomme de terre préparée de façon à imiter ces produits exotiques, à condition cependant que son prix ne dépasse que de peu celui de la même fécule brute.

On vend encore sous le nom de *fécule, trésor de l'estomac,* mais à un prix exorbitant, un mélange de salep, de farine de maïs, d'orge, de gruau et de froment, du moins si l'on s'en rapportait au prospectus. Le salep toutefois ne figure dans cette formule que comme moyen de réclame. Nous n'insistons pas sur les prétentions ridicules des exploiteurs de cette fécule; il suffit d'en avoir montré la composition pour que le public sensé sache à quoi s'en tenir.

Pomme de terre. La pomme de terre a l'inconvénient de ne fournir qu'une quantité relativement faible de principes alimentaires sous un volume assez considérable, ainsi que le montre l'analyse de ce tubercule à l'état frais (p. 79). Il s'ensuit que les personnes qui consomment une assez forte dose de cette fécule peuvent se faire illusion et s'imaginer qu'elles prennent ainsi une nourriture abondante et réparatrice. Heureusement, la pomme de terre est très-digestible, surtout quand elle est complétement faite, et très-farineuse. Les pommes de terre dites *nouvelles* sont bien moins nourrissantes et moins digestibles que celles arrivées à maturité complète.

Comme nous l'avons dit plus haut, on fait avec la fécule

de pomme de terre convenablement préparée du salep, du sagou, du tapioca, qui imitent parfaitement ces produits exotiques, ont la même composition et sensiblement les mêmes effets. On a de plus essayé de panifier la pomme de terre; avec la fécule pure, la chose n'est pas possible, mais en ajoutant une quantité suffisante de gluten ou de farine de froment, on arrive à faire du pain assez bon et qui doit avoir un prix de revient moindre que le pain ordinaire.

La pomme de terre peut bien, à la rigueur, remplacer le pain, mais à la condition de l'associer à la viande, comme font les Anglais : elle sert alors à empêcher qu'on ne consomme une trop grande quantité de viande et à compléter la dose de matières hydrocarbonées que doit contenir toute ration alimentaire. Quant à remplacer le pain et la viande à la fois par la pomme de terre, c'est une nécessité que la misère seule peut imposer, et de laquelle ne peut résulter qu'un affaiblissement graduel de la force musculaire et de l'activité digestive; car, pour consommer en pommes de terre l'équivalent d'une ration normale de viande et de pain, il faut ingérer environ 5 à 6 kilogrammes de pommes de terre, et si cette énorme quantité de matière féculente est supportée par l'estomac, si elle est bien absorbée, elle introduira dans l'organisme des matériaux considérables de graisse qui amèneront une prédominance très-marquée du système adipeux avec les inconvénients qui en sont la conséquence. De plus, n'avoir comme principale ressource alimentaire que la pomme de terre, ce serait s'exposer aux chances de la famine pendant les années où la récolte a été détruite ou en grande partie ravagée par la maladie, ainsi que cela est trop souvent arrivé pour la malheureuse Irlande.

C'est précisément par crainte de voir la maladie priver l'agriculture de ce précieux tubercule, que l'on a montré les ressources alimentaires que peuvent fournir les racines de certaines plantes indigènes négligées jusqu'à ce jour : ainsi le *cerfeuil bulbeux* (famille des ombellifères), qui paraît plus riche en fécule que la pomme de terre. C'est encore pour le même motif qu'on a essayé de naturaliser chez nous des espèces de pommes de terre exotiques, telles que la *patate* (famille des convolvulacées) et l'*igname* (famille des dioscorées). Les résultats ont été assez heureux pour qu'on puisse tenter avec succès l'exploitation en grand de cette culture. La patate récoltée dans les environs de Paris se distingue de la pomme de terre principalement par une proportion de sucre quatre fois plus grande et une moindre quantité de matière azotée et surtout d'amidon. Celle que l'on obtient dans le midi de la France et surtout en Amérique est un peu plus riche en principes nutritifs. La composition de l'igname paraît se rapprocher davantage de celle de la pomme de terre. On vend sous le nom de *solanta*, ou *semoule d'igname*, un produit uniquement composé de fécule de pomme de terre, mais d'un prix bien plus élevé, ce qui, aux yeux de certaines personnes, est une garantie suffisante de qualités supérieures.

Pour terminer ce que nous avions à dire des féculents, nous ajouterons quelques mots sur deux fruits dans la composition desquels la fécule entre pour la majeure partie et dont nous croyons devoir traiter ici pour cette raison.

Les *châtaignes* et les *marrons d'Inde* contiennent une assez forte proportion d'amidon et un peu de gluten et de matière sucrée : aussi les premières servent-elles depuis longtemps à nourrir en grande partie la classe pauvre dans le Limousin, le Périgord, certaines contrées de l'Italie et en Corse. On en fait une bouillie à l'eau, au lait ou au bouillon, tout comme avec la farine des céréales. La farine du marron d'Inde, qui présente à peu près la même composition que celle des châtaignes, a été utilisée, comme cette dernière, à faire un pain économique en la faisant entrer pour un quart dans la composition de la pâte destinée à être panifiée.

CHAPITRE IV.

LÉGUMES ET FRUITS.

ARTICLE I. — LÉGUMES.

Nous rapprochons à dessein, dans ce chapitre, les légumes et les fruits, à cause des nombreux rapports que présentent ces deux espèces d'aliments, ainsi que nous le montrerons plus loin.

On peut diviser les légumes en deux classes : 1° les légumes farineux, qui ont pour caractère de renfermer une notable proportion d'amidon et de matière azotée; 2° les légumes herbacés, qui se distinguent par leur faible contenu de substance alibile et leur forte proportion d'eau. De là découlent des propriétés différentes : les premiers sont plus nourrissants, les autres sont plutôt délayants, rafraîchissants ; en outre, plusieurs de ces derniers sont légèrement stimulants, en vertu d'une petite quantité de substance aromatique volatile qu'ils renferment : la plupart appartiennent, en effet, à la famille des ombellifères, des synanthérées ou des crucifères.

Les légumes sont donc constitués par une proportion d'eau variable qui tient en dissolution principalement de l'albumine végétale, un peu de fibrine, de gomme et de matière sucrée; par une partie non alibile que forment tantôt l'enveloppe de la graine (légumineuses), tantôt les nervures (légumes herbacés), tantôt un principe extractif, etc. ; enfin, par des sels de chaux, de potasse, de magnésie, etc.

La digestibilité des légumes est ordinairement en raison inverse de leur valeur nutritive ou plutôt de leur contenu en matière azotée; toutefois, il y a des exceptions. Quoique certains légumes puissent être mangés crus, cependant la cuisson augmente en général leur digestibilité, soit en dissolvant l'albumine, soit en dissociant les fibres et facilitant leur imbibition par les sucs digestifs.

§ 1. — Légumes farineux.

Les principaux légumes farineux sont : les haricots, les pois, les fèves, les lentilles et les lupins; encore ces derniers sont-ils très-peu employés en France pour l'alimentation de l'homme. Ces végétaux présentent une composition différente suivant qu'on les considère à l'état de légumes verts ou bien de légumes secs. Dans le premier cas, ils contiennent bien plus d'eau et moins de principes nutritifs que dans le second. A mesure qu'ils avancent vers la maturité, la proportion d'eau diminue, tandis que la proportion de substance alibile augmente. M. Poggiale a fait sur ce point des recherches qui méritent d'être signalées. Dans des expériences faites sur des pois verts très-tendres, M. Poggiale a trouvé une moyenne de 82g,32 d'eau pour 100, et, par suite, 17g,68 de matière sèche : or, comme 100 grammes de cette même catégorie de pois, mais desséchés, donnent, d'après M. Poggiale, 38g,35 de matière azotée, il s'ensuit que 100 grammes de ces pois frais fournissent 6,78 de matière azotée. En expérimentant sur des pois verts plus avancés que les précédents, et en faisant les calculs indiqués, on trouve que pour ceux-ci le rendement en matière azotée est de 8,39 pour 100 à l'état frais. Enfin, en opérant sur des pois verts mûrs, on trouve que le rendement en matière azotée est de 8,15 pour 100. Voilà les résultats que l'analyse a donnés à M. Poggiale ; cependant ce dernier chiffre 8,15 nous paraît trop faible, parce que, à mesure que la maturité devient plus complète, à poids égal, la proportion de matière azotée doit devenir plus forte. A l'état sec, en effet, cette quantité est plus que doublée, ainsi que l'indique le tableau de la composition comparée des légumes secs inséré plus bas (voir p. 88).

Les légumes secs sont bien moins digestibles que les légumes frais : leur enveloppe ou pellicule est réfractaire à l'action dissolvante de l'estomac, parce qu'elle n'est alors composée en grande partie que de cellulose ou ligneux. Lorsque le légume est vert, au contraire, cette enveloppe est parenchymateuse et renferme des matières azotées assimilables : ainsi pour les haricots verts et pour certaines variétes de pois. Les légumes secs ont encore l'inconvénient de donner lieu à un développement de gaz que l'on attribue généralement à la présence de leur enveloppe, parce que, réduits à l'état de purée, ils ne produisent pas cet effet.

La valeur nutritive des légumes secs ne dépend pas uniquement de leur contenu en matière azotée; sous ce rapport, les lupins seraient les plus nourrissants. Elle dépend encore et elle est en raison inverse de la proportion de matière grasse et de ligneux qu'ils renferment. A quantité égale de matière azotée, ils sont moins nourrissants que les légumes frais, moins aussi que le pain. Il faut remarquer, cependant, que les personnes qui fatiguent beaucoup, qui ont les voies digestives en très-bon état, et qui sont habituées à une nourriture un peu grossière, sont susceptibles d'ingérer des quantités copieuses de légumes secs sans en être incommodées et même d'en faire la partie la plus substantielle de leur régime habituel ; toutefois, l'estomac finit par se fatiguer d'une pareille alimentation. Il est rare, d'ailleurs, que les ouvriers qui se soumettent à cette nourriture conservent aussi bien leur santé et supportent aussi bien les forts travaux que ceux qui mangent régulièrement de la viande.

Voici maintenant quelle est la composition comparée des légumes secs les plus connus :

	Haricots blancs.	POIS secs.	FÈVES.	Lentilles.	POIS chiches.	LUPINS
Matières azotées	22,750	21,670	24,210	29,055	21,775	38,350
Amidon, dextrine et sucre	45,427	57,660	44,156	43,956	50,820	26,232
Matières grasses	2,750	1,920	1,418	1,484	5,320	7,854
Ligneux	6,243	3,218	12,630	7,738	4,175	14,554
Substances salines	3,560	2,802	3,565	2,365	2,730	2,830
Eau	19,270	12,730	14,020	15,402	15,180	10,180

Ces chiffres ont été donnés par M. Oré (*Nouv. Dict. de méd. et de chir. prat.*, Paris, 1864, t. I, art. ALIMENTATION).

Les résultats des analyses de M. Boussingault, ainsi que ceux de M. Payen, s'écartent un peu des précédents, comme on peut en juger. Voici, en effet, les chiffres donnés par M. Boussingault :

	HARICOTS blancs.	POIS jaunes.	LENTILLES.	FÈVES de marais.	Féveroles.
Légumine...........	26,9	23,9	2,50	24,4	31,9
Amidon et dextrine..	48,8	59,6	55,7	51,5	47,7
Substances huileuses.	3,0	2,0	2,5	1,5	2,0
Ligneux et cellulose.	2,8	3,6	2,1	3,0	2,9
Sels...............	3,5	2,0	2,2	3,6	3,0
Eau...............	15,0	8,9	12,5	16,0	12,5

Les analyses de M. Payen ne présentent avec celles de M. Boussingault que des différences insignifiantes ; mais les deux tableaux que nous venons de rapporter montrent qu'il ne faut accorder à ces chiffres qu'une précision approximative. Quoi qu'il en soit, il n'en demeure pas moins acquis que les légumes à l'état sec contiennent, sous un faible volume, une grande quantité de matières azotées et hydrocarbonées; cependant, lorsqu'au lieu de laisser les légumes arriver à maturité complète et sécher ainsi sur pied, on les soumet à une dessiccation artificielle pendant qu'ils sont encore verts et à demi mûrs, on trouve qu'ils renferment, à poids égal, une plus grande quantité de matière alibile. Il est vrai que la main-d'œuvre nécessitée par cette opération doit dépasser de beaucoup le bénéfice de ce surplus de substance nutritive.

S'il fallait classer les légumes secs d'après leur degré de digestibilité et de valeur nutritive réunies, nous mettrions au premier rang les lentilles, puis les pois, puis les haricots, et enfin les fèves, tous étant consommés à l'état de purée.

Les lentilles ont acquis depuis quelque temps une grande

importance, grâce au rôle que leur font jouer certains industriels comme agents thérapeutiques supérieurs. Tout le monde connaît, — et tous les jours on peut les lire à la quatrième page de quelque grand journal, — les cures merveilleuses opérées par la *Revalescière Du Barry*. Les lettres apocryphes, les certificats de complaisance ne manquent pas pour témoigner de l'authenticité de ces guérisons, bien qu'on y voie figurer, non sans étonnement, les maladies les plus diverses et les plus graves. L'analyse chimique a dévoilé cette fraude honteuse et a montré que cette revalescière, ce spécifique de la plupart des maladies, n'est autre que la vulgaire farine de lentille, mélangée ou non d'un peu de farine de pois, de maïs, d'orge et d'avoine.

Deux autres produits *ejusdem farinæ* ont été exploités sous des noms différents, mais très-significatifs. Ce sont l'*Ervalenta* (du nom latin botanique de la lentille, *ervum lens*) et la *Revalenta*, qui n'est qu'une espèce d'anagramme du premier. Nous n'insistons pas plus longtemps sur ces fraudes grossières; il suffit de les signaler pour donner les moyens de les éviter.

Au point de vue de l'hygiène alimentaire, les *légumes farineux verts* (petits pois, haricots verts, flageolets, fèves nouvelles) ont plus d'importance que les légumes secs. Leur usage habituel, associé à des viandes saines, constitue un excellent régime; toutefois, nous n'avons à mentionner sur aucun en particulier des remarques intéressantes. Nous avons vu qu'ils étaient moins nourrissants, mais beaucoup plus digestibles, et qu'ils contenaient cinq à six fois plus d'eau que ces mêmes légumes à l'état sec ; ce qui s'accorde on ne peut mieux avec la saison pendant laquelle on les mange. En effet, la quantité d'oxygène qu'on absorbe en été diminuant par suite de l'élévation de la température, les digestions sont moins actives, les pertes éprouvées par le corps sont moindres, et conséquemment le besoin de nourriture réparatrice est moins impérieux. De plus, les déperditions d'eau que l'homme subit par la sueur sont plus considérables en été qu'en aucune autre saison. On peut donc, sans augmenter notablement la quantité habituelle de boisson, subvenir à cette plus grande dépense de liquide à l'aide d'une ration suffisante de ces légumes verts.

Les légumes verts très-bien conservés jouissent des mêmes propriétés que les légumes frais. C'est à peine si, lorsqu'ils sont convenablement préparés, ils se distinguent des derniers par un goût un peu moins prononcé de verdure.

§ 2. — Légumes herbacés.

Les généralités qui précèdent, sur les légumes farineux verts, s'appliquent en partie aux légumes herbacés ; ceux-ci diffèrent des premiers par une proportion plus faible de matières nutritives, par une plus forte proportion d'eau, enfin par la présence de quelque principe aromatique ou autre, variable d'espèce à espèce. Malheureusement, nous ne connaissons pas des analyses assez précises des légumes herbacés pour pouvoir établir leur composition chimique d'une manière bien exacte. Toutefois, d'après leur propriété dominante, on peut les diviser en quatre sections principales, dont les dénominations indiqueront suffisamment le caractère spécial à chacune :

1° *Féculents :* On peut citer le salsifis, le panais, la carotte, etc.

2° *Stimulants :* Choux, navets, cresson, poireaux, oignons, asperges.

3° *Astringents :* Artichauts, aubergines.

4° *Délayants :* Oseille, épinards, etc.

Les légumes de la première section sont les plus nourrissants. Les carottes se distinguent surtout par une quantité assez notable de sucre qui les rend plus digestibles qu'un bon nombre d'autres légumes.

Ceux de la deuxième section doivent leurs propriétés stimulantes, les unes au soufre qu'elles contiennent en proportions variables ; ainsi les choux, le cresson, les navets ; d'autres à l'huile volatile qui leur donne l'odeur si accentuée spéciale à ces liliacées, tels que les poireaux et les oignons ; enfin l'asperge a une matière résineuse qui communique à l'urine une fétidité particulière.

Le cresson est une des substances alimentaires les plus digestibles ; mais c'est principalement au soufre et à l'iode qu'il doit ses propriétés les plus précieuses, son action tonique, excitante, antiscorbutique, dont nous n'avons pas à nous occuper ici.

Les choux sont loin de présenter, quoique de la même famille que le cresson, une pareille digestibilité. Ils ne nous paraissent pas non plus mériter les grands éloges que leur ont prodigués les anciens, et en particulier Hippocrate, Pline et Galien, ni la grande faveur dont ils jouissent, surtout chez les Allemands, à l'état de choucroute. Ce n'est pas qu'on doive absolument les proscrire de l'alimentation, loin de là ; seulement, il est bon de n'en user qu'avec sobriété et de ne les permettre ou conseiller qu'après avoir étudié la susceptibilité digestive des individus. Pour ceux qui les digèrent facilement, les choux sont un légume assez utile, en raison de sa richesse en sels de potasse. La choucroute est moins indigeste que les choux, parce que la quantité d'acide lactique que produit sa fermentation favorise singulièrement l'action des sucs digestifs. Enfin, les choux, ainsi que la choucroute, possèdent, quoique à un moindre degré, les propriétés stimulantes du cresson.

Les asperges constituent un des meilleurs légumes qu'on puisse recommander. Très-digestibles, légèrement amères, mais d'une amertume agréable et par suite apéritives, peu nourrissantes, telles sont les qualités qui les rendent précieuses pour tout le monde à titre d'aliments atténuants, c'est-à-dire éminemment aptes à contre-balancer l'influence hyperplastique d'un régime trop fortement azoté. L'asperge traduit son action sur l'économie par un effet diurétique généralement modéré, mais qui, dans certains cas, soit par abus de cet aliment ou par la coïncidence d'une susceptibilité morbide des voies urinaires, pourrait amener de ce côté quelques symptômes inflammatoires, toujours assez bénins d'ailleurs. On a cru pouvoir attribuer les effets des asperges à une substance ni acide, ni basique, l'asparagine, qu'on a trouvée depuis dans d'autres plantes. Il est plus vraisemblable qu'ils sont dus à une résine qu'on n'a pu encore isoler. Les asperges les plus vertes sont celles qui renferment le plus de principes actifs, amers et résineux :

ce sont celles du reste qu'on emploie de préférence pour l'usage thérapeutique.

On a attribué aux artichauts la plupart des propriétés des asperges, et c'est un peu gratuitement : ils sont amers, ce qui a fait penser qu'ils renfermaient peut-être quelque substance fébrifuge, mais ils ne sont pas aussi digestibles que les asperges.

Quant aux aubergines, elles ne sont guère bien connues que dans le midi de la France et de l'Europe et ne méritent pas d'être plus recherchées qu'elles ne le sont.

L'oseille est le plus acide de tous les légumes ; à doses modérées, et atténuée par l'addition de quelque substance adoucissante, cette acidité n'est ni désagréable ni nuisible. L'abus de cet aliment (ce qui doit être rare), ou peut-être même un usage habituel, pourrait avoir quelque inconvénient : en effet l'oxalate acide de potasse qui abonde dans cette plante, par sa facilité de se transformer en oxalate de chaux, serait susceptible de favoriser la formation de calculs vésicaux chez des personnes déjà prédisposées à l'affection calculeuse.

ARTICLE II. — FRUITS.

Comme nous l'avons dit en commençant ce chapitre, les fruits ont beaucoup d'analogie avec les légumes herbacés : les uns sont féculents, d'autres délayants, ou bien astringents, etc. C'est sur ces différences de propriétés qu'on peut baser une classification rationnelle des fruits au point de vue de l'alimentation.

1re section : fruits *farineux* (châtaignes) ;

2e section : fruits *huileux* (noix, noisettes, amandes, olives) ;

3e section : fruits *sucrés acides* (groseilles, cerises aigres, citrons) ;

4e section : fruits *sucrés aqueux* (pommes, poires, raisins, prunes, etc.);

5e section : fruits *astringents* (nèfles, sorbes, coings).

En terminant notre article sur les féculents, nous avons suffisamment parlé des châtaignes; nous ne reviendrons pas sur cette première catégorie de fruits.

Les fruits de la seconde section sont plus nourrissants que ceux des sections suivantes, mais ils sont bien moins digestibles en raison de la quantité de matière grasse qu'ils renferment; comme dans les légumes d'ailleurs, ainsi que dans les autres fruits, les progrès de la maturité apportent des modifications notables dans leur composition. Ainsi les noix fraîches, analysées un peu avant leur maturité ultime, dès que la substance blanche fut devenue compacte, ont offert à M. Payen la composition suivante :

Eau	85,50
Matières azotées (= azote 1,40)	9,10
Substances grasses (=24,7 : 100 matière sèche).	3,62
Matières minérales	0,29
Cellulose et autres substances non azotées	1,49

A mesure que le fruit vieillit, la proportion de matière grasse augmente et celle d'eau diminue.

A côté de la composition de la noix, il nous paraît intéressant de donner l'analyse de l'amande fraîche et près de sa maturité et débarrassée de toutes les enveloppes que l'on rejette d'habitude :

Eau..................................	42,450
Huile (douce et blanche)..................	24,280
Matières azotées (déduites de 2,677 d'azote) ..	17,400
Substances minérales (par incinération)	2,086
Cellulose, matières sucrées, etc.)...........	13,784

3e et 4e sections : fruits sucrés acides, et sucrés aqueux. Ce n'est qu'à ces deux catégories de fruits que s'appliquent les généralités qu'on peut présenter sur les propriétés alimentaires des fruits.

De même, et mieux que les légumes herbacés, les fruits ont l'avantage d'offrir, dans une saison où l'on a plus d'appétence pour les boissons que pour une nourriture substantielle, une espèce de boisson acidule diversement aromatisée et renfermant une faible proportion de matières nutritives, presque suffisante sous certains climats et avec une vie peu active.

Pris à dose modérée et à l'état de maturité parfaite, les fruits apaisent la soif, contribuent à entretenir la quantité d'eau que le sang doit contenir et que l'évaporation cutanée lui soustrait, et facilitent les évacuations alvines. Cet effet légèrement laxatif est même le danger le plus sérieux que peut produire leur usage intempestif ou trop copieux. Toutefois, à moins d'un grand abus et à moins de circonstances aggravantes, il est rare que ce flux abdominal prenne les proportions d'une maladie et ne cède aux seules prescriptions de l'hygiène, diète des boissons, régime sévère, etc. Il n'en est pas de même si l'on fait abus de fruits verts : alors, par suite de la vive irritation que provoquent sur l'estomac et l'intestin les acides organiques des fruits, il peut survenir plus qu'une simple diarrhée éphémère : c'est alors une vraie dysenterie, surtout si en même temps on a fait abus de boissons alcooliques de mauvaise qualité.

Les effets différents produits par les fruits, suivant qu'ils sont verts ou mûrs, s'expliquent par les changements qui s'opèrent dans leur composition chimique à mesure qu'ils se développent. Dans les fruits verts, la pulpe est plus dense parce qu'il y a une plus grande quantité de cellulose; il y a une forte proportion d'acides, qui sont les acides malique, citrique, tartrique, acétique, moins d'eau et de matières azotées, généralement plus de substance féculente; plus tard, à l'époque de la maturité complète, le fruit est devenu plus aqueux, la fécule et la cellulose se sont en partie transformées en sucre, de sorte que les acides, sans diminuer sensiblement, sont masqués par le sucre qui s'est produit. Le climat a d'ailleurs une influence marquée sur la composition des fruits : ceux du Midi sont ordinairement plus sucrés et plus aqueux que ceux du Nord ou des pays du centre ; ils sont également plus digestibles. La tolérance de l'estomac pour les fruits peut être poussée très-loin ; en d'autres termes, on peut, ainsi que nous l'avons dit précédemment, fournir à une alimentation à peu près suffisante, pendant un temps limité, avec une certaine quantité de fruits, mais on conçoit qu'une assez forte dose est alors nécessaire : cette espèce de diète végétale, introduisant dans l'organisme une grande quantité d'eau, d'acides facilement décomposables et de sels, produit une suractivité des fonctions de sécrétion et amène ainsi des modifications importantes dont nous nous occuperons plus tard (voir *Régime végétal* et *Cure du raisin*).

Ces acides, en particulier, exercent une action dissolvante sur les matières albuminoïdes et en favorisent ainsi la digestion, pourvu, toutefois, qu'ils ne soient pas en excès, auquel cas ils peuvent fatiguer beaucoup l'estomac.

Les données que la science possède sur la composition chimique des fruits ne datent pas de longtemps, car plusieurs principes importants des fruits, l'albumine végétale, les matières grasses et autres, n'ont guère été dosées convenablement que dans ces derniers temps. Voici la composition de deux fruits des plus connus, établie par M. Boussingault pour le premier et par M. Payen pour le second.

Composition de la pulpe de prune :

Albumine	1,0
Sucre et acide	15,8
Cellulose	0,7
Substances minérales	0,9
Eau	81,6

Composition de la poire sans pepins :

Eau	85,440
Cellulose et concrétions ligneuses	2,200
Albumine et trois autres substances azotées	0,296
Matières grasses	0,00436
Sels minéraux de potasse, soude, chaux et magnésie	0,130
Sucres, gomme, dextrine, acide malique, matière colorante	11,92964

Ces deux tableaux nous montrent des différences marquées dans l'analyse quantitative des fruits : l'analyse qualitative y révèle des différences plus importantes; elle nous apprend, en effet, que le même acide n'existe pas en proportion identique dans chaque espèce de fruits. Ainsi, l'acide citrique prédomine dans les groseilles et le citron; l'acide malique dans les fraises, les pommes, les poires; l'acide tartrique dans les raisins et les figues, etc. C'est principalement à l'acide tartrique existant à l'état isolé ou à l'état de sel que ces fruits doivent d'être plus laxatifs que les autres. En outre, chaque fruit possède un arome spécial, dû à la présence d'un éther particulier, connu pour quelques-uns, encore inconnu pour d'autres. L'éther nitreux et l'éther acétique ont été trouvés dans la poire d'Angleterre, la pomme de reinette, la pêche et l'ananas, si bien qu'on peut fabriquer aujourd'hui de la gelée de pomme ou de poire sans un atome de fruit, avec du sucre, de la colle de poisson purifiée et quelques gouttes d'un de ces éthers. On prépare de même des glaces aux fruits sans avoir besoin de ces derniers.

Sous le rapport de la digestibilité, les fruits varient non-seulement suivant les climats, mais aussi suivant les espèces. Les raisins, les figues, les pêches, les cerises, les oranges, les fraises, peuvent être regardées comme les plus digestibles; les prunes, les pommes, les poires, les abricots le sont moins; enfin les melons, les pastèques et quelques autres fruits très-aqueux sont plutôt indigestes, à moins d'être relevés d'un condiment quelconque, sucre, sel ou poivre, et arrosés de vin pur.

Les fruits astringents doivent leur propriété au tannin qu'ils renferment en proportion variable et d'autant plus grande qu'ils sont moins mûrs. Leur utilité chez des personnes qui craignent l'effet relâchant des autres fruits est incontestable; aussi les conseille-t-on, sous forme de sirop ou de pâte, comme adjuvants du traitement dans la diarrhée atonique.

Les fruits conservés dans du sirop sont beaucoup plus digestibles que fraîchement cueillis ; il est à peine besoin d'ajouter que les fruits cuits avec du sucre sont digérés encore plus facilement, et que, sous cette forme de *confitures*, ils constituent un aliment très-sain, très-appétissant, surtout pour les malades et les convalescents, et éminemment digestif.

CHAPITRE V.

LE LAITAGE, LES ŒUFS ET LE CHOCOLAT.

ARTICLE I. — LAITAGE.

§ 1. — Lait.

Quelle que soit son origine, le lait peut être considéré comme un liquide tenant en dissolution une proportion variable de caséine, de sucre et de sels, dissolution dans laquelle nagent en suspension un grand nombre de globules graisseux qui lui donnent son aspect opaque et sa couleur blanc jaunâtre.

Le lait est donc essentiellement constitué d'abord par quatre éléments, ayant chacun une destination spéciale : l'élément albuminoïde, l'élément graisseux, l'élément sucré, enfin l'élément salin. Il est aisé, par là, de voir que le lait forme à lui seul un aliment complet : destiné, en effet, à être la nourriture exclusive de l'enfant et d'un certain nombre de jeunes animaux, le lait doit offrir tous les éléments indispensables à une alimentation en rapport avec l'état des organes et les exigences du développement physique pendant la première période de la vie.

Les matières azotées du lait sont représentées par la caséine, substance différant de l'albumine, surtout en ce qu'elle n'est pas coagulable par la chaleur et qu'elle est combinée à une plus forte proportion d'alcali. Du reste, et bien que tous les auteurs ne l'admettent pas, le lait paraît renfermer aussi une très-faible quantité d'albumine.

Le beurre est formé par la réunion de plusieurs matières grasses neutres, dont les acides correspondants sont mieux connus que ces matières elles-mêmes. Sa composition n'est pas absolument identique dans toutes les espèces de lait : ces différences tiennent à la présence d'un principe volatil qui communique à chaque espèce un goût tout particulier. Une autre différence gît dans la proportion variable de graisse solide et de graisse liquide contenue dans le beurre, et de laquelle dépend le degré de consistance du beurre.

Le sucre renfermé dans le lait est une variété de sucre cristallisable appelée *lactine* ou *lactose;* ce sucre est facilement fermentescible et se décompose en acide lactique sous l'influence de la caséine dont cet acide détermine ensuite la précipitation.

L'élément minéral du lait est représenté par des chlorures de sodium et de potassium et des phosphates de chaux, de soude, de magnésie et de fer. De tous ces sels, le plus important à tous les points de vue est, sans contredit, le phosphate de chaux, qui constitue, à lui seul, le tiers du poids de ces divers sels.

Telle est, en peu de mots, la composition qualitative du lait. Sur ce point, tout le monde est d'accord; mais il n'en est plus de même dès qu'il s'agit de l'analyse quantitative. Si on examine, en effet, comparativement, les résultats obtenus par différents chimistes avec la même espèce de lait, le lait de vache, par exemple, on trouve des différences très-sensibles; ces différences s'accusent encore plus pour le lait de femme. Les divergences en question s'expliquent en partie par la différence des procédés employés pour l'analyse du lait, et principalement par les conditions physiologiques diverses dans lesquelles le lait a été étudié. On est donc forcé de se contenter, en général, d'une moyenne approximative. Toutefois, le tableau que nous donnons ici, d'après M. Boussingault, nous semble présenter l'analyse comparative la plus fidèle des principales espèces de lait, et peut servir de base aux considérations pratiques qui découlent de l'examen de chaque lait en particulier.

	Caséine et albumine.	Beurre.	Sucre de lait.	Phosphate de chaux.	Eau.
Vache...........	4,0	4,0	4,8	0,6	86,6
Anesse...........	1,9	1,0	6,4	0,4	90,3
Jument..........	3,3	1,0	4,3	0,5	90,9
Chèvre...........	6,0	4,2	4,4	0,5	84,9
Brebis...........	4,5	4,2	5,0	0,7	86,5
Chienne.........	15,8	5,1	4,1	1,0	77,9
Femme..........	3,9	2,6	4,3	0,1	88,9

Il est aisé de voir, par l'inspection du tableau précédent, que chaque espèce de lait offre un caractère dominant par la quantité plus considérable qu'il renferme de tel ou tel principe constituant : dans le lait de femme, et surtout celui d'ânesse, c'est le sucre qui est l'élément prédominant; dans le lait de chienne, c'est la caséine et le beurre; dans celui de chèvre, c'est également la caséine. Dans le lait de vache, les divers éléments se font sensiblement équilibre. Les différences que nous venons de signaler ont leur raison d'être et leurs applications, dont nous ferons connaître les plus intéressantes. Pour le moment, nous n'allons nous occuper que du lait de vache, dont l'importance dans l'alimentation publique prime celle de tous les autres laits; c'est en traitant du régime des nouveau-nés que nous parlerons en détail du lait de femme.

La consommation du lait de vache a toujours été d'une importance considérable, et tous les jours elle progresse notablement. En 1843, la quantité de lait consommée dans Paris s'élevait à 196,000 litres par jour; en 1857, la consommation est arrivée à 400,000 litres par jour, et aujourd'hui elle dépasse 500,000 litres. Il est, en effet, peu de ménages parisiens dans lesquels le lait ne figure à titre d'aliment quotidien, principalement sous forme de café au lait. Cette grande consommation s'explique par la valeur nutritive et la digestibilité remarquables reconnues de tout temps au lait, et qui en font à peu près l'aliment le plus économique, en même temps que le plus substantiel.

Le lait de vache n'offre pas une composition constante : les proportions relatives de ses éléments sont susceptibles de varier, suivant la qualité et la quantité de nourriture affectée à l'animal, suivant que celui-ci est maintenu à l'étable ou peut paître au grand air, suivant aussi que le lait est du commencement ou de la fin de la traite; à ce dernier moment, le lait est beaucoup plus riche en crème, c'est-à-dire en matière grasse. Enfin, la quantité de lait fournie par l'animal influe sur sa qualité : il est évident que si l'on fait rendre 12 à 15 litres à une vache qui, normalement, ne doit en donner que 6 à 8, le produit ainsi obtenu sera de qualité assez inférieure; sans compter qu'un animal surmené de la sorte finit souvent par être atteint de phthisie, et alors se présente la question de savoir si le lait ne contracte pas des propriétés malfaisantes dans un organisme miné par une semblable affection.

Le *café au lait* est un aliment trop populaire pour nous dispenser d'en dire quelques mots.

Préparé avec du lait pur et du café de bonne qualité et dont la torréfaction a été poussée un peu loin, le café au lait constitue un aliment très-sain, très-digestible et très-nourrissant : il ne mérite donc pas, dans ces conditions, les nombreux reproches que lui adressent tant de personnes; à coup sûr, il ne produit pas, consommé dans cet état, tous les mauvais effets qu'on lui attribue, dyspepsie, gastralgie, leucorrhée, dévoiement, anémie, etc. Cependant, si la plupart des médecins s'accordent pour le proscrire, il faut bien que son usage présente des inconvénients sérieux. En effet, tout le monde sait que, sous le nom de lait pur et non écrémé, on vend le plus souvent un lait qui a déjà passé par plusieurs opérations : l'écrémage d'abord et la substitution d'une légère quantité d'eau au beurre prélevé par le nourrisseur, puis l'addition d'un quart ou d'un tiers d'eau par les marchands intermédiaires, — pour ne parler que des fraudes les plus usuelles et les moins nuisibles. Il est évident qu'un lait ainsi dénaturé ne constitue plus un aliment sain ni très-substantiel.

Quant au café au lait en lui-même, il a la propriété, à cause de la quantité soit de sucre soit de pain qu'on y ajoute, de rassasier vite et autant que plusieurs aliments réunis; d'où il suit que beaucoup de personnes se contentent de cette préparation pour leur repas du matin, et, ainsi lestées de ce seul café, attendent jusqu'au soir pour faire un repas plus confortable. Ce régime, en supposant même que le lait soit pur et de bonne qualité, est à peine suffisant pour une personne en bonne santé qui n'a aucun travail fatigant à faire ; mais il devient insuffisant si la personne est soumise à une dépense régulière de force — nous verrons plus tard les accidents produits par une alimentation insuffisante ; — il est encore plus insuffisant, et, en outre, peut-être nuisible, si les substances employées sont de mauvaise qualité ou ne renferment pas la quantité de matière nutritive qu'on est en droit d'en attendre. Du reste, c'est principalement dans la classe ouvrière que l'on observe les mauvais effets de cette alimentation précaire dont le café au lait est la base.

Nous n'entrerons pas dans le détail de toutes les préparations dont le lait est la base ; nous ne parlerons que des fromages, parce qu'ils forment un aliment pour ainsi dire quotidien, des plus généralement répandus et sur lequel, par conséquent, il est utile d'avoir quelques notions.

§ 2. — Fromages.

Par leur richesse en substance azotée assimilable, en graisse et en sels, les *fromages* peuvent être considérés comme des éléments importants de nutrition dont on peut tirer un parti précieux pour fournir à une alimentation réparatrice, quand les matériaux azotés par excellence — les viandes — font défaut. Si l'on considère que plusieurs fromages, notamment le camembert et le brie, renferment, à poids égal, à peu près autant de matière azotée que la viande; que le hollande et le gruyère en contiennent un tiers en plus, et le parmesan plus que le double, on en conclura aisément que les fromages peuvent être mieux utilisés qu'à faire trouver plus savoureux le goût du vin, et à faire digérer; on comprendra aussi comment bien des nécessiteux peuvent faire régulièrement un repas à peu près suffisant avec du pain et du fromage, lequel joue alors le rôle de viande.

Avant d'examiner comment les fromages diffèrent entre eux et l'intérêt que présentent ces différences, il faut établir d'abord leur composition immédiate :

Composition comparée des principales espèces de fromage.

FROMAGES.	Eau.	Substances azotées.	Matières grasses.	Substances non azotées.	Sels (par incinération).
Blanc..........	68,760	14,969	9,429	6,032	0,810
Roquefort.......	34,550	26,520	30,140	3,720	5,070
Gruyère.........	40	31,5	24	1,5	3
Hollande.......	36,10	29,43	27,54	»	6,93
Neufchâtel frais..	36,58	8	40,71	15,80	0,51
Neufchâtel fait...	34,47	13,03	41,91	6,96	3,63
Camembert......	51,94	18,90	21,05	4,40	4,71
Brie...........	45,25	18,48	25,73	4,93	5,61
Chester.........	35,92	25,99	36,34	7,59	4,16
Parmesan.......	27,56	44,08	15,95	6,69	5,72
Double crème....	9,480	18,396	59,878	5,774	6,472

La connaissance de la composition chimique des fromages, telle qu'elle se trouve exposée dans le tableau précédent, dû à M. Payen, est très-utile pour juger de leur valeur nutritive ; mais elle devient insuffisante dès qu'il s'agit d'établir leurs propriétés spéciales. Il faut donc chercher d'autres causes pour expliquer leur différence d'action.

L'espèce de lait employé n'a pas grande importance ; la nourriture du bétail, au contraire, n'est pas sans influence sur la qualité du fromage, parce que le lait est susceptible de s'imprégner de l'odeur aromatique des plantes qui croissent spontanément parmi les pâturages, et, par suite, d'en parfumer légèrement les produits qu'il sert à confectionner. — (Nous aurons à examiner, dans la troisième partie de cet ouvrage, si certaines substances médicamenteuses sont susceptibles de passer de même dans le lait, de s'incorporer à lui, et quel parti on a pu en tirer.) — Une différence plus marquée tient au mode de préparation des fromages, et, sous ce rapport, on peut les classer en deux catégories principales, suivant qu'ils sont fermentés ou non fermentés. Sous l'influence de la fermentation, les matières grasses du lait se décomposent en partie : les acides gras volatils que cette décomposition isole restent emprisonnés dans la masse et lui communiquent une odeur plus ou moins forte. C'est aussi à cause de la fermentation ammoniacale produite aux dépens des matières azotées, et à cause de la quantité de sel dont on les saupoudre, que ces fromages présentent une réaction alcaline. Les principaux fromages appartenant à cette catégorie sont le roquefort, le brie, le camembert et le neufchâtel fait.

Les fromages non fermentés ont, en général, une réaction acide due probablement à l'acide butyrique produit par la cuisson plus ou moins prolongée à laquelle ils sont soumis : le gruyère, le hollande et le chester sont dans ce cas.

Il y a encore une autre espèce de fromages non fermentés, mais préparés à froid comme ceux de la première catégorie : ce sont les fromages frais, tels que le neufchâtel frais et le fromage *blanc* ou *à la pie;* ils ont aussi une réaction acide, mais c'est à l'acide lactique qu'ils la doivent.

Au point de vue de la digestibilité, ces derniers sont préférables aux autres, ou du moins ils sont plus facilement supportés. Les fromages des deux premières catégories, surtout ceux qui ont subi la fermentation, ont la propriété de stimuler assez vivement les voies digestives par leur saveur fortement accusée : aussi sont-ils considérés comme très-digestifs. Mais cette excitation qu'ils provoquent n'est pas sans inconvénient et peut même, dans certains cas de dyspepsie, être tout à fait nuisible.

ARTICLE II. — ŒUFS.

De même que le lait, les œufs peuvent être regardés comme un aliment complet, puisqu'ils suffisent, pendant un certain temps, à la nourriture du jeune oiseau renfermé dans sa coquille : aussi sont-ils utilisés avec avantage pour l'alimentation de l'homme, et même sont une ressource assez précieuse, en raison de leur digestibilité et de leur valeur nutritive remarquables.

Abstraction faite de la coquille, qui pèse de 5 à 10 grammes, et qui est formée de carbonate de chaux, le poids moyen d'un œuf de poule est de 50 à 60 grammes. Ce poids n'est guère moindre, mais peut être bien supérieur : on voit parfois des œufs de poule peser 80 et même 100 grammes; mais ce sont là des exceptions.

Le blanc d'œuf, qui constitue les deux tiers du poids de l'œuf, n'est, en quelque sorte, qu'une dissolution d'albumine; il contient environ 82 à 88 pour 100 d'eau. Les autres substances renfermées avec l'albumine dans le blanc d'œuf ne s'y trouvent qu'en très-faible proportion : ce sont des substances minérales (0,7 à 0,8 pour 100), représentées principalement par des sels solubles de soude ; des substances grasses telles que de la margarine et de l'oléine ; enfin, un peu de glucose.

Le jaune est la portion la plus importante de l'œuf : sa composition est assez complexe, ainsi qu'on peut en juger par l'analyse suivante, due à M. Gobley :

Eau		51,486
Vitelline (substance azotée)		15,760
Extrait de viande		0,400
Matières grasses	Margarine et oléine 21,304 Acides oléique et margarique 7,226 Cholestérine 0,438	28,968
Acide phosphoglycérique		1,200
Chlorhydrate d'ammoniaque		0,034
Chlorures de sodium et de potassium, sulfate de potasse		0,277
Phosphates de chaux et de magnésie		1,022
Matière azotée et colorante, traces d'acide lactique et de fer		0,853

En tenant compte de la composition du blanc et de celle du jaune, on trouve que l'œuf renferme, pour 100 grammes, 14 grammes de matières azotées, 10 de substances grasses et 2 de sels, ce qui constitue, ainsi que nous le disions plus haut, un aliment d'une valeur nutritive assez remarquable.

La digestibilité des œufs dépend beaucoup du mode de leur préparation : à l'état frais, tout récemment pondus, et sans avoir du tout subi de cuisson, ils sont digérés parfaitement, même par les convalescents. La cuisson, surtout si elle est poussée jusqu'à la coagulation complète du blanc, diminue leur digestibilité, ainsi que les matières grasses (beurre, huile ou graisse) avec lesquelles on les prépare.

Il est bon, lorsqu'on fait cuire des œufs dans l'eau, que cette eau ne contienne en dissolution aucune substance dangereuse, car, comme la coquille est parfaitement perméable, le courant d'endosmose et d'exosmose qui se produit entre le liquide et la coquille entraînerait dans celle-ci une partie de la substance nuisible.

Cette perméabilité de la coquille a reçu une application assez utile. On sait que l'œuf, à partir du moment où il est pondu, perd une très-faible quantité de vapeur d'eau, qui est remplacée au fur et à mesure par de l'air ; il s'ensuit qu'à volume égal, un œuf pondu depuis huit jours et laissé à l'air libre est sensiblement plus léger qu'un œuf frais pondu, et que, si on place ces deux œufs dans de l'eau assez faiblement salée pour que le premier puisse y surnager, l'œuf frais tombera au fond de cette même eau. De tous les moyens recommandés pour reconnaître si un œuf est frais ou non, celui que nous venons d'indiquer nous paraît le plus fidèle et le plus pratique en même temps. La quantité de sel à faire fondre dans de l'eau pour cette expérience est en moyenne de 10 pour 100.

ARTICLE III. — CHOCOLAT.

Le rapprochement que nous semblons faire entre le lait, les œufs et le chocolat est tout artificiel, ou, si l'on veut, arbitraire : le chocolat n'a, en effet, d'autre rapport avec les aliments qui précèdent que d'être souvent consommé conjointement, ou même de leur être associé. Quoi qu'il en soit, nous avons cru plus naturel d'en parler à propos des aliments proprement dits, que de le classer parmi les boissons, avec lesquelles il n'a de commun que la forme liquide qu'on lui donne quand on le consomme cuit.

Une autre considération qui peut justifier, jusqu'à un certain point, le rapprochement que nous faisons dans ce chapitre, c'est que le chocolat, ainsi que le lait et les œufs, constitue à lui seul un aliment complet, mais ayant des propriétés spéciales.

Le cacao à l'état naturel n'est autre que l'amande du fruit du cacaotier ; sa composition chimique montre quelle richesse nutritive possède cette précieuse graine. L'analyse suivante, due à M. Mitscherlich, a été faite sur une espèce renfermant plus d'amidon et un peu moins d'albumine que les autres :

Beurre	45 à 49
Amidon	14 à 18
Albumine	13 à 18
Théobromine	1,2 à 1,5
Glucose	0,34
Sucre de canne	0,26
Cellulose	5,80
Matière colorante	3,5 à 5
Cendres	3,5
Eau	5,6 à 6,3

Dans l'Amérique du Sud et autres lieux de provenance, on consomme souvent le cacao à l'état naturel, sans aucune addition de substance étrangère, ou bien mêlé à quelque fécule ou farine indigène. La transformation du cacao en chocolat s'opère en ajoutant au cacao convenablement préparé par ce mélange, une quantité au moins égale de sucre; plus ordinairement on met 60 et quelquefois 70 de sucre pour 100. Les chocolats de bonne qualité ne doivent être mélangés d'aucune autre substance, si ce n'est de quelques aromates tels que la vanille, la cannelle ou la pistache. On trouve néanmoins, dans le commerce, quantité de chocolats garantis purs qui renferment de 40 à 50 pour 100 d'amidon ou de fécule, aux dépens des autres substances normalement contenues dans le cacao et qui, dès lors, se trouvent considérablement diminuées. Cette fraude est préjudiciable, parce qu'elle tend à faire déprécier un aliment assez important : ainsi, un chocolat de bonne qualité doit contenir au plus 60 pour 100 de sucre, environ 18 à 20 de matière grasse, 9 à 10 de substances azotées assimilables, 4 à 5 d'amidon et 1,50 à 2 de matières minérales.

On voit par là que la presque totalité de la substance du chocolat est assimilable. Cette particularité lui a fait assigner un rang élevé parmi les aliments les plus nourrissants et l'a fait considérer comme un analeptique des plus puissants. Les individus débilités par une longue maladie ou par des hémorrhagies abondantes, et chez lesquels les fonctions digestives sont en très-bon état, se trouvent très-bien de l'usage habituel du chocolat, combiné avec un régime réconfortant; les forces, et surtout l'embonpoint, reviennent plus vite qu'avec d'autres bons aliments. Aussi l'industrie a cherché à exploiter ces propriétés nutritives vraiment supérieures du chocolat, en le prenant pour base de certaines préparations vendues sous des noms pompeux, à grand renfort de réclame, et à un prix exorbitant. Nous citerons notamment le *racahout* et le *palamoud*, qui sont un mélange de fécule de glands doux légèrement torréfiés, de sucre et de chocolat, avec ou sans addition de farine de maïs. Il est presque inutile d'ajouter qu'un pareil mélange ne saurait prétendre à aucune espèce d'effet thérapeutique.

Le chocolat est loin d'être aussi digestible qu'il est nourrissant : cela tient à la forte proportion de matière grasse qu'il renferme. Bien des personnes ne le digèrent que très-difficilement et sont obligées de s'abstenir de cet aliment. On voit des gens doués d'un bon estomac ne pouvoir supporter le chocolat, et des personnes très-délicates, et même malades, le digérer très-bien. Aussi le médecin ne doit-il pas l'interdire d'emblée et sans consulter les dispositions ordinaires et la tolérance spéciale de l'estomac pour cette substance. Dans tous les cas, le chocolat est plus digestible cuit avec du lait que préparé à l'eau.

CHAPITRE VI.

MATIÈRES GRASSES ET SUCRES.

ARTICLE I. — MATIÈRES GRASSES.

Les corps gras diffèrent très-sensiblement des sucres au point de vue chimique ; cependant, comme ces substances ont entre elles d'étroites connexions physiologiques, ainsi que nous le démontrerons plus loin, nous nous sommes décidé à les réunir dans un même chapitre.

Si l'on réfléchit à la quantité de matières grasses contenues dans l'organisme, au rôle actif que jouent ces substances dans les actes multiples de décomposition et de recomposition qui se passent dans l'économie, aux relations qui existent entre la production anormale de graisse et certains phénomènes pathologiques ; si l'on considère, en outre, que, même dans l'état le plus prononcé d'émaciation, le corps conserve néanmoins, dans plusieurs points, une proportion en quelque sorte irréductible de graisse, on sera convaincu de l'importance physiologique attachée aux matières grasses, et de leur utilité dans l'alimentation.

Bien qu'on puisse distinguer les corps gras alimentaires d'après leur consistance et leur provenance, en suif, graisse ou saindoux, beurre et huile, en somme ces substances ont, sinon la même composition, du moins une constitution chimique analogue : elles sont formées par un mélange de principes immédiats neutres dont les plus importants, pour notre sujet, sont la margarine, la stéarine, l'oléine et la palmitine. Suivant que l'un de ces principes prédomine relativement aux autres, le corps gras présente des caractères différents, principalement quant à sa consistance et à son point de fusion. Ces principes immédiats, de même que les corps gras naturels qu'ils constituent, offrent la même constitution chimique, c'est-à-dire qu'ils sont le produit de la combinaison d'un acide gras variable avec la glycérine, substance neutre jouant le rôle de base, ou plutôt d'alcool, suivant les idées chimiques nouvelles, d'après lesquelles les corps gras doivent être considérés comme des éthers.

La plupart des corps gras neutres, tous ceux du moins que nous avons énumérés plus haut, sont formés au sein de l'organisme végétal où ils ont une destination physiologique assez analogue à celle qu'ils reçoivent chez les animaux. Il est à remarquer, en effet, que c'est surtout dans les graines des plantes que se trouvent les matières grasses. Or, quand on songe que la germination est accompagnée d'un dégagement notable de chaleur, on est autorisé à conclure que ces substances fournissent les matériaux de cette combustion.

Les matières grasses sont donc fournies à l'organisme animal parfaitement élaborées par les végétaux; mais elles sont généralement à l'état liquide; ainsi, dans les amandes douces, les noix, le lin, le colza, les olives, etc.; quelques-unes, cependant, sont solides ou demi-solides. Du reste, en dehors de ces substances essentiellement oléagineuses, on peut dire que la plupart des matières végétales qui servent à l'alimentation des animaux contiennent des proportions variables de principes graisseux. Aussi peut-on dire que la plus grande partie de la graisse renfermée dans les animaux provient des matières ingérées dans le tube digestif, où elles sont simplement modifiées. Voici, du reste, ce que deviennent les matières grasses introduites dans l'organisme. Les matières grasses, émulsionnées par les fluides intestinaux, sont absorbées par les chylifères et les vaisseaux lymphatiques et, de là, transportées dans le sang. Une partie reste dans ce liquide pour remplacer celles qui sont détruites à chaque instant dans ce grand mouvement de décomposition organique, et pour fournir aux nombreuses fonctions ou *processus* physiologiques, qui ne peuvent avoir lieu sans le secours de substances grasses. Quand il y a ingestion d'une quantité de matières grasses plus que suffisante pour l'entretien de la chaleur animale et maintenir l'intégrité du tissu adipeux, la graisse se dépose dans plusieurs points de l'économie. Là elle se constitue à l'état de tissu adipeux, et se trouve ainsi mise en réserve pour subvenir aux besoins de l'organisme, lorsque celui-ci ne reçoit pas la quantité voulue de matières grasses ; ou bien, subissant l'action lente de l'oxygène extravasé des vaisseaux avec le plasma, action favorisée par la présence des carbonates alcalins, la graisse rentre dans le torrent circulatoire dans un état voisin de la décomposition, et y continue à parcourir ses phases d'oxydation.

Les corps gras ne sont généralement pas détruits d'emblée ni rapidement dans l'économie : au contraire, ils subissent lentement l'action de l'oxygène et sont ainsi une source constante de calorique. Ceux qui ont un équivalent élevé se transforment d'abord en substances moins complexes, lesquelles finalement se décomposent en acide carbonique et en eau. Cette décomposition s'opère primitivement par le dédoublement du corps gras en glycérine et en acide gras correspondant sous l'influence soit de l'alcali du sang, soit par une espèce de fermentation particulière.

Les usages des corps gras dans l'organisme sont nombreux, ainsi que nous l'avons indiqué au commencement de ce chapitre, et méritent quelques développements.

La graisse est nécessaire comme *agent mécanique*, et, ce titre, sert à envelopper des organes délicats, à faciliter leur fonctionnement et à les protéger contre les violences extérieures. Comme *agent physique*, elle interpose un tissu mauvais conducteur du calorique entre l'air extérieur et les parties profondes du corps et, par là, préserve jusqu'à un certain point les viscères des variations brusques de température. Enfin, son *rôle chimique* est multiple : d'abord elle fait partie constituante du sang, de la bile, de la sueur, de la substance médullaire des tubes nerveux, du cerveau, etc.; ensuite, et c'est là sa destination la plus importante, elle est une des sources les plus abondantes de la chaleur animale. Les matières grasses, en effet, offrent cette particularité qu'elles sont plus riches en carbone que le sucre et que l'amidon, et qu'elles renferment plus d'hydrogène qu'il ne leur en faut pour former, avec leur oxygène, les éléments de l'eau. Nous verrons, dans un des chapitres suivants, à propos des équivalents nutritifs, comment on peut apprécier la quantité de calorique fourni par un poids donné de matière grasse.

Nous avons dit que la plus grande partie de la graisse renfermée dans l'organisme provient des principes gras des aliments. Est-ce à dire, cependant, que l'économie animale soit incapable de produire de la graisse avec d'autres éléments? Cette question, étudiée par une foule de physiologistes, est des plus intéressantes, car elle est liée à un point capital de zootechnie, savoir l'engraissement des bestiaux; sans compter qu'elle est susceptible de nombreuses applications pour l'homme.

D'abord, il n'est plus douteux que les matières féculentes peuvent se transformer finalement en graisse, après avoir passé par l'état de glucose ; c'est même un fait d'expérience vulgaire. D'ailleurs, la production artificielle des corps gras neutres à l'aide d'éléments d'origine minérale prouve la possibilité de cette transformation. Pour ce qui est de l'expérimentation physiologique, elle s'est prononcée depuis longtemps sur ce point, et c'est principalement à Liebig que revient l'honneur d'avoir bien établi ce point. Les premières expériences sur les animaux, faites avec le maïs, étaient loin d'être concluantes, parce que cette céréale est très-riche en matière grasse, et qu'il n'était pas nécessaire d'invoquer la transformation de la fécule en graisse pour expliquer l'engraissement des animaux nourris avec cet aliment. Mais les expériences de ce chimiste à l'aide des pommes de terre et des pois, et les recherches ultérieures qu'elles ont suscitées de la part d'autres savants, prouvent surabondamment le pouvoir que possède l'organisme animal de fabriquer de la graisse avec le sucre provenant des matières féculentes. Cela ne veut pas dire, ainsi que nous le montrerons dans l'article suivant, que tout le sucre formé dans l'économie passe à l'état de matière grasse ; il est même probable que la transformation dont nous nous occupons n'a lieu que lorsqu'il y a insuffisance d'ingestion de matières grasses.

Quant à la production des matières grasses dans l'organisme à l'aide de substances albuminoïdes, bien que cette question ait été moins facile à résoudre que la précédente, on peut dire, aujourd'hui, qu'elle est pleinement éclaircie. D'abord, M. Berthelot est parvenu à opérer artificiellement cette transformation ; on sait, en effet, que, dans des circonstances favorables, la fibrine, la caséine et autres matières albuminoïdes sont susceptibles de se décomposer en ammoniaque et en acide gras volatil. Un fait plus important est celui qu'on observe dans la dégénérescence graisseuse des muscles. Ne voit-on pas, en effet, les cellules adipeuses se substituer aux fibres musculaires, et dans une proportion telle qu'il semble impossible de ne pas admettre qu'elles se forment, au moins en partie, aux dépens des dernières. Enfin, dans les cas d'alimentation insuffisante, lorsque les substances azotées de l'organisme font l'office de matériaux combustibles, on peut parfaitement supposer que, pour jouer le rôle d'éléments calorificateurs, elles doivent passer préalablement par l'état de matières grasses.

Du reste, il faut dire que, si les matières albuminoïdes peuvent se transformer en graisse, en revanche la graisse exige, pour se produire, le concours de ces matières et provoque ainsi leur formation, pour constituer la membrane enveloppante des globules graisseux. Nous aurons encore à revenir sur toutes ces questions à propos de la *théorie de l'engraissement*.

Après avoir montré la nature, l'origine et la destination physiologique des matières grasses ingérées ou produites par l'organisme, il nous reste à dire un mot de leurs qualités alimentaires.

L'usage des corps gras dans l'alimentation les fait ranger parmi les condiments; mais, en réalité, ce sont de vrais aliments, dont l'utilité est incontestable, et qui doivent être considérés comme indispensables dans tout régime bien réglé. Toutefois, la dose à laquelle on doit les employer varie essentiellement, suivant le genre de vie et surtout suivant le climat. On sait quelle quantité d'huile de poisson consomment les habitants des mers polaires : cette substance est même l'élément capital de leur alimentation, ce qui se comprend quand on songe au froid rigoureux contre lequel ils ont à se prémunir et au pouvoir calorifique considérable des corps gras. La température extrêmement basse à laquelle ils sont soumis, en introduisant dans leur organisme une plus forte proportion d'oxygène dans le même volume d'air, leur permet de suffire à la combustion de la forte proportion de matières grasses qu'ils ingèrent. Il en résulte que, dans d'autres conditions climatériques, l'économie serait incapable de supporter une pareille alimentation, d'abord parce qu'elle ne serait pas assez réparatrice, ensuite parce que la respiration ne fournirait pas une quantité d'oxygène suffisante pour la combustion d'une aussi forte dose de graisse.

Dans nos climats, la quantité de matières grasses qu'on ajoute d'habitude aux matières alimentaires pour leur préparation, plus celle qui se trouve naturellement, et en proportion variable, dans ces dernières, suffisent généralement aux besoins de l'organisme. Aussi, quand les aliments sont, par eux-mêmes, trop riches en substances grasses, il y a alors surabondance de ces dernières et les organes digestifs ont de la peine à les digérer. C'est un fait d'expérience que les corps gras sont peu digestibles ; mais quant à l'explication, elle est encore à trouver : c'est peut-être parce que la graisse, recouvrant plus ou moins les parties azotées des aliments et n'étant modifiée que par les fluides pancréatique et biliaire, empêche l'action du suc gastrique de s'exercer librement et complétement sur ces parties, qui viennent, dès lors, fatiguer l'intestin et le disposer à différents troubles de sécrétion.

Quoi qu'il en soit, tous les corps gras ne sont pas également indigestes : la bonne huile l'est moins que les autres, le beurre vient après, enfin la graisse et puis le suif. La cuisson influe beaucoup également sur le peu de digestibilité des corps gras : ainsi, du beurre frais se digère plus aisément que le beurre qui a bouilli, parce que, dans ce cas, la chaleur produit un commencement de décomposition qui donne lieu à la formation d'acides gras. Toutefois, la graisse et le suif, simplement fondus, sont susceptibles d'être mieux digérés que ces mêmes substances à l'état solide ou demi-solide.

ARTICLE II. — SUCRES.

Les substances suceptibles de fournir du sucre sont tellement nombreuses, de même que les matières renfermant de la graisse, qu'il serait difficile de les énumérer. Du reste, l'origine extérieure du sucre nous importe peu ici, où nous n'avons à examiner que ses diverses espèces, leurs propriétés respectives et leur rôle alimentaire.

Les notions chimiques que l'on possède sur les sucres sont loin d'avoir une égale utilité au point de vue de l'alimentation. Ce sont des matières facilement décomposables, et dont les produits d'oxydation sont, le plus généralement, l'acide lactique, l'alcool, l'acide carbonique et l'eau. Les sucres sont donc surtout des éléments calorificateurs, ainsi que nous l'avons déjà fait remarquer, mais moins puissants que les matières grasses; nous verrons que ce n'est pas leur seule propriété physiologique.

On divise généralement les sucres en deux classes : d'une part, le sucre cristallisable, mais non directement fermentescible, tel que le sucre de canne et de betterave; d'autre part, le sucre peu cristallisable, mais directement fermentescible, tel que le glucose ou sucre de raisin. Quelque naturelle que soit cette division, on doit reconnaître que, physiologiquement, il n'y a qu'une seule espèce de sucre, le glucose, attendu que le sucre de canne et autres ne sont absorbés que lorsqu'ils ont été transformés en sucre de raisin. Si, maintenant, on considère que les matières amylacées (amidon et fécule) ne sont utilisées, par l'organisme, qu'après leur conversion en glucose, on peut voir quelle importance prend cette substance sucrée dans la nutrition.

La façon dont se comportent le sucre de canne et le sucre de raisin injectés isolément dans les veines montre bien leur différence d'action sur l'organisme. Si on injecte, en effet, du sucre de canne, on constate qu'il n'est pas absorbé et qu'il passe tout entier dans les urines; si on injecte du sucre de raisin, une portion se décompose dans l'économie, car on n'en retrouve, dans les urines, qu'une quantité inférieure à celle employée. Si maintenant on remarque que le sang des veines sushépatiques contient, normalement, une assez forte proportion de sucre et qu'on n'en trouve pas dans l'urine, on est porté à admettre que le glucose subit dans l'économie une nouvelle transformation isomérique qui le rend encore plus facilement décomposable.

Quoi qu'il en soit, voici les principaux effets du sucre sur l'organisme.

Le sucre de canne est regardé comme moins digestible que le sucre de raisin, à cause de la transformation qu'il est obligé de subir pour être assimilable. Cette opération ne peut se faire que sous l'influence des acides du suc gastrique, et on conçoit qu'une semblable excitation fréquemment renouvelée puisse fatiguer beaucoup l'estomac et le disposer à quelques phlegmasies ou dyscrasies légères. Il n'est pas rare d'observer ces effets sur les enfants, surtout ceux qui présentent une certaine susceptibilité du côté des organes digestifs et qui font abus du sucre blanc. A dose modérée, cependant, le sucre ne peut avoir qu'une heureuse influence sur la digestion, en raison de l'acide lactique auquel il donne naissance en se décomposant. L'acide lactique ainsi produit sert à une double fin : à favoriser d'abord la conversion d'une autre quantité de sucre en glucose ; ensuite celle des matières albuminoïdes en nutriments.

Le glucose est encore un excellent dissolvant des sels de chaux (phosphate et carbonate), et, à ce titre, le sucre mérite d'occuper, dans l'alimentation des enfants, la place importante qui est indiquée par l'analyse quantitative du lait, dans lequel le poids de l'élément sucré dépasse notablement celui des matières azotées, ainsi que celui des matières grasses. On a reproché, il est vrai, au sucre d'exercer une très-fâcheuse influence sur les dents, de les noircir, de les gâter, etc. Des dents déjà affectées de carie peuvent peut-être subir une certaine altération de la part du sucre ou de l'acide lactique qui résulte de sa décomposition, mais il n'est nullement prouvé que des dents parfaitement saines soient le moins du monde endommagées par l'usage du sucre; l'exemple des nègres le montre surabondamment.

Nous avons dit que la principale destination physiologique des sucres était leur emploi comme élément de combustion ; ils servent toutefois à d'autres usages physiologiques moins importants ou moins connus, mais très-intéressants. Nous avons déjà montré que les matières grasses de l'organisme pouvaient se former aux dépens du sucre. Nous ajouterons que cet élément paraît agir favorablement sur les phénomènes intimes de la nutrition, ce qui se traduirait par une augmentation plus rapide du poids du corps et par une excrétion moins copieuse d'urée. Notons enfin que, si l'économie a le pouvoir de fabriquer des matières grasses à l'aide et aux dépens du sucre, elle a aussi la propriété de former du sucre de toutes pièces aux dépens des éléments du sang. La fonction glycogénique du foie nous montre le mécanisme de cette production.

Au point de vue purement alimentaire, le sucre de canne est plus digestible que le sucre de betterave ; mais la différence qui peut exister sous ce rapport est assez minime. Associé à d'autres substances alimentaires, le sucre augmente généralement leur digestibilité, sans compter que, dans cet état, il fatigue moins les organes digestifs; ses propriétés antiseptiques sont également utilisées dans le travail de la digestion pour prévenir ou retarder la putréfaction des matières albuminoïdes désorganisées.

Par ses propriétés générales, le *miel* ne diffère guère des sucres. Il n'est, du reste, constitué que par un mélange de plusieurs espèces de sucres, auquel il faut ajouter, à titre d'éléments accessoires, des acides organiques, un peu de matière grasse , de mannite, de matière colorante et un principe aromatique qui en augmente la digestibilité. Le miel possède, en outre, des propriétés légèrement laxatives, qui peuvent être utilisées dans des cas assez bénins.

CHAPITRE VII.

SEL ET AUTRES SUBSTANCES MINÉRALES.

Pour des raisons que nous exposerons plus loin, c'est surtout le sel ordinaire, ou chlorure de sodium, et accessoirement le phosphate de chaux, qui méritent d'être appelés aliments minéraux. Toutefois, avant d'insister sur l'utilité de ces substances, nous avons à dire quelques mots touchant d'autres matières inorganiques dont l'importance physiologique est bien moindre, mais qu'il n'est pas sans intérêt de signaler.

Parmi ces dernières, *le fer* mérite le plus d'attention, à cause de sa présence dans les globules sanguins, dans la bile, dans les cheveux, mais toujours à l'état de combinaison. Bien que l'on ait un peu exagéré l'importance du fer considéré comme élément constituant du sang, — il n'y a que 5 à 6 grammes de fer dans les 10 à 12 kilogrammes de sang que contient en moyenne le corps, — il n'en demeure pas moins acquis à la science que cette substance minérale est indispensable à l'organisme, et que si nos aliments usuels n'en contenaient pas une quantité suffisante, il serait nécessaire d'en faire entrer artificiellement dans notre consommation journalière. Quant à l'opportunité de l'alimentation ferrugineuse et sa valeur dans le traitement de certaines maladies, nous verrons plus tard ce que l'on peut en penser.

Nous ne ferons que mentionner la *silice*, le *carbonate de chaux*, le *fluorure de calcium*, le *carbonate de soude*, et les *phosphates alcalins*. Les trois premiers de ces composés sont utilisés dans l'organisme principalement à titres d'agents mécaniques ; les autres ont une importance physiologique plus grande parce qu'ils sont destinés à être modifiés, soit par substitution, soit par double décomposition : ce sont, en un mot, des agents chimiques. Nous ne pourrions cependant, sans entrer dans le domaine de la chimie biologique, nous étendre sur le rôle attribué dans l'organisme à chacune de ces substances.

ARTICLE I. — SEL.

L'utilité physiologique du sel dans l'alimentation est loin d'être reconnue par tous les auteurs : plusieurs ne l'étudient encore que sous le titre de condiment, et, par suite, ne le considèrent nullement comme indispensable. Dans cet usage universellement adopté de l'emploi du sel comme condiment, il y a autre chose qu'une étonnante conformité de goût : il faut voir là comme une espèce d'instinct qui porte l'organisme à s'incorporer une substance indispensable au fonctionnement régulier de notre machine en général, et surtout de nos humeurs. Du reste, l'expérience physiologique s'est depuis longtemps prononcée en faveur du rôle alimentaire du sel : il suffit de citer les recherches de MM. Boussingault, Plouviez, Bérard, Liebig et autres, pour montrer que cette question a été l'objet d'un sérieux examen, et que les conséquences résultant de ces travaux ont une valeur incontestable. Barbier (d'Amiens) était si bien convaincu de l'importance de ce sujet, qu'il adressa à l'Académie des sciences la proposition suivante :

« Ne conviendrait-il pas, dans les instructions que reçoivent les savants qui entreprennent des voyages scientifiques, de noter le mélange du sel marin aux aliments de l'homme, comme un sujet digne de fixer leur attention. »

A l'appui de son idée, Barbier ajoutait que le sel est plus indispensable encore à l'homme que la viande, et, à ce propos, il rappelait que dans les communautés religieuses où l'on pousse l'ascétisme à ses dernières limites, on peut néanmoins conserver une excellente santé, malgré une nourriture très-défectueuse, grâce à l'usage d'une assez forte dose de sel, 15 à 30 grammes par jour et même plus. Toutefois le savant thérapeutiste exagérait un peu l'importance du sel en terminant ainsi son adresse : « Il me paraît curieux de rechercher si les peuples des divers climats de la terre offrent des différences dans l'emploi du sel marin, *et si l'on peut attribuer à la quantité inégale de cette substance, qu'ils prennent journellement, des variations dans leur complexion, dans la nature de leurs maladies, dans leurs habitudes, dans leur longévité.* » (*Gazette médicale*, 1838.)

L'expérimentation pouvait seule déterminer d'une manière suffisamment précise le degré d'utilité qu'il faut accorder au sel dans l'alimentation. Certaines expériences ont semblé établir que cette substance est susceptible de faire engraisser les animaux, et on a prétendu qu'une livre de sel produit ainsi 10 livres de graisse ; mais les recherches ultérieures n'ont pas confirmé ce fait, bien qu'elles mettent en évidence les bons effets du sel. Ainsi, d'après Bischoff, un chien qui mangeait tous les jours 500 grammes de viande, excrétait 25g,50 d'urée lorsqu'il ne consommait pas de sel, et 28g,34 lorsqu'on avait ajouté du sel à sa boisson. M. Barral, qui a expérimenté sur des moutons, a trouvé aussi que le sel contribuait à augmenter l'excrétion de l'urée et celle de l'urine ; mais c'est surtout à M. Boussingault que revient le mérite d'avoir fixé la science sur ce point, du moins quant au côté pratique. Ses recherches, conduites avec une grande rigueur, ont duré l'espace de treize mois et ont porté sur des animaux de l'espèce bovine : il a divisé un certain nombre de têtes de bétail en deux lots, et a déterminé le poids exact de chacun de ces lots ; puis, les conditions hygiéniques et la nourriture étant les mêmes pour tous ces animaux, ceux d'un même lot ont été soumis à l'usage d'une dose journalière de sel mêlé aux aliments ou aux boissons. « Les résultats de ces précieuses expériences, dit M. Liebig, me paraissent fort clairs et concluants. L'addition du sel au fourrage n'eut pas d'effet sur la production de la chair, de la graisse ou du lait ; mais selon M. Boussingault, elle parut exercer une action favorable sur l'aspect et sur la qualité des animaux. Après les quinze premiers jours, les deux lots (chacun de trois taureaux) ne présentaient pas encore de différence bien marquée dans leur aspect, mais dans le courant du mois suivant cette différence commença à devenir manifeste, même pour un œil peu exercé ; chez les animaux des deux lots, le maniement indiquait bien une peau fine et moelleuse, mais le poil des taureaux qui avaient reçu du sel était luisant et lisse, tandis que le poil des autres était terne et rebroussé.

A mesure que l'expérience se prolongeait, ces caractères devenaient plus tranchés : ainsi, les taureaux du deuxième lot, après avoir été privés de sel pendant une année, avaient un poil ébouriffé, laissant apercevoir çà et là des places où la peau se trouvait entièrement mise à nu ; ceux du premier lot conservaient, au contraire, l'aspect des animaux à l'étable ; leur vivacité et les fréquents indices du besoin de saillir contrastaient avec l'allure lente et la froideur de tempérament qu'on remarquait chez le deuxième lot. Nul doute, continue M. Boussingault, que, sur le marché, on n'eût obtenu un prix plus avantageux pour les taureaux élevés sous l'influence du sel. » (*Nouvelles Lettres sur la Chimie*, p. 185.) Enfin Gaspard rapporte, dans le *Journal de Magendie*, le fait de troupeaux de bœufs de Hongrie, dans la nourriture desquels entrait le sel pour une grande proportion, et qui, amenés en Hollande, échappèrent au ravage d'une épizootie dont étaient victimes les bœufs indigènes.

Si maintenant nous passons des animaux à l'homme, nous avons à constater des résultats analogues. M. Plouviez, qui a eu la patience d'étudier sur lui-même pendant longtemps l'effet produit par une dose régulière de sel, a reconnu que cette substance lui avait d'abord donné un surcroît de force et de vigueur, avait accru la puissance digestive de l'estomac, produit une augmentation rapide et très-notable du poids du corps, enfin avait amené un état pléthorique assez prononcé pour être obligé d'interrompre ses expériences.

Tous ces faits prouvent surabondamment que le sel est *au moins utile* dans l'alimentation ; nous ajouterons qu'il est même nécessaire, et voici quelques-uns des inconvénients qui résultent de sa privation. Suivant M. Warden, cité par Liebig (34e *lettre*), les animaux domestiques mouraient, dans le nord du Brésil, quand on ne leur donnait pas une certaine portion de sel ou de sable salé. M. Roulin mentionne un fait analogue pour la Colombie : quand les animaux ne trouvaient pas de sel dans leur fourrage, dans l'eau ou dans la terre, les femelles devenaient moins fécondes, et les troupeaux diminuaient très-rapidement. Barbier (d'Amiens), cité plus haut, dit aussi « que des seigneurs russes qui avaient voulu faire économie de cette dépense de sel pour la nourriture de leurs vassaux, ont vu ces derniers tomber dans un état de faiblesse et de langueur : ils offraient une pâleur morbide ; ils étaient menacés d'un œdème général, des vers se développaient dans leurs intestins. »

Tels sont les principaux résultats fournis par l'expérience relativement à l'influence du sel sur l'organisme. Il nous reste à essayer d'expliquer ces faits et de pénétrer plus intimement dans les phénomènes chimiques et physiologiques auxquels cette substance se trouve mêlée comme partie active.

Voici ce qu'on peut à ce sujet admettre comme le moins contestable. Observons d'abord que le rôle du chlorure de sodium dans l'économie n'est pas de même nature que celui des autres sels, les phosphates et les carbonates, par exemple : il est à remarquer, en effet, que le chlorure de sodium ne fait partie constituante d'aucun tissu ; que si on le rencontre dans quelque organe, il ne s'y trouve qu'à titre d'élément accessoire ou même étranger : le sel n'existe guère que dans les liquides, les larmes, la sueur, l'urine, et surtout le sang, où il forme les 60 centièmes des principes minéraux du sérum ; et cette proportion de sel, le sang la conserve même pendant l'inanition et pendant un régime absolument dépourvu de chlorure de sodium, de manière qu'il n'en passe pas la moindre quantité dans les excrétions, tant est utile le rôle rempli par cette substance.

Bien que la chimie n'ait pas dit son dernier mot sur cette question, bien que certains points aient encore besoin d'être élucidés, on peut résumer ainsi les usages complexes du sel dans l'économie :

1° Il sert à appeler et maintenir dans le sang une quantité d'eau suffisante pour les actes de la circulation, de l'exhalation, de l'absorption, etc. ;

2° Il contribue, pour une large part, à donner au sang cette réaction alcaline qui lui est nécessaire pour l'accomplissement de ses diverses fonctions ;

3° Il fournit à la bile la majeure partie de la soude qu'elle renferme ; il fournit aussi le chlore contenu soit dans l'acide chlorhydrique du suc gastrique, soit dans le chlorure de potassium des muscles ;

4° Comme le sel est susceptible de se combiner avec le glucose ainsi qu'avec l'urée, il est infiniment probable qu'il favorise les transformations de l'un et l'élimination de l'autre ;

5° Il sert de dissolvant à la caséine et à l'albumine, et concourt avec cette dernière à prévenir la déformation des globules sanguins et leur dissolution ;

6° Enfin, Lehmann fait remarquer qu'on trouve des proportions considérables de chlorure de sodium dans les sécrétions et les exsudations où les cellules tendent surtout à se former, comme dans le mucus, le pus, le cancer; et comme dans les cas où de semblables exsudations se produisent (ainsi dans la pneumonie), le chlorure de sodium disparaît entièrement de l'urine, il semble que la présence de ce sel influe également sur la formation des cellules, peut-être aussi qu'il les empêche de s'organiser davantage en tissus.

Nous en avons assez dit pour montrer que le sel est mieux qu'un condiment et qu'il justifie le titre d'aliment minéral que nous lui avons donné au commencement de ce chapitre. Il faut donc qu'il entre pour une certaine part dans l'alimentation; de plus, il est indispensable de l'y faire entrer en nature, car les substances alimentaires n'en renferment pas en quantité suffisante avant de passer à l'état de préparations culinaires. En effet, les parties des animaux qui en renferment le plus, le sang et les cartilages, ne sont généralement pas consommées; quant aux végétaux, ils contiennent plus de potasse que de soude, certains même, tels que les navets, ne contiennent pas de soude.

Les deux espèces de sel (sel marin et sel gemme) sont employées indistinctement; toutefois, la première est préférable parce qu'elle est riche en chlorure de magnésium, tandis que, dans le sel gemme, c'est surtout le sulfate de chaux et un peu aussi le chlorure de potassium qu'on trouve associés au chlorure de sodium.

ARTICLE II. — PHOSPHATE DE CHAUX.

Après le chlorure de sodium, le phosphate de chaux est l'élément minéral le plus important de l'organisme : toutefois, dans les matières alimentaires que nous consommons, il se trouve normalement du phosphate de chaux en quantité suffisante pour qu'il ne soit pas nécessaire d'en ajouter artificiellement. Aussi ne peut-on donner à ce sel le nom d'aliment proprement dit, mais bien celui d'adjuvant de la nutrition.

Si l'on examine comparativement les tissus et les liquides de l'économie au point de vue de leurs éléments minéraux, on voit quelle prédominance présente le phosphate de chaux dans les os : en effet, il forme en moyenne les 55 centièmes du poids de ces organes, et il y égale dix fois le poids des autres éléments minéraux. Disons en passant que le fémur et l'humérus sont les os les plus riches en sels calcaires. Enfin, le phosphate de chaux constitue les 88 centièmes de la substance de l'émail des dents. Le tissu osseux et le tissu dentaire sont donc les points de l'économie où le phosphate de chaux s'accumule et où il joue son rôle le plus important. L'utilité la plus évidente de ce sel est donc de contribuer pour la plus grande part à la solidité du squelette en se déposant entre les éléments anatomiques du tissu osseux ; aussi est-il absolument indispensable à l'organisme pendant la première période de la vie, époque à laquelle le système osseux est dans sa plus grande activité de développement. On sait, en effet, par les expériences les plus positives, que l'os parcourt toutes ses phases d'accroissement, chez l'homme, jusque vers l'âge de vingt à vingt-cinq ans ; passé ce moment, l'os continue à être le siége d'une rénovation moléculaire, assez lente du reste, mais ne s'accroît plus sensiblement. C'est chez l'enfant que l'activité fonctionnelle formatrice de l'os a le plus besoin d'être secondée par une alimentation en rapport avec ce travail organique : le lait renferme d'ailleurs du phosphate de chaux en proportion suffisante pour y subvenir. Nous dirons, à ce sujet, que M. Mouriès nous semble avoir singulièrement exagéré la quantité de ce sel qui est nécessaire à l'organisme : il fixe en effet à 6 grammes la proportion de phosphate de chaux qu'on doit ingérer dans les vingt-quatre heures, et si les aliments consommés dans ce laps de temps ne renferment pas cette dose de sel calcaire, il déclare qu'il y a alors alimentation insuffisante. Nous reviendrons sur cette question à propos du régime des enfants.

Le phosphate de chaux ne sert pas uniquement à la nutrition du système osseux : il est infiniment probable qu'il a quelque autre fonction à remplir dans le reste de l'organisme, car on le rencontre dans tous les tissus et dans presque tous les liquides de l'économie, mais en proportion assez minime, relativement à celle que nous avons constatée dans les os. Tous les composés albuminoïdes renferment également du phosphate de chaux, et c'est en partie par leur intermédiaire que ce sel est déposé dans les cellules et les tissus. « Plusieurs faits, dit Lehmann, démontrent que ce sel est absolument indispensable à la formation des cellules : ainsi, on a reconnu que chez les animaux inférieurs, dans l'organisme desquels le carbonate de chaux est cependant la substance minérale la plus abondante, le phosphate de chaux s'accumule dans les parties où de nouvelles cellules sont en voie de formation. » Dans la plupart des expériences où l'on a diminué notablement la proportion de matières minérales qui doit se trouver dans une alimentation normale, on a observé une modification profonde dans l'état physique du tissu osseux : les os devenaient d'une grande friabilité, mais ils avaient aussi un volume moindre, en un mot le développement de ces organes était entravé. C'est qu'en effet il ne se produisait pas alors seulement une raréfaction du dépôt calcaire, mais, en même temps qu'il arrivait une moindre quantité de phosphate, il y avait aussi ralentissement dans la genèse des ostéoplastes ou cellules osseuses. Il y a donc, entre le phénomène du dépôt de phosphate calcaire dans la trame ostéogénique et la formation des éléments anatomiques osseux, un lien étroit, indissoluble : ou plutôt ce sont là deux phénomènes corrélatifs du même processus physiologique.

Nous avons dit plus haut que les aliments sont la principale source du phosphate de chaux qu'on trouve dans l'organisme : toutefois, il peut s'en former de toutes pièces à l'aide du phosphore, des matières albuminoïdes et des sels calcaires du sang, ou bien par simple décomposition d'autres phosphates, le phosphate de soude, par exemple, et d'autres sels, tels que les carbonates : des analyses ont montré en effet que l'embryon encore peu développé renferme moins de phosphate de chaux que l'œuf non couvé. Quoi qu'il en soit, c'est le sang qui sert de véhicule à ce sel, qui, bien qu'insoluble dans l'eau, se trouve dissous dans le sérum sanguin à la faveur de l'acide carbonique, des bicarbonates alcalins et du chlorure de sodium.

Le mode d'élimination du phosphate de chaux a pu faire croire qu'il traversait l'économie sans subir de modification : en examinant les faits plus attentivement, on a constaté que si l'on trouve normalement du phosphate de chaux dans l'urine, ce n'est que l'excédant de ce sel, c'est-à-dire ce qui ne peut être utilisé par l'organisme. Pour cette substance, comme pour d'autres, les reins font l'office d'émonctoire pour qu'il ne s'en accumule pas dans quelque point du corps ; mais si un besoin nouveau de l'économie fait appel à cet excédant de phosphate, alors on n'en trouve que peu ou pas du tout dans l'urine. C'est ce qui arrive pendant la grossesse : le développement du fœtus exigeant une forte proportion de phosphate calcaire pour la formation de son tissu osseux, la destination nouvelle que reçoit ce sel empêche, surtout dans les derniers mois, qu'il en passe dans les urines.

CHAPITRE VIII.

CONDIMENTS.

Nous donnons le nom de *condiments* à des substances de composition et de nature très-diverses, mais ayant cette destination commune de servir à relever, par leur goût ou leur parfum accentués, des aliments fades ou peu savoureux. Nous avons déjà parlé de deux substances, les sucres et le sel, qui peuvent, en raison de leurs propriétés organoleptiques, être considérées comme des condiments types, mais que leur importance physiologique devait faire classer parmi les aliments proprement dits : nous n'avons donc pas à revenir sur ce sujet.

L'emploi des condiments est justifié par l'action excitante qu'ils produisent sur l'estomac et grâce à laquelle les fluides digestifs sont plus abondamment sécrétés : aussi y a-t-il utilité à en user quand on consomme des aliments un peu indigestes ou dont la digestion se fait très-lentement, quand l'appétit est languissant ou que la sécrétion gastrique paraît diminuée, enfin lorsqu'on ingère une nourriture très-copieuse ; encore faut-il qu'il n'y ait pas contre-indication en vertu de quelque état subinflammatoire de l'estomac ou autre cause pathologique sérieuse.

Bien que l'usage des condiments indique un certain raffinement de civilisation, il n'en a pas moins sa raison d'être parfaitement fondée et déterminée par des particularités de climat, d'habitudes sociales, de tempérament. « Le goût prononcé des Romains, dit M. Bérard, médecin à Rome, pour toutes les substances actives et énergiques, comme le piment vert, l'oignon, l'ail, etc., goût que du reste partagent tous nos méridionaux, n'est pas chez eux l'effet d'un simple caprice, et n'indique en aucune manière une perversion du sens le plus délicat; je le regarde, au contraire, comme l'expression d'un besoin de la santé, une de ces exigences de la nature auxquelles on obéit d'abord instinctivement sans l'analyser, et que l'examen et le raisonnement viennent ratifier ensuite. N'est-ce pas la nécessité de combattre incessamment les émanations miasmatiques, les vers intestinaux, les flatuosités de l'estomac, enfin tous les produits délétères et nuisibles de la fermentation, qui, dès le principe, a révélé aux hommes des pays chauds le besoin des assaisonnements les plus forts, et, par suite, forcé leur goût, malgré des répugnances naturelles, à les recueillir? Les Persans ne font un si copieux usage de l'*assa fœtida* dans leur cuisine que parce qu'ils sont enclins aux affections hystériques et hypochondriaques. Qu'est-ce que cela prouve d'ailleurs, sinon que c'est dans les habitudes des peuples que la médecine doit puiser les premières données du traitement des maladies endémiques? » (*Topographie médicale de Rome*, 1847.) Après ces réflexions judicieuses, nous ajouterons que les peuples du Midi n'ont pas le monopole exclusif des condiments et que les habitants du Nord, les Anglais, par exemple, sont obligés d'en user assez largement pour aider à la digestion des viandes rouges qu'ils consomment en si copieuse quantité.

D'après leur propriété dominante, on peut diviser les condiments en quatre classes d'inégale importance :

1° Les *condiments acides*, tels que le vinaigre et le citron ;

2° Les *condiments aromatiques*, qui sont les plus nombreux, et parmi lesquels on peut signaler la vanille, la cannelle, la muscade et le girofle, le laurier, le genièvre, le thym et le cerfeuil, le poivre et les piments, le safran, l'anis et la badiane, enfin l'ail, la ciboule, etc. ;

3° Les *condiments mixtes*, ainsi la moutarde, qui est souvent composée de vinaigre et de farine de moutarde, laquelle agit par son huile essentielle, et le citron, qui renferme, dans sa pulpe surtout, de l'acide citrique et, dans son écorce, une huile essentielle qui lui donne son parfum ;

4° Les *condiments alimentaires*, qui se distinguent des précédents par des propriétés alibiles plus ou moins marquées : ce sont les champignons et les truffes, le caviar et le beurre d'anchois, enfin les divers légumes conservés dans du vinaigre, concombres, cornichons, oignons, etc.

ARTICLE I. — CONDIMENTS ACIDES.

§ 1. — Vinaigre.

Par son importance commerciale et son utilité dans l'alimentation, le vinaigre occupe le premier rang parmi les condiments ; le chiffre de sa consommation s'élève à environ 1,500,000 hectolitres par an, soit à peu près le trentième ou le trente-cinquième de la quantité de vin produite annuellement. Les meilleurs vinaigres sont ceux fournis par l'acidification des vins blancs de la Loire et de la Charente; ceux du Loiret sont également estimés, mais ne valent pas les précédents. Quant au vinaigre de bois, bien que sa composition fondamentale soit analogue à celle du vinaigre de vin, il n'a ni aussi bonne odeur ni aussi bon goût que ce dernier, parce que la distillation du bois donne naissance à des composés pyrogénés peu salubres, dont il reste toujours des traces dans le vinaigre ainsi produit.

Le vinaigre doit son acidité à la présence de l'acide acétique : il en contient environ un vingtième de son poids, s'il est de bonne qualité ; quant aux autres substances renfermées dans cette solution d'acide acétique, et dont les principales sont le tartrate acide de potasse, le sulfate de potasse, le tannin et l'éther œnanthique, elles s'y trouvent en trop minime quantité pour avoir la moindre influence sur la santé du consommateur. Il n'en est pas de même de l'acide sulfurique, à l'aide duquel on falsifie souvent le vinaigre : il est vrai que l'on tolère l'addition de 1 gramme de cet acide par litre de vinaigre pour donner à ce dernier plus de mordant, et qu'à cette dose l'acide sulfurique, surtout eu égard à la faible quantité de condiment que l'on emploie d'habitude, ne peut pas produire des désordres sérieux dans l'organisme. Cependant un pareil vinaigre, ainsi aiguisé d'acide sulfurique, ne serait plus aussi inoffensif si l'on en consommait en quantité un peu notable, comme font par exemple certaines personnes dans l'espoir de se débarrasser d'un embonpoint précoce. Du reste, l'abus du meilleur vinaigre suffit très-bien à produire des accidents du côté du tube digestif, dyspepsie, gastralgie, et même tous les symptômes d'une inflammation plus ou moins intense; et l'amaigrissement qui peut s'ensuivre n'est que la conséquence d'un vice de nutrition lié à la maladie. Nous verrons plus tard qu'il y a des moyens moins pénibles pour diminuer l'embonpoint.

Le vinaigre jouit de la propriété de ramollir et à la longue de dissoudre la viande : aussi l'acide acétique est-il le meilleur réactif pour les fibres conjonctives, les fibres musculaires et les jeunes cellules, dans les préparations microscopiques. En vertu de cette action dissolvante, le vinaigre constitue un excellent condiment pour des viandes peu savoureuses et dont les fibres ont une certaine dureté : ainsi pour le bœuf bouilli, pour le porc frais, pour bon nombre de poissons, surtout ceux qui appartiennent à la deuxième classe (page 57). Comme les acides favorisent la transformation de la cellulose en sucre, le vinaigre peut aussi être considéré comme indispensable dans la salade verte. Une application bien moins heureuse, ou, pour mieux dire, détestable, est celle qui consiste à assaisonner des légumes secs avec du vinaigre : ce liquide ayant la propriété de rendre la légumine insoluble, s'oppose à la digestion de ces substances déjà naturellement peu digestibles. Enfin, les œufs durs doivent autant que possible être assaisonnés de vinaigre, parce que l'acide acétique exerce sur l'albumine la même action dissolvante que sur la fibrine.

§ 2. — Citron.

Après tous les détails que nous venons de donner sur le vinaigre, nous n'aurons rien de particulier à dire sur le citron, si ce n'est qu'en raison de son goût très-agréable, il est beaucoup plus recherché que le vinaigre, dont il possède d'ailleurs les principales propriétés. Pour les huîtres, surtout si elles sont d'une fraîcheur douteuse, pour le gibier rôti, s'il est quelque peu faisandé, c'est le condiment le plus sain ; il est même, dans ces cas, presque indispensable.

ARTICLE II. — CONDIMENTS AROMATIQUES.

Les substances appartenant à cette catégorie se distinguent des condiments acides par un mode d'action tout différent : en effet, tandis que ces derniers agissent directement et principalement sur les substances alimentaires, les condiments aromatiques exercent leur influence d'abord sur l'estomac et un peu aussi sur le système nerveux, et puis, mais d'une façon indirecte, sur les aliments. Ces condiments sont surtout excitants ; en général, ils ont une saveur chaude, âcre, une odeur très-prononcée ; leur action sur les voies digestives se traduit par une sécrétion plus abondante des liquides salivaires et gastriques et une soif assez vive. Par l'intermédiaire du système nerveux, ils provoquent une excitation sensorielle assez marquée, qui a pu leur faire attribuer quelque vertu aphrodisiaque, bien qu'ils n'aient aucune espèce d'influence spéciale sur le sens génésique.

En somme, sans nier l'importance des condiments aromatiques, on peut dire qu'ils sont loin d'avoir le degré d'utilité du vinaigre et du citron : en un mot, ce sont des condiments de luxe, et on ne doit en faire qu'un usage extrêmement modéré.

Ce que nous venons de dire dans les deux articles précédents s'applique à la troisième catégorie de condiments, les *condiments mixtes* : il est donc inutile de revenir sur ce sujet.

ARTICLE III. — CONDIMENTS ALIMENTAIRES.

Nous passerons sous silence le *caviar*, confectionné en Russie avec des œufs d'esturgeon et consommé dans ce pays en grande quantité ; le *beurre d'anchois*, préparé avec des filets d'anchois, broyés avec du beurre frais ; le *beurre de homard* et *d'écrevisse*, préparé également avec les œufs de ces crustacés et certaines parties de la tête. Ces condiments rentrent trop dans l'art culinaire et sont d'abord trop peu employés pour mériter plus qu'une simple mention.

Nous ne dirons rien non plus des légumes conservés dans du vinaigre, si ce n'est qu'à part les concombres et les cornichons, qui sont un peu mieux tolérés, presque tous les autres légumes sont très-indigestes : les Anglais en consomment abondamment et en exportent aussi en quantité ; mais ce n'est guère un commerce digne d'encouragement.

§ 1. — Champignons.

Nous aurions peut-être dû étudier cet aliment dans le chapitre consacré aux légumes ; mais si l'on considère que les champignons sont beaucoup plus fréquemment employés à titre de condiments que comme plat de légumes, on reconnaîtra, bien que nous n'attachions aucune espèce d'importance à ce classement, que cette substance alimentaire n'a pas été placée dans cet article d'une façon tout à fait arbitraire.

Les propriétés alibiles des champignons ne sauraient être contestées : dans le midi de la France et dans d'autres pays, ces cryptogames constituent, surtout pour les campagnes, une ressource alimentaire assez précieuse et sont même très-goûtés ; d'un autre côté, l'analyse chimique a démontré qu'ils méritent de figurer parmi les végétaux les plus nourrissants. Voici, en effet, l'analyse comparée des deux espèces comestibles les plus communes, donnée par M. Payen :

	Champignon de couche.	Morille.
Eau	91,01	90,00
Substances azotées et traces de soufre.	4,68	4,40
Matières grasses	0,396	0,56
Cellulose, dextrine, matières sucrées, mannite et autres matières non azotées	3,456	3,68
Sels (phosphates, chlorures alcalins, calcaires et magnésiens), silice	0,458	1,36

Si les champignons sont assez nourrissants, on ne peut pas dire qu'ils sont aussi digestibles : de là de nombreux accidents, du reste sans gravité tant qu'ils ne sont que le fait d'une indigestion. Mais ce n'est pas là le seul inconvénient que présentent les champignons ; tout le monde sait qu'à côté d'espèces excellentes se trouvent des espèces toxiques, et qu'il n'est pas toujours aisé, du moins pour les personnes qui n'en ont pas fait une étude spéciale, de distinguer les bonnes des mauvaises. Encore aujourd'hui il n'est pas très-rare d'observer des faits d'empoisonnement par ces végétaux.

Nous examinerons dans la deuxième partie de cet ouvrage quels sont les accidents produits par les champignons vénéneux, et quels moyens thérapeutiques il convient de leur opposer ; en attendant, il s'agit de voir, puisqu'il est question ici des champignons comestibles, à quels caractères on peut reconnaître ces derniers, si toutefois il existe pour cela des signes assez certains.

En 1860, à la suite d'une fatale méprise qui coûta la vie à cinq officiers sur six, qui avaient mangé un plat de champignons récoltés par l'un d'eux, le Conseil de santé des armées fit rédiger et publier l'instruction suivante, afin de prémunir, autant que possible, le public contre de pareils malheurs :

« Quelques caractères généraux permettent de distinguer, le plus souvent, les espèces comestibles des espèces vénéneuses. Ainsi, les premières croissent habituellement dans les lieux élevés et aérés, dans les terrains en friche, tandis que les champignons dangereux se trouvent dans les bois et dans les lieux sombres et humides. Les espèces alimentaires ont une chair compacte et cassante ; celles dont la chair est molle et aqueuse doivent toujours être rejetées.

« Les bons champignons ont un parfum agréable, quoique ce caractère appartienne aussi à quelques espèces nuisibles ; une odeur forte et désagréable est toujours l'indice de qualités malfaisantes.

« On doit rejeter d'une manière absolue les champignons qui sécrètent un suc laiteux, et ceux qui présentent une saveur âcre, astringente, acide, amère ou salée.

« Il faut se méfier des champignons qui ont une teinte

brillante, rouge, verte ou bleue, dont les lames sont colorée en brun ou en bleu. La chair des espèces comestibles est, en général, blanche; cependant, un beau champignon rouge, l'*Agaric oronge*, est considéré comme l'espèce la plus fine et la plus délicate. Les bons champignons ne changent pas de couleur au contact de l'air lorsqu'on les coupe; ceux dont la chair se colore d'une teinte brune, verte ou bleue, sont vénéneux. On doit considérer comme dangereux ceux auxquels les insectes ne touchent pas.

« Il faut s'abstenir des champignons, quelles que soient d'ailleurs leurs qualités apparentes, lorsqu'ils ont atteint leur entier développement, lorsqu'ils ont éprouvé un commencement d'altération, lorsque même ils sont cueillis depuis plus de vingt-quatre heures, les propriétés toxiques pouvant se développer quand le champignon vieillit ou se dessèche.

« On voit donc que les caractères négatifs ont plus de valeur que les caractères positifs; et en appliquant rigoureusement les principes que nous venons d'exposer, on pourra sans doute écarter certaines espèces comestibles, erreur qui n'est point préjudiciable, mais on sera certain de rejeter toutes celles qui pourraient être nuisibles.

« Parmi les champignons alimentaires, on n'autorise dans les grandes villes que la vente de ceux qui ne peuvent donner lieu à aucune erreur; encore sont-ils soumis au contrôle d'agents spéciaux.

« *Les champignons autorisés à Paris sont :*

« 1° *Le champignon de couche* (*Agaricus edulis*, Bulliard), cultivé en grand dans les carrières des environs, où on le récolte toute l'année, et qui suffit presque à la consommation tout entière;

« 2° La *Morille comestible* (*Agaricus cantharillus*, L.), qui croît dans les bois ; c'est une espèce d'un jaune chamois, d'une odeur agréable, récoltée en juillet et août ;

« 3° Le *Bolet comestible* (*Boletus edulis*), qui est coupé par morceaux, desséché et expédié dans les diverses parties de la France. Cette espèce n'est jamais vénéneuse.

« On n'autorise la vente d'aucune espèce appartenant aux genres qui renferment des champignons comestibles et vénéneux : tels sont les mousserions et les oronges.

« Il importe de se prémunir contre l'opinion, si répandue, qu'on peut aisément distinguer les bons champignons des mauvais, en les soumettant à certaines épreuves, telles que les suivantes : Si l'on applique une pièce ou une lame d'argent sur un champignon vénéneux, elle noircit ; en les faisant cuire avec des oignons blancs, ceux-ci noircissent si le champignon est vénéneux. Ces épreuves n'ont aucune valeur, et l'absence des caractères que nous venons d'indiquer ne prouverait nullement en faveur de la bonne qualité des champignons.

« En résumé, on voit que la science ne possède aucun caractère certain, absolu, qui établisse une limite bien tranchée entre les champignons comestibles et ceux qui sont vénéneux à un degré plus ou moins élevé ; le mieux est de s'en abstenir dès qu'il existe le plus léger doute sur leur qualité. »

Il est aisé de voir, même à un examen superficiel, que la première partie de cette instruction officielle n'a pas grande valeur et qu'elle n'apporte, malgré les intentions très-louables du Conseil de santé, aucun remède au mal qu'on désirait prévenir. Aussi ce prétendu guide de l'amateur de champignons a-t-il été très-vivement attaqué, et M. Bertillon, un de nos plus savants mycologistes, n'a pas eu beaucoup de peine pour en montrer la parfaite inanité. (*Union médicale*, 1861, et *Dict. encyclop. des Scienc. méd.*, t. II et III, art. Agaric, Agaricinées et Amanita.) *A priori*, il ne paraît pas plus logique en effet de chercher des *caractères généraux* pour distinguer les champignons comestibles de ceux qui ne le sont pas, que d'en chercher pour distinguer les sels toxiques des sels non toxiques, ou les animaux nuisibles des animaux inoffensifs. Dans tous les cas, et sans rien préjuger des moyens de diagnose que l'avenir nous réserve à l'endroit des champignons, on ne peut songer, dans l'état actuel de la science, à établir avec quelque sécurité la qualité alimentaire d'un cryptogame d'après un ou plusieurs caractères, ou une alternative de caractères, soit botaniques, soit pittoresques, soit même organoleptiques. L'instruction, du reste, ainsi que le faisait remarquer M. Bertillon, ne peut préserver que des champignons les plus dangereux, et non de tous les nuisibles comme elle s'en flattait; elle empêche la récolte d'un grand nombre d'espèces comestibles et autorise celle de cinq ou six espèces fort vénéneuses.

Ainsi donc, ce n'est que par une étude approfondie, et non par quelques caractères généraux, que l'on peut arriver à connaître les champignons comestibles et à les distinguer des champignons dangereux : « c'est la science qu'il faut vulgariser et non la cueillette, » comme dit si judicieusement M. Bertillon, et, sous ce rapport, nous ne connaissons pas de livre qui atteigne mieux le but que celui de M. Boudier.

Puisque les caractères scientifiques font défaut pour décider sur la qualité alimentaire des champignons, est-il au moins possible, étant donné un champignon suspect, de lui faire subir certaine préparation capable de neutraliser le poison qu'il peut renfermer? Ici, les renseignements sont bien plus positifs; l'on n'a en quelque sorte que l'embarras du choix ; mais nous ne parlerons que des deux moyens les plus connus et les moins infidèles, celui de M. Pouchet (de Rouen) et celui de M. Gérard.

Pour montrer l'efficacité de son procédé, l'illustre naturaliste de Rouen a expérimenté sur deux des espèces les plus dangereuses, la fausse oronge et l'amanite vénéneuse : il fait bouillir ces champignons dans une quantité d'eau suffisante pour les couvrir et pendant le temps nécessaire pour opérer leur cuisson ; après cela, ils sont soigneusement égouttés, puis administrés à des chiens avec très-peu de pain ou de viande, sous forme de pâtée. Ces animaux suivent ce régime pendant un mois et s'en trouvent très-bien, tandis que d'autres à qui on a fait boire l'eau qui a servi à cuire les champignons, meurent dans les vingt-quatre ou trente-six heures, et leur autopsie fait voir ordinairement les traces d'une vive irritation intestinale.

Gérard a donné l'exemple d'une hardiesse qui trouvera peu d'imitateurs : dans l'espace d'un mois, il a mangé avec sa famille 75 kilogrammes des champignons les plus mal famés. Pour les rendre inoffensifs, il les fait nettoyer et couper en gros morceaux, les lave à grande eau, et les met ensuite mariner pendant plusieurs heures dans de l'eau vinaigrée. Il les fait ensuite laver une seconde fois, puis les fait bouillir dans une nouvelle eau pendant une demi heure:

il les lave enfin une troisième fois et les essuie avec soin. Ainsi préparés, dit Gérard, les champignons les plus vénéneux peuvent être mangés sans le moindre danger. La dose de vinaigre ou de sel gris à employer est de deux à trois cuillerées par litre d'eau et pour un demi-kilo de champignons.

« Ce procédé, dit notre savant confrère M. Bertillon, s'il rend tous les champignons inoffensifs, les rend aussi tous détestables au goût, et si son action a été assez prolongée pour les priver de leurs principes toxiques, elle les a privés aussi de leur arome et de leurs principes alibiles. Le champignon est devenu une loque sans autre saveur que l'eau vinaigrée qui le gonfle. En outre, suivant les circonstances de détail, grosseur et facile imbibition des morceaux, etc., l'action du lavage pourra être incomplète. Alors on aura encore enlevé, en partie, les aromes et principes alibiles qui font la valeur des espèces comestibles, mais l'on n'aura enlevé qu'une fraction des principes vénéneux qui font le danger des espèces toxiques. »

Maintenant, résumons en quelques lignes les développements un peu longs que nous venons de donner sur les champignons :

1° Il résulte de l'aveu de toutes les personnes compétentes et même de la dernière phrase de l'instruction dont nous avons cité les points les plus importants, que la science ne possède pas encore de caractères généraux certains, d'après lesquels on puisse distinguer les champignons comestibles des champignons vénéneux ;

2° Une étude approfondie de la flore mycologique de

chaque pays pourrait seule donner la clef de ce diagnostic;

3° On peut néanmoins, dans les villes, manger à peu près indistinctement tous les champignons apportés au marché, attendu qu'un agent spécial expérimenté est d'ordinaire préposé à la visite de ces champignons et qu'on n'autorise la vente que des espèces reconnues parfaitement comestibles : à Toulouse notamment, ainsi qu'à Paris, à Rouen et dans bien d'autres grandes villes, on exerce une surveillance très-active et très-efficace;

4° Dans les campagnes, on peut s'en rapporter à l'opinion des gens qui se livrent spécialement à la culture des champignons, ou bien demander conseil à ce sujet au médecin ou au pharmacien : si l'on conçoit le moindre doute sur un champignon, ou si l'on a affaire à une espèce reconnue suspecte, on devra ou les rejeter ou leur faire subir la préparation recommandée par Gérard ;

5° Enfin, sous aucun prétexte, on ne devra pousser la forfanterie ou l'amour du champignon jusqu'à manger des espèces généralement reconnues vénéneuses, *quelque préparation qu'on leur ait fait subir.*

§ 2. — **Truffes.**

La truffe appartient à la famille des champignons; c'est une plante souterraine, dont la récolte la plus abondante se fait dans les deux premiers mois de l'année. Plusieurs provinces de la France, sans compter le Piémont, produisent des truffes; mais ce sont celles du Périgord qui sont le plus estimées, non pas tant peut-être pour leur apparence extérieure que pour leur parfum, bien supérieur à celui des truffes des autres pays.

Les truffes paraissent produites aux dépens des radicules des chênes noirs et des chênes verts et aussi des charmes et des noisetiers ; mais celles qui naissent autour de ces derniers sont moins savoureuses. Les truffes noires sont également plus estimées que les blanches.

Les propriétés alimentaires des truffes les font distinguer notablement des champignons, ainsi que leur composition chimique ; à ce dernier point de vue, mentionnons ici les résultats de l'analyse faite par M. Payen sur des truffes récoltées dans le département de l'Hérault :

	Truffe blanche.	Truffe noire.
Eau	72,340	72,000
Substances azotées et traces de soufre.	9,958	8,775
Matières grasses	0,442	0,560
Cellulose, dextrine, matières sucrées, mannite et autres matières non azotées	15,158	16,585
Sels (phosphates, chlorures alcalins, calcaires et magnésiens), silice	2,102	2,070

L'arome si prononcé qui caractérise les truffes est dû à une huile essentielle probablement combinée avec les matières grasses. C'est à cet arome seul que les truffes doivent d'être aussi recherchées, car elles sont de digestion difficile et leur degré alibile n'est pas bien connu. Quant à leur vertu aphrodisiaque si populaire, sans la nier absolument, on peut dire qu'elle est encore moins démontrée. Comme les truffes ne figurent guère que dans les repas où abondent les autres excitants (épices, mets variés, vins plus ou moins capiteux, etc.), il n'est pas étonnant que l'ingestion de ceux-ci puisse amener les effets que l'on attribue spécialement aux truffes et qui ne sont qu'un résultat collectif.

LIVRE III.

CONSERVATION DES SUBSTANCES ALIMENTAIRES.

De tout temps on s'est préoccupé des moyens de conserver les matières alimentaires, soit qu'elles fussent en trop grande abondance pour pouvoir être consommées immédiatement, soit qu'on tînt à les mettre en réserve pour des moments où ces mêmes matières fraîches seraient en quantité insuffisante. L'empirisme a fait trouver des procédés plus ou moins efficaces, mais dont le perfectionnement ne pouvait être accompli que par les progrès de la science. Les aromates, le sel, la fumée, paraissent avoir été les moyens les plus connus des anciens pour la conservation des substances alimentaires ; aujourd'hui les procédés employés pour arriver au même but sont beaucoup plus nombreux et, reposant sur des données tout à fait scientifiques, permettent d'obtenir de meilleurs résultats.

Le problème à résoudre pour la conservation des substances alimentaires est de les préserver de la fermentation ; or, pour qu'une fermentation se produise, il faut le concours de trois agents : l'oxygène, l'eau et une température convenable, ni basse ni élevée : la fermentation étant en effet essentiellement constituée par le développement de certains organites, il faut la réunion de ces trois conditions pour qu'ils puissent naître et vivre. Si l'on vient à supprimer l'influence de ces trois agents, ou même d'un seul, on peut empêcher la fermentation de se produire ou la retarder longtemps : de là le principe de la conservation des substances alimentaires.

Tout se réduit donc :

1° A préserver les substances alimentaires de l'action de l'oxygène en leur enlevant l'air qu'elles peuvent renfermer et empêchant aussi le contact de l'air extérieur ;

2° A préserver également ces substances de l'action de l'eau (qui est aussi une source d'oxygène), en leur enlevant soit l'humidité qui leur est communiquée par l'atmosphère, soit l'eau qui entre dans leur constitution ;

3° A empêcher, par une température très-élevée ou très-basse, le développement des ferments, les germes n'étant pas susceptibles de naître ou étant détruits dans de pareilles conditions physiques.

Tous les procédés connus de conservation des substances alimentaires sont fondés sur ces données et peuvent, en dernière analyse, être ramenés à un certain nombre de méthodes dont ils ne sont que l'application plus ou moins immédiate : le plus souvent on combine plusieurs méthodes, mais c'est uniquement parce que les moyens pratiques auxquels on a recours ne réalisent qu'approximativement les indications fournies par la théorie. Il s'agit donc de passer en revue les principales méthodes de conservation et mentionner à propos de chacune les applications qui ont été faites, sans toutefois nous appesantir sur les détails trop techniques.

CHAPITRE I.

DESSICCATION.

Cette méthode de conservation, la plus ancienne de toutes, est une de celles qui ont rendu à l'hygiène le plus de services, grâce surtout aux perfectionnements modernes.

La dessiccation peut être opérée à l'air libre par l'action seule de la chaleur du soleil, principalement dans les pays chauds. C'est par ce moyen tout à fait primitif que l'on conserve encore aujourd'hui, dans l'Amérique du Sud, de grandes quantités de viande. Pour cela, on coupe, sur un bœuf récemment tué, des lanières de chair aussi longues et aussi minces que possible ; on les saupoudre de farine de maïs et on les expose au soleil brûlant pendant plusieurs jours de suite, jusqu'à ce qu'elles soient bien sèches. On les roule alors comme une bande, on les met autant que possible à l'abri de l'humidité et on peut les conserver ainsi assez longtemps. On envoie en Europe des quantités considérables de viande de bœuf préparée de cette façon et on la trouve, à peu de chose près, aussi savoureuse que du bœuf frais, après toutefois qu'on lui a restitué l'eau dont la dessiccation l'avait privée. En effet, avant de faire cuire le *tasajo* (comme les Américains du Sud appellent ce bœuf desséché), il faut d'abord le ramollir en le faisant tremper dans l'eau pendant au moins deux ou trois heures. Quand on l'a ainsi attendri, on peut lui faire subir tel mode de cuisson qu'on désire. M. Boussingault, qui s'est nourri pendant deux ou trois ans de cette viande dans ses excursions aux mines de la Vega, a trouvé que c'était un aliment très-sain, point du tout désagréable et à peine un peu plus dur que la viande fraîche. On conçoit que dans les expéditions militaires, scientifiques ou industrielles, le tasajo peut rendre de grands services, en ce qu'il permet de diminuer considérablement le poids des provisions à emporter : en effet, 1 kilogramme de cette préparation représente 4 kilogrammes de viande fraîche.

M. Martin de Lignac soumet la viande, divisée en minces lanières, à des courants d'air sec chauffé à 35° seulement, jusqu'à ce qu'elle ait perdu par l'évaporation au moins la moitié de son poids. En cet état, on la renferme dans des boîtes de fer-blanc, où elle est comprimée de façon à réduire encore son volume; ainsi, des boîtes de 1 litre de capacité peuvent contenir 8 rations de 300 grammes chacune, sans compter le bouillon concentré avec lequel on achève de remplir les vides laissés par la viande.

Le *procédé de M. Cellier* présente les plus grandes analogies avec le précédent : il en diffère seulement en ce que les lanières de viande sont desséchées à l'étuve chauffée à 50 ou 55 degrés, puis réduites en poudre grossière à l'aide de la râpe et du pilon. Il faut que la viande qu'on veut ainsi conserver soit préalablement débarrassée autant que possible de sa graisse : sans cette précaution, les granules de graisse mêlés à la poudre ranciraient et amèneraient la fermentation de la viande pulvérisée. Bien que l'expérience n'ait pas encore définitivement prononcé sur la valeur de cette préparation, un peu inférieure à la précédente, on peut *à priori* la déclarer préférable aux produits obtenus par concentration après une longue ébullition.

Il y a une vingtaine d'années, M. Masson a eu l'heureuse idée d'appliquer à la *conservation des légumes* la méthode de dessiccation. Les légumes, préalablement épluchés, sont soumis à l'action de courants d'air chaud qui réduisent leur volume au cinquième et même jusqu'au huitième. On augmente encore cette réduction de volume par une compression méthodique qui permet de leur donner la forme de tablettes contenant un nombre variable de rations de 25 grammes de légumes secs ; chacune de ces rations équivaut à 200 grammes de légumes frais.

MM. Verdeil, Dollfus et Gannal ont perfectionné ce procédé en faisant subir aux légumes, avant leur dessiccation, un échaudage dans l'eau bouillante, afin de coaguler l'albumine végétale et d'empêcher par là qu'elle ne s'altère facilement. Cette opération a encore la propriété de rendre les légumes plus susceptibles de reprendre l'eau qu'on leur a fait perdre, par suite, d'être plus tendres et de paraître plus frais. Enfin M. Chollet a réalisé ce procédé de conservation des légumes sur une vaste échelle, l'a appliqué à la plupart des légumes communément employés et l'a même étendu aux pommes de terre, qui exigent une manipulation un peu plus compliquée.

La dessiccation peut aussi être appliquée aux fruits, et c'est ce qu'on pratique surtout dans le midi de la France et de l'Europe pour conserver certains fruits, tels que les prunes, les figues, les raisins, etc. Ici l'opération est des plus simples, puisque la chaleur du soleil peut suffire pour cela. Nous n'entrons pas dans des détails plus circonstanciés, pour ne pas tomber dans l'économie domestique.

Quelle influence exerce la dessiccation sur la composition et les qualités des substances alimentaires?

Appliqué aux viandes et aux légumes, ce procédé n'influe pas sensiblement sur leur composition ; mais leurs qualités en sont un peu amoindries : la viande est un peu dure et moins sapide, les légumes n'ont plus ce goût particulier de fraîcheur, difficile à définir, qui caractérise les légumes cuits du moment.

Quant aux fruits, il s'opère un changement notable dans leur composition : sous l'influence de la chaleur, l'eau s'évapore en partie et le sucre s'y concentre, masquant presque complétement le goût spécial au fruit.

On peut encore appliquer la dessiccation aux aliments liquides en les soumettant à la *concentration* : ce mode de conservation a acquis une grande importance, car il est employé pour conserver deux aliments de premier ordre, le bouillon et le lait.

Il y a longtemps qu'on se préoccupe de réduire la viande, en lui laissant tous ses principes nutritifs, à un aussi petit volume que possible, et par là de la rendre susceptible d'être conservée et transportée au loin. Une pareille préparation, bien exécutée et réalisant sérieusement le but qu'on se propose, rendrait les plus grands services et ne manquerait pas de devenir pour son auteur une excellente spéculation. De nombreux essais ont déjà été faits depuis Parmentier et Proust jusqu'à M. Martin de Lignac; mais nous ne croyons pas que l'industrie ait dit son dernier mot là-dessus ; du moins il y a encore des progrès à faire, des perfectionnements à chercher, ainsi que nous allons le montrer en faisant un examen rapide des principaux produits successivement offerts au public sous forme de *bouillon concentré* et d'*extrait de viande*.

Tous les procédés employés jusqu'à ce jour pour obtenir ces deux derniers produits peuvent se réduire, sauf quelques petites modifications, à l'opération suivante : on évapore du bouillon jusqu'à consistance de sirop ou d'extrait ; si, dans cet état, on l'incorpore avec de la farine de froment, on a une pâte qui, desséchée et cuite au four, présente l'apparence d'un biscuit et porte, en Angleterre et en Amérique, le nom de *meat-biscuit* (biscuit-viande). Avec l'extrait simple et sans mélange, on fabrique ce qu'on a appelé des *tablettes de bouillon*. Mais les préparations que nous venons de mentionner, surtout cette dernière, sont loin d'avoir la valeur qu'on leur a attribuée.

Aujourd'hui on fait grand bruit d'un *Extrait de viande Liebig* (*Extractum carnis Liebig*) qui serait préparé et analysé, d'après le prospectus, sous la surveillance du célèbre chimiste. Comme le produit en question est confectionné dans l'Amérique du Sud, il nous paraît difficile que le baron Liebig exerce, de Munich, une surveillance bien active sur la préparation qui porte son nom : c'est donc une question de confiance d'un côté et de bonne foi de l'autre.

Voici comment le savant Allemand formulait, il y a seize ans, cette préparation dans sa *Trente-cinquième Lettre sur la chimie* : « Il suffit, pour l'extraction de tous les principes actifs, de faire bouillir pendant une demi-heure la viande avec huit à dix fois son poids d'eau. Avant d'évaporer le bouillon, il faudra enlever avec soin toute la graisse, parce qu'elle se rancirait; l'évaporation devra s'opérer au bain-marie. L'extrait de viande n'est jamais dur et cassant, mais il est mou et attire vivement l'humidité de l'air. La cuisson de la viande peut se faire dans des chaudières de cuivre bien propres, mais l'évaporation exige des vases d'étain pur, ou mieux de porcelaine. »

D'après les documents les plus récents (Payen, *Revue des Deux Mondes*, 15 décembre 1867), la préparation de l'extrait actuel présente assez d'analogie avec celle qui précède. Il faut au moins 15 grammes de cet extrait pour faire un litre de bouillon d'assez bonne qualité, à peu près l'équivalent de celui qu'on obtiendrait avec 500 grammes de viande soumise à une cuisson de cinq heures dans 1,500 grammes d'eau. Mais s'il est à peu près équivalent en valeur nutritive, il est loin de l'être pour le goût, et, sous ce rapport, il ne nous paraît pas qu'il puisse remplacer le classique pot-au-feu. Néanmoins, si l'extrait est consciencieusement préparé, il peut rendre de grands services pour l'approvisionnement de la marine et de l'armée de terre, surtout en campagne.

Du reste, il est probable que si le public fait bon accueil à ce produit, on arrivera encore à de meilleurs résultats, bien que ces sortes de préparations présentent de sérieuses difficultés. Evaporer le plus rapidement et avec le moins de chaleur possible, tel est le plus sûr moyen d'obtenir des extraits de viande vraiment savoureux et nutritifs. On sait que, sous l'influence d'une température peu élevée et assez longtemps prolongée, il se forme, au détriment des principes alibiles de la viande, des produits empyreumatiques susceptibles de donner mauvais goût à la préparation ; sans compter que des manipulations trop nombreuses ou trop longues font dissiper les substances volatiles qui constituent l'arome de la viande.

Il y a une douzaine d'années, un pharmacien, M. Bellat, avait obtenu un extrait de viande, très-apprécié par des juges fort compétents, en procédant de la façon suivante : La viande hachée menu et débarrassée de son tissu adipeux, de ses tendons et aponévroses, était traitée par l'eau dans un appareil à déplacement. Puis on la soumettait à la cuisson avec quantité égale d'eau et un poids déterminé d'os. Le bouillon ainsi obtenu était ajouté au liquide de la première opération, et l'on évaporait ensuite dans le vide jusqu'à consistance d'extrait.

Le *bouillon concentré* de M. Martin de Lignac, sans être le dernier mot de l'industrie en ce genre de produits, est cependant une excellente préparation, inférieure à l'*extrait Liebig* en valeur nutritive, mais bien supérieure par son goût et son arome.

On peut rapprocher de ce genre de produit les *pastilles nutritives*, dont la formule et le mode de préparation ont été publiés en 1853 par M. Cadet Gassicourt, pharmacien à Paris, et qui représentent cinq à six fois leur poids de viande fraîche et surtout de légumes.

C'est encore à la concentration qu'on a eu recours pour conserver un aliment des plus précieux, le lait, et c'est à M. Martin de Lignac qu'on doit l'application la plus heureuse de ce moyen. Voici comment on procède : On fait évaporer au bain-marie le lait additionné de 60 à 100 grammes de sucre par litre ; quand il est réduit au cinquième, on en remplit des boîtes en fer-blanc, qu'on soude après les avoir chauffées à 105 degrés dans une marmite autoclave. Le lait ainsi obtenu a la consistance d'une pâte très-molle, d'un blanc jaunâtre : quand on veut le consommer, il suffit de le délayer dans cinq fois son volume d'eau chaude ou tiède. On sait qu'il n'est pas nécessaire d'ajouter du sucre, puisqu'il en a déjà été mis 60 à 100 grammes par litre.

Ces conserves, préparées avec du lait de qualité supérieure, sont relativement assez peu coûteuses : en effet, le prix du lait n'est augmenté que de la moitié de sa valeur ordinaire à l'état pur.

Nous verrons, dans le chapitre suivant, un autre procédé de conservation du lait, aussi efficace peut-être, mais un peu plus coûteux.

CHAPITRE II.

DÉSOXYGÉNATION.

ARTICLE I. — CONSERVATION PAR SIMPLE EXCLUSION DE L'AIR.

Etant connu le rôle de l'air dans les phénomènes de fermentation et de décomposition putride, la désoxygénation devait être la première méthode vraiment scientifique appliquée à la conservation des substances alimentaires, et c'est surtout à Appert qu'on doit la réalisation industrielle de cette méthode.

Le procédé d'Appert consistait essentiellement à mettre les substances qu'on voulait conserver dans des vases en verre ou en terre parfaitement clos — plus tard on leur a substitué des vases en fer-blanc munis d'un couvercle — et à les chauffer au bain-marie jusqu'à 100°. Sous l'influence de cette température, l'oxygène de l'air emprisonné dans les vases se combinait avec les parties oxydables des aliments et il n'en restait plus pour faire naître la fermentation; cette température même pouvait, jusqu'à un certain point, détruire les germes des ferments.

Quelque imparfait que fût ce procédé à l'origine, il n'en a pas moins rendu dans cet état de grands services, et pendant longtemps ces conserves ont fait l'objet d'un commerce très-étendu. En 1836, le célèbre capitaine John Ross présenta à une société savante une boîte de conserve de viande préparée, par le procédé Appert, vers 1820, par la maison Gamble et Donkin, de Londres; cette boîte, qui avait fait le voyage des Antilles, avait été trouvée à bord du *Fury*, naufragé dans les mers polaires. La viande, qui avait ainsi environ seize ans de conservation, avait encore un bel aspect, une saveur excellente, et, dix jours après l'ouverture de la boîte, elle n'était pas encore altérée.

Parmi les perfectionnements apportés au procédé d'Appert, signalons d'abord celui de M. Fastier, qui a eu l'idée d'ajouter au bain-marie une substance saline (chlorure de sodium ou de calcium), de façon à retarder le point d'ébullition de l'eau et, par là, permettre de chauffer les boîtes de conserves jusqu'à 105° et même au-dessus. A cette température, tous les germes de fermentation sont détruits, résultat qu'on n'était pas sûr d'obtenir avec 99° ou 100°. Par ce moyen encore, la température s'élevant à plus de 100° à l'intérieur des boîtes, la vapeur d'eau produite s'échappe par une petite ouverture du couvercle avec une tension assez forte pour chasser complétement l'air de la boîte.

M. Chevalier-Appert a modifié le procédé dont nous venons de parler, en réalisant l'élévation de température jusqu'à 105° et au-dessus, à l'aide d'une pression correspondante ; ses conserves, de même que celles de M. Fastier, ont été appliquées avec succès à l'approvisionnement de l'armée et de la marine en France ainsi qu'en d'autres pays.

Enfin, M. Martin de Lignac est parvenu à fournir des conserves plus savoureuses, du moins quant aux viandes, en opérant sur des morceaux assez volumineux et en ne faisant subir à la viande qu'un degré incomplet de cuisson. Voici comment on procède, d'après M. Payen : « Dans chaque boîte cylindrique en fer-blanc, de dimensions convenables, on introduit un morceau de chair musculaire crue pesant 10 kilogrammes; les intervalles libres sont remplis avec un bouillon à demi concentré; on ferme et on soude le couvercle. Les boîtes sont alors plongées dans un bain-marie à fermeture autoclave. On assujettit le couvercle, puis on chauffe, pendant deux heures, à une température de 108°, et on laisse refroidir pendant une demi-heure. Ouvrant alors le robinet d'air, on laisse dégager la vapeur correspondant à l'excès de pression, puis on délute le couvercle.

« La température intérieure dans les boîtes étant encore très-élevée, les fonds se trouvent bombés par l'excès de pression ; on fait une ponction sur le fond supérieur de chacune d'elles : l'air et les gaz sont expulsés avec l'excès de vapeur ; on ferme immédiatement le trou par un grain de soudure et tout est terminé.

« On voit que les conditions de conservation sont remplies, puisque la température de 108° a dû anéantir la vitalité des ferments, et qu'en chassant tous les gaz, on a prévenu la rentrée de l'air. »

M. Mabru a appliqué à la *conservation du lait* le procédé par simple exclusion de l'air. Il se sert, à cet effet, de bouteilles ordinaires, munies d'un ajutage terminé par une douille d'étain en forme d'entonnoir; on plonge ces bouteilles remplies de lait, jusqu'à la moitié de la douille, dans un bain d'eau chauffé à 100°. A mesure que le lait arrive à cette température, l'air qu'il contient s'échappe, et en moins d'une heure il n'y en a plus. On presse alors énergiquement sur la douille, de manière à la couper et la fermer en même temps; on termine l'opération en plaçant un grain de soudure sur la douille. Dès lors, la bouteille est close aussi hermétiquement que possible et elle est exactement remplie : par suite, le battage du lait à l'intérieur est évité et on n'a pas à craindre la séparation de la crème.

Il est presque inutile d'ajouter que de tous les procédés employés pour conserver les substances alimentaires, celui par simple exclusion de l'air est le plus sain, le plus sûr et celui qui altère le moins leurs qualités. C'est donc celui qui mérite le plus d'être encouragé et généralisé.

ARTICLE II. — CONSERVATION PAR SUBSTITUTION D'UN GAZ IRRESPIRABLE A L'AIR.

Un autre moyen de conserver les substances alimentaires, c'est de les placer dans une atmosphère de gaz non susceptible de faire naître la fermentation. Ainsi, on a successivement proposé de renfermer les substances à conserver, dans des bocaux ou dans des réservoirs remplis soit d'acide carbonique ou bien d'azote, soit d'acide sulfureux, de bioxyde d'azote ou de sulfure de carbone.

Il y a près d'un siècle que l'on connaît les propriétés antiputrides de l'*acide carbonique*, et de nos jours on l'a appliqué avec succès à la conservation des substances alimentaires; mais son emploi industriel a toujours été très-limité. Toutefois, on pourrait s'en servir dans l'économie domestique sous forme d'eau de Seltz artificielle.

Le *bioxyde d'azote* paraît avoir également donné d'assez bons résultats : un pigeon et un poisson ont pu être conservés dans ce gaz pendant quarante-huit jours sans contracter de mauvaise odeur; mais ce fait aurait besoin d'être confirmé par de nouvelles expériences.

L'*acide sulfureux* a reçu des applications plus nombreuses : on a imaginé des appareils à l'aide desquels on pouvait soumettre à des fumigations de ce gaz des quartiers de bœuf ou de veau, des moutons entiers, etc.; ces viandes pouvaient ensuite, par les plus fortes chaleurs de l'été, être conservées pendant huit à quinze jours, résultat très-important pour les boucheries des petites localités.

Quant au *sulfure de carbone*, il a été surtout utilisé pour la conservation des céréales par l'ensilage : l'odeur repoussante qu'il exhale empêcherait, malgré son extrême volatilité, de l'appliquer à la conservation des viandes. L'acide sulfureux, le sulfure de carbone et même le bioxyde d'azote, tout en mettant obstacle à la production de la fermentation, comme l'acide carbonique, exercent, en outre, une action toxique sur les germes des ferments ou sur les insectes et leurs larves parasites des substances alimentaires.

ARTICLE III. — RÉFRIGÉRATION.

Le pouvoir conservateur que le froid exerce sur les corps organisés est des plus remarquables et a fourni à la paléontologie de précieux documents pour l'histoire naturelle en faisant persister pendant des milliers d'années les formes inaltérées d'animaux antédiluviens. Cette conservation des substances par la glace peut être en partie rapportée à la désoxygénation : en effet, les corps emprisonnés ainsi dans la glace sont complétement à l'abri de l'air, car on peut ne pas tenir compte de celui qui reste ainsi retenu dans la glace. L'absence d'eau et le fait même de cet abaissement de température sont encore deux autres conditions on ne peut plus défavorables à la putréfaction. Malheureusement cet excellent moyen de conservation est peu praticable : en été, époque où il aurait le plus d'utilité, il serait trop dispendieux, surtout appliqué en grand. Néanmoins, il est très-employé et est assez efficace pour conserver quelque temps, pendant les fortes chaleurs, les poissons et les crustacés, qui résistent, comme on sait, très-peu à la putréfaction et qui exigent, pour être consommés sans inconvénient, une grande fraîcheur.

CHAPITRE III.

CONSERVATION PAR ENROBEMENT ET PAR MACÉRATION.

ARTICLE I. — ENROBEMENT.

Cette méthode de conservation mérite d'être rapprochée de la macération, parce que l'une et l'autre reposent sur le même principe et ne se distinguent que par le mode d'application de la substance conservatrice. Les matières servant à l'enrobement agissent plus spécialement à la surface des substances alimentaires qu'elles enveloppent comme d'un enduit protecteur; dans la macération, les liquides antiseptiques pénètrent et imbibent complétement ces substances et agissent ainsi sur toute la masse. Toutefois, cette distinction n'est pas absolue, car le sel et le sucre sont susceptibles aussi de s'infiltrer à travers les interstices fibrillaires et de pénétrer, quoique moins complétement, dans la profondeur des tissus. Les matières les plus employées pour l'enrobement des substances alimentaires sont le sel, le sucre, la gélatine et le charbon.

§ 1. — Salaisons.

On pratique généralement la salaison en frottant plusieurs fois de sel des quartiers de viande de 2 à 6 kilogrammes au plus, et les soumettant ensuite en grand nombre à une forte compression dans une cuve où ils sont souvent arrosés de saumure. Au bout d'une quinzaine de jours, la viande salée est propre à être mise en baril pour être ensuite expédiée et livrée à la consommation. La viande retient ainsi de 6 à 10 pour 100 de sel.

Les aliments conservés à l'aide du sel ont fait jusqu'à ces derniers temps la base de la nourriture à bord des navires : c'est assez dire quelle importance a dû avoir leur consommation. Aujourd'hui, on tend, autant que possible, à leur substituer les conserves alimentaires préparées par le procédé Appert perfectionné, et l'expérience a fait reconnaître à ces dernières une supériorité notable au point de vue de la digestibilité, de la valeur nutritive, sans compter leur aspect et leur saveur plus agréables. Le sel, en effet, a l'inconvénient de dessécher, racornir et durcir les viandes, et si l'on peut ensuite les dessaler et les attendrir suffisamment pour la consommation, on ne parvient pas à leur faire recouvrer leur état primitif. On a encore reproché aux viandes salées de favoriser la production du scorbut; mais certains auteurs ont singulièrement exagéré ce fait, d'ailleurs combattu par Lind et autres médecins. Que l'abus ou l'usage exclusif des salaisons soit une cause générale prédisposante du scorbut, personne ne le nie : mais une consommation, même journalière, de viandes salées, pourvu que ce soit à dose modérée, et mêlées à une ration convenable d'aliments frais, d'eau douce, de café et de spiritueux, ne peut en aucune façon devenir une cause réelle de scorbut.

A propos des salaisons, il n'est pas sans intérêt de faire

remarquer que, dans leur préparation, on emploie souvent, en France et ailleurs, une substance qui n'est pas tout à fait inoffensive et, à ce titre, est de nature à éveiller l'attention des hygiénistes. Cette substance est le nitrate de potasse ou salpêtre qu'on ajoute en quantité variable au sel gris. Les Anglais font même, pour confectionner leurs salaisons, un mélange de sel gris, de sucre et de salpêtre, et c'est ainsi que sont préparés les jambons du Canada, si renommés en Amérique. Nous ne pouvons, néanmoins, approuver cette addition de salpêtre, dont l'emploi inconsidéré peut être suivi d'accidents sérieux.

Nous aurons encore quelques mots à dire des salaisons dans le paragraphe suivant.

§ 2. — Enrobement à l'aide du charbon.

Le charbon est un des meilleurs antiseptiques que l'on connaisse et est employé à ce titre, sous diverses formes, pour prévenir ou arrêter la fermentation putride.

Le mode le plus employé d'application du charbon consiste dans le *fumage* ou *boucanage*, qui est pratiqué sur une vaste échelle, en Europe et dans les autres parties du monde, pour la conservation des grosses pièces de viande, des quartiers d'animaux, et surtout pour la préparation des jambons d'York, de Westphalie, etc.

Pour rendre le fumage plus efficace, on prend souvent la précaution de saler les viandes qu'on doit fumer ensuite; c'est ainsi, d'ailleurs, que se prépare le fameux *bœuf fumé de Hombourg*, qui a été si longtemps célèbre, et sur lequel a été publié, il y a environ un demi-siècle, un traité *ex professo*. Dans ce cas, les quartiers de viande qu'on veut conserver sont suspendus au plafond d'une chambre assez basse, dans laquelle on fait arriver de la fumée produite en brûlant des copeaux de chêne, de hêtre ou de bouleau bien secs. En Italie, on ajoute aux copeaux quelques plantes sèches aromatiques afin de communiquer aux viandes fumées un parfum agréable. Les dispositions doivent être prises pour que la fumée soit froide quand elle vient au contact de la viande. L'opération doit être continuée pendant plusieurs semaines, suivant la grosseur des pièces à conserver.

L'action de la fumée, dans cette circonstance, est assez complexe; le charbon, en effet, n'y joue qu'un rôle accessoire, en se déposant à la surface de la viande; ce sont surtout les substances empyreumatiques (créosote et acide pyroligneux) produites par la combustion du bois qui agissent le plus efficacement.

M. Martin de Lignac a apporté dans l'opération du fumage des viandes plusieurs perfectionnements importants : d'abord, la salaison préalable est faite avec une solution titrée du sel marin dont on emploie une quantité exactement proportionnelle au poids du quartier de viande à préparer. De plus, le salage s'opère non à la surface de la viande, mais à l'intérieur, par injection. Pour cela, on pouvait faire l'injection dans le système vasculaire, ainsi que cela a eu lieu dans la pratique des embaumements, en introduisant la solution saline dans la carotide si l'on a à préparer l'animal en entier, ou dans l'artère principale du membre si l'on n'a affaire qu'à un quartier. Mais on a reconnu par expérience que le salage était beaucoup plus uniforme quand on injectait la saumure simplement dans le tissu cellulaire dont les mailles se déchirent aisément sous le poids et la force d'impulsion du liquide. On n'a donc qu'à enfoncer un trocart dans un point quelconque du quartier de viande à saler et à y injecter la quantité voulue de saumure. Ajoutons enfin que l'opération du fumage est conduite tout à fait méthodiquement et de manière à ne rien abandonner au hasard ; la fumée n'arrive sur les quartiers de viande qu'à la température voulue et les enveloppe tout uniformément.

C'est en procédant ainsi qu'on peut obtenir des produits salés et fumés toujours régulièrement et au même degré.

Les viandes fumées ont un goût très-appétissant qui les fait beaucoup rechercher ; mais on ne peut guère les conseiller qu'aux individus doués d'un bon estomac, parce qu'elles sont un peu excitantes. Aussi, pour être assez bien tolérées journellement, ont-elles besoin d'être associées à des aliments frais et nécessitent-elles l'usage de boissons stimulantes.

Une autre application du charbon à la conservation des substances alimentaires se rapporte à la puissance d'absorption de ce corps pour les gaz. Si l'on soumet une viande déjà verdâtre en plusieurs points et exhalant une odeur prononcée de décomposition, à un lavage dans de l'eau tenant en suspension moitié son poids de poussier de charbon, et si on la laisse quelque temps en contact avec ce charbon, elle finit par perdre complétement toute mauvaise odeur et reprendre sensiblement son aspect normal ; elle peut ensuite être consommée sans crainte. On pourrait encore, si l'on ne voulait conserver de la viande que pendant quelques jours, la recouvrir d'une couche épaisse de charbon en poudre; cette préparation ne communique à la viande ni goût, ni aspect désagréables, car elle disparaît tout à fait par un simple lavage.

§ 3. — Enrobement à l'aide du sucre.

L'usage du sucre pour conserver les substances alimentaires peut donner d'excellents résultats : nous avons vu précédemment que les fruits ainsi préparés acquéraient des propriétés toutes nouvelles ; mais il n'est guère applicable aux viandes, parce qu'elles s'imprègnent trop aisément du goût sucré et perdent dès lors en partie leur saveur particulière. Le sucre est susceptible d'être plus utile, combiné avec d'autres moyens ; ainsi, des viandes d'abord fumées et trempées ensuite dans un sirop assez concentré, se conservent assez longtemps et ne contractent pas sensiblement de goût sucré. Ce moyen de conservation, assez facile à réaliser dans un ménage, est très-employé aux Etats-Unis, surtout dans les villages mal approvisionnés : il est vrai que le bas prix du sucre dans ce pays rend ce moyen très-peu coûteux, tandis qu'il serait chez nous assez dispendieux.

§ 4. — Enrobement par la gélatine.

Ce procédé consiste à plonger des morceaux de viande dans une solution concentrée de gélatine : on les recouvre ainsi d'une ou plusieurs couches, suivant le temps pendant lequel on désire les conserver. Ce moyen, qui a été très-vanté, n'a pas donné d'aussi brillants résultats qu'on espérait d'abord ; il est même arrivé que des pièces ainsi conservées n'ont pas tardé à entrer en putréfaction. — Ce dernier effet tenait-il à une application vicieuse du procédé ou au procédé lui-même, c'est ce que nous ne pouvons établir, les expériences n'ayant pas été poursuivies assez longtemps. Nous croyons cependant que la gélatine peut être employée pour conserver les substances alimentaires, mais seulement pendant un temps assez limité ; elle a, de plus, l'avantage de ne pas communiquer de goût prononcé aux aliments et de ne pas modifier profondément leur aspect.

Un inconvénient attaché à la méthode de conservation par enrobement, c'est que toutes les substances employées à cet effet, sauf le charbon, absorbent activement l'humidité de l'air et, par suite, sont fort exposées à tomber en déliquescence ; dès lors, l'enveloppe protectrice faisant défaut, la putréfaction s'empare aussitôt des viandes. C'est encore ce qui arrive si, par hasard, ces viandes ainsi enrobées subissent une écorchure, quelque petite qu'elle soit, qui mette à découvert un point de la substance alimentaire : il n'en faut pas plus pour faire pourrir en peu de temps la pièce entière.

ARTICLE II. — MACÉRATION.

La macération consiste à plonger la substance alimentaire dans un liquide destiné à pénétrer dans l'intimité des tissus, et y constituer un milieu antifermentescible : l'alcool, le vinaigre et la glycérine, tels sont les trois principaux composés qu'on emploie pour les macérations.

La propriété éminemment conservatrice de l'*alcool* est connue depuis longtemps et de tout le monde ; mais elle n'est applicable, au point de vue alimentaire, qu'à un nombre très-limité de substances, ou, pour mieux dire, il n'y a que les fruits qu'on puisse conserver dans ce liquide, dont ils s'imbibent complétement par endosmose. La viande s'y racornit, s'y décolore, enfin y perd toutes ses propriétés organoleptiques.

Le *vinaigre*, comme agent conservateur, rend plus de services que l'alcool, en ce sens que, bien que son usage présente le même genre d'inconvénients, c'est à un degré moindre. Aussi est-il appliqué à un plus grand nombre de substances alimentaires que l'alcool. Pour conserver la viande, le vinaigre ne peut être employé que pendant un temps assez court, parce qu'il finirait par la dissocier et la dissoudre en partie.

Pour ce qui est de la *glycérine*, nous ne saurions mieux faire que rapporter ici l'opinion la plus autorisée sur ce point, celle de notre savant maître M. Demarquay. Voici comment s'exprime cet auteur dans la troisième édition de son intéressant ouvrage sur la glycérine : « Les matières organiques plongées dans la glycérine peuvent être conservées indéfiniment, pourvu que l'immersion ait été suffisamment prolongée. La durée de l'immersion doit être en raison directe du volume de la substance que l'on veut conserver. J'ai chez moi des côtelettes de mouton retirées de la glycérine depuis au moins six ans, et qui sont encore très-fraîches. Elles ont leur forme, leur couleur, leur volume et leur souplesse primitifs, et elles n'exhalent aucune odeur.

« Malgré cela, la glycérine ne nous semble pas pouvoir être appliquée à la conservation des viandes servant à l'alimentation. En effet, elle les pénètre tellement, qu'elle leur communique une saveur sucrée que lavages répétés et cuisson ne peuvent leur enlever. Nous avons donc peine à comprendre la *grande satisfaction* qu'éprouva un gentleman cité par M. Warington, en dégustant un gigot gardé pendant plusieurs mois dans de la glycérine. »

On peut rapprocher du procédé par macération celui qui consiste à injecter dans le système vasculaire une substance antiputride, ainsi qu'on le fait dans la pratique des embaumements ou pour conserver les cadavres destinés aux études anatomiques. Pour conserver de même des animaux sans nuire aux qualités de leur chair, Gannal père a proposé, en 1841, de leur injecter dans la carotide une solution de chlorure d'aluminium : 1,500 grammes de ce sel, dissous dans 10 à 12 litres d'eau, suffisent pour la conservation d'un bœuf. A l'appui de l'efficacité de ce moyen, Gannal présenta à l'Académie des sciences plusieurs gigots conservés ainsi depuis deux ans et qui ne possédaient pas la moindre propriété nuisible. Bien que ce procédé ne soit ni difficile à exécuter ni dispendieux, il ne paraît pas s'être répandu beaucoup : aussi ne pouvons-nous, faute d'expériences renouvelées, nous prononcer sur sa valeur au point de vue hygiénique.

Quant au procédé en lui-même, c'est-à-dire à l'idée d'injecter la matière conservatrice, soit dans les vaisseaux sanguins, soit dans le tissu cellulaire, elle était évidemment excellente, et nous avons vu quel parti on en a tiré pour saler, beaucoup plus méthodiquement qu'on ne l'a fait jusqu'à présent, les viandes destinées à être fumées.

LIVRE IV.

BOISSONS.

CHAPITRE I.

BOISSONS AQUEUSES.

ARTICLE I. — EAUX POTABLES.

§ 1. — Rôle de l'eau dans la nutrition.

L'eau joue dans l'économie un rôle multiple : elle sert de véhicule aux principes constituants de nos humeurs, de dissolvant à une foule de composés nécessaires au fonctionnement de notre corps, de milieu à la plupart des actions chimiques qui se passent dans l'organisme. Aussi entre-t-elle pour près des trois quarts environ dans la composition moyenne du corps. Si nous entrons plus intimement dans l'étude physiologique de ce liquide, nous aurons à mentionner d'autres phénomènes dans lesquels l'eau n'a pas moins d'importance. Dans l'acte de la digestion, elle contribue notamment à opérer la fluidification des aliments et, par suite, à faciliter leur absorption; dans le travail de nutrition générale, elle apporte une certaine proportion de sels minéraux qu'elle tient en dissolution et se charge, en retour, de principes qui ont cessé d'être utiles à l'économie et qui sont destinés à être excrétés : c'est par cette véritable irrigation qu'elle aide le plus à la rénovation moléculaire des tissus et augmente son intensité. On a d'ailleurs sur ce point des expériences très-intéressantes. M. Böker, cité par M. Milne-Edwards, fit sur lui-même une série d'expériences, dans lesquelles, après avoir constaté quelle était la quantité d'aliments nécessaire pour maintenir sans variations le poids de son corps dans les circonstances ordinaires, il continua ce régime, mais en variant la quantité d'eau employée comme boisson. Pendant une semaine, il ne prit journellement que 1,260 grammes de ce liquide, et, pendant une autre période de même durée, il en prit 3,060 grammes par jour. Sous l'influence de cette ingurgitation considérable de liquide, le besoin d'aliments se fit sentir davantage, et il éprouva de la faiblesse ; le poids de son corps diminua et la quantité d'urine augmenta beaucoup proportionnellement à celle de l'eau employée. La quantité d'acide carbonique exhalée par les poumons ne varia pas, et la perte de poids du corps résulta d'une augmentation dans le travail sécrétoire, d'où l'auteur conclut que le passage de l'eau à travers l'organisme accélère la marche des phénomènes de désassimilation dont celui-ci est le siége (*Leçons sur l'anat. et la phys. comp.*, t. VIII).

A l'appui de ces expériences sur l'homme, voici le résultat d'expériences instituées sur des pigeons par MM. Falck et Scheffer. Ces auteurs ont vu que les animaux en question mangent beaucoup plus quand ils boivent comme d'ordinaire, que lorsqu'ils sont privés d'eau, et que les pertes subies par l'organisme, soit sous la forme d'acide carbonique et d'eau exhalée à l'état de vapeur par les voies respiratoires, soit sous celle de produits urinaires et de matières alvines, diminuent dans une proportion non moins grande sous l'influence de la soif. Dans une des expériences faites par ces physiologistes, les pertes par la respiration et la transpiration insensibles tombèrent ainsi de 66 à 11, et celles dues aux évacuations urinaires et alvines de 114 à 69, par le fait de la privation d'eau.

Ces faits établissent nettement le rôle de l'eau dans la circulation de la matière chez l'homme et les animaux ; mais il ne faudrait pas se hâter d'en tirer des conclusions trop rigoureuses et croire, par exemple, que plus on boit, plus on doit maigrir, ce qui semblerait résulter des expériences de Böker. Nous verrons plus loin, à propos du *régime* et de l'*entraînement*, comment on peut interpréter l'effet de l'eau à ce point de vue spécial.

Les aliments contiennent-ils une quantité suffisante d'eau pour subvenir aux besoins de l'organisme ? Bien que la chair des animaux que nous mangeons ait la plus grande analogie de composition avec notre propre substance, bien que d'autres aliments, les légumes verts et les fruits, renferment même plus d'eau que la viande, la quantité d'eau ainsi fournie à notre corps ne satisferait pas à ses besoins. Du reste, la quantité d'eau excrétée journellement sous forme d'urine, de sueur, d'évaporation pulmonaire, etc., est supérieure à celle qui, à l'état normal, y est introduite avec les aliments et la boisson. Ce fait est aisé à comprendre quand on songe aux combinaisons qui s'opèrent dans l'économie entre l'oxygène du sang et l'hydrogène des matériaux ingérés ou des tissus.

Il résulte de tout ce qui précède que l'ingestion journalière d'une certaine quantité de boisson est indispensable : la dose est très-variable et n'a pas grand intérêt pour l'instant; quant à la qualité, elle a une importance considérable et mérite quelques développements.

§ 2. — Caractères des eaux potables.

L'eau destinée à la boisson doit être agréable au goût, limpide, incolore, inodore et d'une température fraîche. L'ensemble de ces caractères purement organoleptiques, dont la constatation n'exige nullement le secours de l'analyse chimique, suffit très-bien pour établir la salubrité d'une eau quelconque; mais l'absence d'un seul de ces caractères suffirait aussi pour amoindrir beaucoup sa valeur hygiénique. L'eau doit être *agréable au goût*, sinon elle ne sera bue qu'avec répugnance, elle causera des nausées, sera difficilement supportée et pourra amener quelques troubles digestifs. Elle doit être *limpide*, c'est-à-dire ne tenir aucune substance en suspension : les matières que l'eau ne dissout pas et qu'elle entraîne avec elle peuvent être généralement considérées plutôt comme nuisibles que comme saines ou indifférentes. Elle doit être *incolore*, c'est-à-dire ne pas contenir un excès de sels insolubles ou peu solubles ; c'est cette dernière circonstance plus que toute autre qui produit cette couleur gris-jaunâtre de certaines eaux. Une eau douée de *mauvaise odeur* est également à rejeter, parce qu'elle doit renfermer des matières organiques en putréfaction et, dans cet état, elle est susceptible de produire des accidents. Enfin, la *température* de l'eau doit être fraîche, c'est-à-dire sensiblement constante, quelle que soit la température de l'air ambiant, par conséquent, osciller entre 10 et 15 degrés, ce qui la fait paraître un peu dégourdie en hiver et suffisamment fraîche en été.

Bien que, dans la généralité des cas, on puisse, avec ces caractères physiques, juger du degré de salubrité de l'eau, il est bon de contrôler ces caractères par l'analyse chimique : à ce point de vue, il y a à considérer, dans une eau potable, deux éléments essentiels, les *principes gazeux* et les *principes solides*.

Les principes gazeux contenus dans les eaux douces sont l'*acide carbonique*, l'*oxygène* et l'*azote*. L'acide carbonique, par son goût acidule et ses propriétés légèrement stimulantes, rend les eaux plus digestibles et de saveur plus agréable. De plus, il favorise par sa présence la dissolution de certains principes minéraux utiles, le carbonate de chaux, par exemple. Il n'est pas bon, toutefois, qu'il soit en excès, car alors il peut s'opposer à ce que l'air se mêle suffisamment à l'eau et avoir encore pour effet de maintenir en dissolution une trop forte proportion de sels calcaires. Quant à l'oxygène et l'azote, ils se trouvent dans l'eau approximativement dans les mêmes proportions que dans l'air; il y a cependant plus d'oxygène dans l'eau relativement que dans l'atmosphère.

L'effet de ces gaz est d'augmenter la digestibilité de l'eau, de la rendre, comme l'on dit, *plus légère*, et en même temps de fournir un surcroît d'oxygène à l'organisme. Leur importance est considérable à ces divers points de vue ; aussi une des premières conditions qu'on exige des eaux douces destinées à la boisson, c'est d'avoir subi pendant assez longtemps le contact de l'air pour en dissoudre une certaine quantité. La proportion des principes gazeux contenus dans l'eau est naturellement en raison inverse de la température et de la pression atmosphérique, c'est-à-dire qu'elle décroît à mesure que le thermomètre et le baromètre montent et qu'elle augmente quand ils baissent. Dans les lieux élevés, les eaux sont très-peu aérées, si bien qu'à 3,600 mètres au-dessus du niveau de la mer, dans les Cordillères, l'eau ne contient plus assez d'air pour entretenir la vie des poissons.

Les principes solides des eaux potables sont représentés par plusieurs sels qui sont, par ordre d'importance : le bicarbonate de chaux, le chlorure de sodium, le carbonate et le sulfate de magnésie, le sulfate de chaux, le chlorure de calcium, la silice, etc., etc. Ces sels, à la condition de s'y trouver en proportions convenables, n'ont pas seulement pour effet de rendre l'eau plus digestible, mais encore de contribuer pour une bonne part à la nutrition générale et, en particulier, à celle du système osseux, soit directement, soit par double décomposition. Chossat a fait, sur ce sujet, des recherches très-intéressantes dont nous avons parlé précédemment à propos du PHOSPHATE DE CHAUX. M. Boussingault, de son côté, a expérimenté sur un porc et a trouvé que la quantité de chaux assimilée ou excrétée par cet animal dans l'espace de quatre-vingt-treize jours s'était élevée à 268 grammes, et cependant les aliments consommés dans cet espace de temps n'en contenaient que 98 grammes ;

mais l'eau bue durant ce même temps renfermait 179 grammes de chaux. On voit donc que l'eau avait fourni les deux tiers environ de la chaux absorbée ou éliminée par l'animal en question et, par conséquent, avait joué un rôle important dans sa nutrition.

Tous les sels énumérés plus haut n'ont pas une égale utilité : les plus importants sont les bicarbonates alcalins, et pour qu'une eau soit reconnue de bonne qualité, il faut que la quantité de ces bicarbonates soit au moins égale à celle des autres sels réunis. S'il y a prédominance des sels de magnésie, l'eau détermine ordinairement, chez les individus qui ne sont pas habitués à son usage, quelque diarrhée ou dyspepsie généralement passagère. S'il y a une trop forte proportion de sulfate de chaux, l'eau est dite *séléniteuse;* elle a un goût particulier, presque âpre ; elle ne peut dissoudre le savon, ou ne le dissout qu'en produisant des grumeaux, et les légumes secs y cuisent très-mal et même y durcissent, parce que la légumine forme avec la chaux un composé insoluble.

Quant à la dose de principes salins que doit contenir une eau, on admet généralement qu'elle doit être par litre de 10 à 30 centigrammes, sur lesquels il doit se trouver 5 à 15 centigrammes de carbonate de chaux. S'il y a une moindre proportion de sels, l'eau sera trop fade, et si elle est plus chargée de sels, elle sera séléniteuse, parce que généralement l'excès de sel a lieu surtout par la magnésie et le sulfate de chaux, qui dès lors se déposent et peuvent former des incrustations.

Dans l'énumération que nous avons faite des principes contenus dans les eaux, nous aurions pu mentionner l'iode et ses composés : M. Chatin et quelques autres savants leur attribuent, en effet, un rôle physiologique assez important et mettent même, sur le fait de leur non-existence dans certaines eaux, divers états morbides constitutionnels. Mais ces substances se trouvent généralement en proportions si faibles dans les eaux, que, dans un grand nombre d'analyses, on n'a pu en tenir compte.

Après les considérations qui précèdent sur les qualités que doivent, en général, présenter les eaux douces, nous pouvons examiner les caractères des principales espèces d'eaux douces naturelles et juger de leur salubrité respective au point de vue de l'alimentation.

1° *Eau distillée, eau de neige ou de glace.*

L'eau distillée étant une eau chimiquement pure, quand on veut la faire servir à la boisson, elle doit être préalablement soumise à une aération prolongée, sans quoi elle est d'une fadeur insupportable, lourde et malsaine ; l'addition d'une faible quantité de carbonate et de chlorure alcalin peut la rendre tout à fait potable, sans en faire pour cela une eau d'excellente qualité. C'est ainsi qu'on peut, à défaut d'eau douce, utiliser l'eau de mer. Les eaux de neige ou de glace se rapprochent un peu, par leur composition et leur goût, de l'eau distillée : aussi sont-elles considérées comme très-peu salubres. Plusieurs auteurs attribuent même à l'usage habituel des eaux de neige le goître endémique qui affecte certaines localités du midi de la France et du Piémont : l'insalubrité de ces eaux n'est probablement pas la seule cause de cette endémie, mais elle nous paraît une des plus puissantes.

2° *Eaux de pluie.*

Les eaux de pluie sont les eaux douces les plus favorables aux usages domestiques, et, n'était le défaut de saveur assez prononcée, elles seraient les plus agréables pour la boisson. Elles sont très-aérées, contiennent une assez forte proportion d'acide carbonique et, surtout en temps d'orage, une faible quantité d'ammoniaque ou d'azotate d'ammoniaque ; mais elles sont bien moins riches en sels alcalins ou terreux que les eaux de source ou de rivière et, sous ce rapport, elles peuvent être considérées comme inférieures à ces dernières pour servir de boisson.

3° *Eaux de rivière.*

Les eaux de rivière sont peut-être les eaux les plus salubres, du moins sous le rapport physiologique : elles sont trés-aérées, renferment de l'acide carbonique en quantité suffisante, et des sels également en proportion convenable, avec prédominance des bicarbonates ou carbonates sur les sulfates. Leur composition chimique varie évidemment suivant les terrains qu'elles parcourent, sans cesser toutefois de présenter les caractères généraux que nous venons de signaler. Voici, d'ailleurs, un tableau indiquant la composition comparée de plusieurs rivières, d'après les analyses de M. Ch. Sainte-Claire Deville.

100 LITRES D'EAU [1].	Garonne.	Seine (prise à Bercy).	Rhin.	Loire.	Rhône.	Doubs.	Marne (d'après MM. Boutron et Henry).
Silice	4,01	2,44	4,88	4,50	2,38	1,59	3,00
Alumine	»	0,05	0,25	0,71	0,39	0,21	
Oxyde fer	0,31	0,25	0,58	0,55	»	0,30	»
Carbonate de chaux	6,45	16,55	13,56	4,81	7,89	19,10	30,10
Carbonate de magnésie	0,64	0,27	0,50	0,61	0,49	0,08	12,00
Sulfate de chaux	»	2,69	1,47	»	4,66	»	2,20
Sulfate de magnésie	»	»	»	»	0,63	»	1,80
Chlorure de sodium	0,32	1,23	0,20	0,48	0,17	0,23	2,00
Carbonate de soude	0,65	»	»	1,46	»	»	»
Sulfate de soude	0,53	»	1,35	0,34	0,74	0,51	»
Sulfate de potasse	0,76	0,50	»	»	»	»	»
Azotate de potasse	»	»	0,38	»	0,40	0,41	»
Azotate de soude	»	0,91	»	»	0,45	0,39	»
Azotate de magnésie	»	0,52	»	»	»	»	»
Poids total en grammes.	13,67	25,44	23,17	13,46	18,20	23,02	51,10

[1] « Il faut admettre dans toutes ces eaux une petite quantité de matières organiques, parmi lesquelles j'ai toujours rencontré une substance colorante jaune. »

Pour une même rivière, la composition chimique de l'eau est loin d'être constante, surtout quand elle traverse une grande ville aux besoins hygiéniques de laquelle elle doit subvenir. Aussi la question de l'usage de l'eau de rivière appliquée dans ces conditions à l'alimentation publique a-t-elle soulevé de vives discussions : on comprend, en effet, sans qu'il soit nécessaire de faire intervenir l'analyse chimique, que l'eau se charge dans son parcours d'une grande quantité d'impuretés qui lui communiquent une odeur désagréable, sensible surtout en été, troublent sa limpidité et, sans la rendre tout à fait impropre à la consommation, suffisent pour inspirer un certain dégoût. En même temps que l'eau se charge de matières organiques, elle subit une augmentation dans ses éléments minéraux : ainsi, l'eau de la Seine prise au pont d'Ivry a donné à l'analyse environ 0gr,233 de matières minérales et organiques par litre ; dans le grand bras de la Seine, la proportion des mêmes principes a été trouvée de 0gr,331, et enfin à Chaillot elle s'est élevée à 0gr,432.

On a bien, il est vrai, des moyens d'épurer les eaux destinées à la boisson : mais, outre qu'il n'est déjà pas aisé de filtrer efficacement de grandes masses d'eau, cette opération même a un inconvénient sérieux, c'est qu'elle fait perdre à l'eau la plus grande partie de ses principes gazeux. Un autre inconvénient que présentent les eaux de rivière, c'est leur température, variable suivant les saisons, ce qui fait qu'en hiver elles fournissent une eau glacée, et en été de l'eau chaude ou au moins tiède. Ainsi, la température de la Seine peut osciller entre 5 degrés au-dessous de zéro et 26 et même 27 degrés. Dans les réservoirs ouverts de Chaillot, on l'a trouvée à 24 et même 26 degrés ; enfin, dans des fontaines publiques, à 5 kilomètres des réservoirs, elle a été jusqu'à 25 degrés.

4° *Eaux de source.*

Les eaux de source, quand elles sont de bonne qualité, sont considérées avec raison comme les meilleures eaux potables. Douées d'une limpidité presque inaltérable, d'une température à peu près constante, variant entre 10 et 15 degrés, d'une composition qui les rapproche des eaux de rivière, suffisamment aérées quand elles ont été courantes pendant un certain trajet à ciel ouvert, elles constituent la boisson naturelle la plus agréable. C'est là un fait généralement reconnu et admis pour ainsi dire de tout temps : aussi bien des villes ont-elles tenu à gratifier leurs habitants de ces eaux. Carthage était alimentée par des eaux de source amenées à grands frais par l'intermédiaire d'un aqueduc ; Rome était et est encore abreuvée par des eaux de source, et plusieurs grandes villes de France et autres contrées sont dans le même cas.

Toutes les eaux de source n'ont cependant pas le même degré de salubrité, et il y a à distinguer sous ce rapport les sources provenant des terrains primitifs, cristallisés, de celles qui émergent des terrains sédimentaires. Les premières sont les plus pures et les plus fraîches ; mais souvent leur degré de minéralisation est trop faible pour suffire aux besoins de l'organisme ; les autres sont aussi fraîches et aussi limpides, mais elles sont parfois trop riches en substances minérales, comme l'eau d'Arcueil, par exemple, qui renferme plus de 5 décigrammes de sels par litre, et surtout la source des Prés-Saint-Gervais, qui en renferme 1^{gr},194, et celle de Belleville, jusquà 2^{gr},52. Mais si l'analyse chimique ne constate dans une eau de source que 2 à 3 décigrammes de sels par litre, et si dans cette quantité le bicarbonate ou carbonate de chaux prédomine, on peut considérer cette eau comme très-salubre et l'utiliser, de préférence à une eau de rivière, pour subvenir à l'alimentation d'une ville, en prenant les mesures nécessaires pour assurer l'aération de cette eau sans influencer notablement sa température.

C'est pour ces raisons, et d'autres encore qu'il serait trop long de développer, que l'administration municipale de Paris, sur la proposition du préfet de la Seine (voyez *Documents relatifs aux eaux de Paris*. Paris, 1861), décida, en 1861, d'alimenter la capitale à l'aide de sources situées autant que possible en dehors de l'action des terrains gypsifères et d'un rendement assez considérable et assez constant pour assurer, même en temps de sécheresse, le service d'une grande ville comme Paris.

Il n'entre pas dans notre plan de nous étendre sur l'aménagement et le fonctionnement actuel des eaux de Paris, pas plus que sur les travaux de dérivation des sources en voie d'accomplissement ou projetés. Cette question a d'ailleurs été traitée de la manière la plus complète par MM. Dumas (*Rapport fait au Conseil municipal de Paris, au nom de la Commission des Eaux, dans la séance du* 18 *mars* 1859), Poggiale (*Rapport et discours à l'Académie de médecine sur les Eaux potables;* BULLETIN DE L'ACADÉMIE DE MÉDECINE, t. XXVIII, 1863), Robinet (*Bulletin de l'Académie de médecine*, t. XXVIII. — Voir aussi un livre intéressant de M. L. Figuier, *les Eaux de Paris*, 2e édition, 1862). Nous ajouterons seulement que l'eau de la Dhuys, la première source que l'administration s'est occupée d'amener à Paris et dont jouissent déjà depuis deux ans plusieurs quartiers, a une composition un peu analogue à celle de la Seine *prise au pont d'Ivry*, sauf qu'elle est un peu plus calcaire mais moins gypsifère, qu'elle est assez riche en principes minéraux, qu'elle se trouve suffisamment aérée, que sa température est à peu près constante, c'est-à-dire ne varie qu'entre 9 et 12 degrés, du moins dans les réservoirs de Ménilmontant, et il est probable que dans les fontaines publiques qui en dépendent la température ne doit pas être très-notablement modifiée. En somme, c'est une eau infiniment préférable à l'eau de Seine actuellement livrée à la consommation et même à l'eau d'Arcueil : aussi est-il à souhaiter que l'administration puisse achever son œuvre et arriver à ce que dans tous les points de Paris l'eau destinée à la boisson présente les mêmes conditions de salubrité. Pour pouvoir mieux juger l'eau de source fournie à la capitale, nous croyons utile de donner ici la composition chimique de la Dhuys telle qu'elle a été déterminée en 1862 par M. Poggiale (*loc. cit.*) :

Gaz pour 1 litre d'eau.

Acide carbonique libre, ou provenant des bicarbonates	29c. c.,46
Azote	14 ,78
Oxygène	5 ,00

Principes fixes pour 1,000 grammes d'eau.

Carbonates de chaux	0gr,209
Carbonates de magnésie	0 ,024
Carbonates de soude	0 ,010
Carbonates de fer, alumine	0 ,002
Sulfate de chaux	0 0,01
Chlorure de sodium	0 ,009
Azotates de soude et de potasse	0 ,013
Silicate alcalin	0 ,014
Ammoniaque	0 ,000
Iodure alcalin	Traces
Matières organiques	Traces pr. insensibles.
Eau combinée et perte	0gr,011
Total	0gr,293

5° *Eaux de puits.*

Il en est un peu des eaux de puits comme des eaux de source : toutes ne présentent pas la même composition, et on ne peut pas trop rigoureusement établir de généralités sur l'ensemble de leurs propriétés. Ainsi, à côté d'un grand nombre d'eaux de puits fournissant 1 gramme et plus de substances minérales par litre, on en trouve, comme celles de Grenelle et de Passy, qui n'en contiennent que 14 à 15 centigrammes. Aussi ces dernières, excellentes pour le lavage au savon et la cuisson des légumes, sont-elles un peu moins bonne pour la boisson, en raison de cette faible proportion de principes minéraux, quels que soient d'ailleurs leur goût agréable et leur limpidité.

La majorité des eaux de puits présentent comme caractère distinctif un excès de substances fixes parmi lesquelles le sulfate de chaux prédomine généralement : aussi ces eaux sont-elles le plus souvent impropres aux usages de la toilette et de la cuisine. En outre, elles tiennent en suspension des matières organiques en quantité variable et fréquemment en état de putréfaction, ce qui peut communiquer à ces eaux des propriétés nuisibles. Nous rappellerons à ce propos une remarque fort juste faite par M. Dumas et qui s'applique à toutes les eaux en général : il n'est pas absolument nécessaire d'avoir recours à une analyse chimique raffinée pour découvrir si une eau suspecte est salubre ou non. Qu'on mette dans une jarre l'eau à examiner, qu'on la conserve pendant un mois dans un appartement chaud, et si elle ne s'altère pas, si elle conserve son goût et sa limpidité, l'épreuve est décisive, elle ne contient pas ou ne contient que des traces de matières organiques.

Enfin les eaux de puits sont très-peu aérées, c'est-à-dire qu'elles ne possédent pas en quantité suffisante les principes qui pourraient atténuer l'effet de leur trop grande crudité ou dureté, en augmentant leur digestibilité.

En résumé, pour qu'une eau soit considérée comme salubre, comme propre à la boisson, il est bon qu'elle présente les caractères physiques et chimiques suivants : température fraîche en été, douce en hiver, goût agréable sans âpreté, pas d'odeur, limpidité parfaite, minéralisation variant entre 2 et 3 décigrammes par litre, aération suffisante (oxygène 5 à 8 centimètres cubes, azote 13 à 20, acide carbonique 15 à 30 par litre), pas de formation de dépôt; enfin, le savon doit s'y dissoudre sans former de grumeaux ou se décomposer, et les légumes secs y cuire sans durcir.

ARTICLE II. — BOISSONS ACIDULES.

Sous cette désignation de *boissons acidules*, nous comprenons l'eau de seltz artificielle et les quelques eaux minérales naturelles peu riches en principes fixes, dans lesquelles prédomine l'acide carbonique et qu'on a appelées *eaux de table*, parce qu'elles peuvent avantageusement remplacer l'eau de seltz.

L'acide carbonique, dans toutes ces eaux, est l'agent qui leur communique un goût acide particulier et en même temps des propriétés légèrement stimulantes, qui trouvent une heureuse application quand il existe un peu d'atonie de l'estomac, et qu'il faut donner plus d'énergie aux fonctions digestives. Aussi l'usage de l'eau de seltz est actuellement très-répandu, plus répandu même que cette boisson le mérite. Ses qualités ne justifient pas en effet la grande consommation qu'on en fait : les matières premières employées pour sa préparation sont souvent mal purifiées; de plus, le mode même de préparation facilite le passage d'une certaine quantité, bien que minime, de ces matières, et cela suffit pour que cette eau exerce, à la longue, une fâcheuse influence sur la santé, surtout s'il y a quelque susceptibilité morbide du côté des voies digestives. Un autre inconvénient que présente l'eau de seltz, c'est la trop forte proportion de gaz qu'on fait dissoudre à l'eau, grâce à une pression suffisante. Cet inconvénient serait évidemment facile à éviter dans la préparation en grand, mais les fabricants s'en gardent bien, parce que le public le considère comme une qualité. Le consommateur peut d'ailleurs diminuer à son gré la dose de gaz dissous dans l'eau, en renversant le siphon à eau de seltz, et en pressant sur le piston : le gaz, venant alors au fond du vase, au niveau de l'extrémité inférieure du tube-siphon, s'échappe seul, et l'on arrive ainsi à ne conserver dans le liquide qu'une quantité modérée de gaz.

C'est pour les raisons que nous venons de faire valoir, que l'usage des eaux gazeuses naturelles doit, autant que possible, être substitué à celui de l'eau de seltz artificielle. Parmi les eaux de table les plus recommandables, nous citerons celles de Condillac, de Saint-Alban, de Saint-Galmier, de Soultzmatt, de Seltz ou Selters, de Renaison, etc. Ces eaux, outre la proportion assez forte, mais sans excès, de gaz carbonique qu'elles contiennent, et bien qu'elles soient acidules, renferment une faible quantité de bicarbonate de soude, dont l'effet digestif s'ajoute à celui produit par le gaz et rend ces eaux encore plus salutaires. Ces eaux sont d'ailleurs si faiblement minéralisées, que l'usage peut généralement en être fait sans prescription spéciale et sans le moindre danger.

A côté des eaux acidules qui précèdent, nous pourrions placer certaines boissons confectionnées avec le jus de fruits d'une acidité agréable et qu'on édulcore à volonté : ainsi, la limonade, la citronade, l'orangeade, sans compter les sirops de cerise, de groseille, de framboise, etc.. Les propriétés et les usages de ces boissons sont trop connues pour qu'il soit nécessaire d'en parler plus longuement.

CHAPITRE II.

BOISSONS AROMATIQUES.

ARTICLE I. — CAFÉ.

Inconnu en Europe avant le seizième siècle, et en France avant le dix-septième, le café est aujourd'hui devenu une des plus importantes consommations alimentaires, bien qu'il ne soit qu'une boisson de luxe. Le chiffre de sa consommation augmente de jour en jour dans de fortes proportions. Ainsi de 1851 à 1862, il a plus que doublé, et actuellement il atteint au moins 38 millions de kilogrammes, dans lesquels Paris entre pour 3 millions. Du reste, il faut dire que les propriétés hygiéniques et même médicales de cette boisson, et le peu d'inconvénients que présente son abus, expliquent et justifient sa vogue si rapide, en même temps que la faveur universelle dont il jouit.

On cultive plusieurs espèces de café : les plus importantes, du moins celles que l'on rencontre le plus dans le commerce, sont le moka, le bourbon, le martinique et le java. Les deux premières diffèrent assez sensiblement par leurs propriétés organoleptiques : le moka se distingue surtout par son arome, qui est plus développé, plus suave que dans toutes les autres espèces ; son grain est généralement petit et rond, de couleur un peu jaunâtre ; le grain du bourbon est petit aussi, mais un peu allongé, un peu pointu à une extrémité et déprimé, et de coloration plus claire ; le java est blanchâtre, mais plus volumineux et aplati; enfin, le martinique est moins gros que le précédent, aplati et d'un vert clair assez prononcé.

Bien que ces caractères distinctifs soient généralement admis et que ces diverses désignations (moka, bourbon, etc.) aient parfaitement cours dans le commerce, il n'en est pas moins vrai que la plupart des maisons, même des plus recommandables, livrent, sous le nom de *moka* et celui de *bourbon*, du café récolté aux Antilles ou ailleurs, et cela pour une raison bien simple, c'est que la partie de l'Arabie où croît l'espèce de café la plus recherchée n'en produit que fort peu, relativement à la grande quantité qu'on est censé consommer, et encore n'est-il pas bien certain que ce peu soit livré au commerce. Quant au bourbon, l'île de ce nom n'en produit guère plus que pour sa consommation, la culture de la canne à sucre ayant envahi la majeure partie des terres cultivées par suite du plus grand bénéfice que donne l'exploitation de cette dernière. Les Antilles, la Guyane, les possessions hollandaises de l'Océanie et le Brésil, sont aujourd'hui les principales sources de café, et c'est avec les grains de ces provenances, convenablement triés suivant leur forme et leur couleur, qu'on imite pour le commerce de l'exportation, les variétés originaires de Moka ou de Bourbon.

Quelle que soit son origine, le café offre une composition sensiblement identique ; voici celle qu'en a donné M. Payen et qui est admise par la plupart des auteurs :

	Pour 100.
Cellulose	34
Eau hygroscopique	12
Substances grasses	de 10 à 13
Glucose, dextrine, acide végétal indéterminé	15.5
Légumine, caséine, etc	10
Chloroginate de potasse et de caféine	de 3.5 à 5
Organisme azoté	3
Caféine libre	0.8
Huile essentielle concrète, insoluble	0.001
Essence aromatique à odeur suave, soluble dans l'eau.	0.002
Substances minérales. { Potasse, magnésie, chaux, acides phosphorique, silicique, sulfurique et chlore.	6.697

Bien que M. Payen ne l'indique pas positivement, il est très-probable que l'analyse précédente se rapporte au café cru.

La variation principale ou du moins la plus appréciable dans la composition des diverses espèces de café porte sur la caféine, dont la proportion peut doubler d'une espèce à l'autre ; sous ce rapport, on peut classer les cafés dans l'ordre suivant, d'après la quantité de caféine qu'ils renferment, en commençant par le plus riche : martinique, java, moka, cayenne, saint-domingue, ce dernier contenant environ moitié moins de caféine que le premier.

Sous l'influence de la *torréfaction*, le café prend une coloration plus ou moins foncée ; il perd environ un sixième de son poids, et son volume augmente de près du tiers ; la majeure partie de l'eau s'évapore, le chloroginate double de potasse et de caféine se décompose, une faible proportion de la caféine isolée se sublime, les matières grasses se liquéfient et retiennent par leur action dissolvante l'essence très-volatilisable, et il se développe aux dépens des matières azotées quelques principes empyreumatiques amers, à odeur de caramel. Si la torréfaction est poussée trop loin, l'acide chlorogînique se décompose, produit une coloration plus foncée, les produits empyreumatiques augmentent, les matières grasses se décomposent en partie et donnent naissance à des acides gras fortement odorants, l'arome s'évapore et une plus grande proportion de caféine se sublime.

En projetant du sucre en poudre sur le café pendant qu'on le brûle, on obtient un produit qui a l'arome moins fin, mais l'odeur et le goût de caramel très-marqués, ce qui le fait préférer au café ordinaire pour mêler au lait et en relever la saveur le plus possible. Ce produit porte le nom de *café de Chartres*, *café Corcelet*, etc., etc.

Pour préparer l'infusion de café, on emploie environ 125 grammes de café en poudre, pilé plutôt que moulu, pour 1 litre d'eau. Dans ces proportions, et pourvu qu'il n'ait pas été trop torréfié, le café abandonne 25 grammes de sa substance à l'infusion.

Effets physiologiques du café. — L'action du café diffère suivant qu'on le prend à jeun ou immédiatement après le repas. Dans l'état de vacuité de l'estomac, l'infusion est plus vite absorbée et les effets s'en font sentir plus vite et plus énergiquement. Voici donc ce que peut ressentir, dans ces conditions, une personne chez laquelle l'habitude n'a pas trop émoussé l'intensité de cette action et qui prend à jeun une grande tasse d'infusion de café assez concentré, 125 grammes, par exemple, pour un demi-litre d'eau.

Le premier effet est une sensation de fraîcheur au front et dans la tête, effet qui peut être mis sur le compte de la température seule, et qui est produit par l'appel du sang dans l'estomac sous l'influence de la chaleur locale. Puis, la circulation générale est accélérée, le pouls devient plus plein, plus fort; certaines circulations locales sont également activées, notamment celle du cerveau. Les fonctions des reins et de l'intestin sont aussi stimulées, soit par suite de la suractivité de la circulation locale, soit par excitation directe du système nerveux : il en résulte un effet diurétique et un effet laxatif, tous deux presque immédiats; le premier est constant et peut être attribué en partie à l'eau chaude du café; le second appartient tout à fait au café et on peut en tirer parti dans des cas qui ne réclament qu'un effet très-passager et nullement énergique. C'est peut-être à cette action sur l'intestin qu'il faut attribuer les quelques succès obtenus par l'infusion de café dans des cas de hernie étranglée; dans cette circonstance, le café agirait en excitant la contractilité des fibres musculaires de l'intestin.

Une autre action du café non moins curieuse et sur la cause primitive de laquelle on n'est pas trop d'accord, c'est cette espèce d'anxiété épigastrique consécutive aux premiers effets, qui, partant du centre organique, s'étend à la périphérie, et est accompagné d'éréthisme nerveux, de tremblement et d'impatience dans les membres, d'un besoin impérieux de motilité, tous phénomènes parfaitement observés, même par les auteurs du dernier siècle, et qui témoignent d'une excitation nerveuse générale. Cette excitation est-elle sous la dépendance directe du système nerveux cérébro-spinal ou bien sous celle du système ganglionnaire? C'est là un point qui n'est pas encore suffisamment élucidé.

L'influence du café sur les fonctions du cerveau a été si bien et si souvent affirmée et démontrée, qu'il serait superflu de donner de nouvelles preuves à l'appui. Comme nous l'avons dit plus haut, la température de l'infusion, en produisant un afflux de sang vers l'estomac, dégage le cerveau et donne une sensation de fraîcheur très-manifeste, surtout lorsque l'on est atteint de céphalalgie ; le système sanguin du cerveau se trouvant ainsi partiellement désobstrué, la circulation y reprend ensuite un cours plus libre et, par l'accélération qu'elle éprouve de la part du café, active dans l'organe de la pensée le mouvement d'assimilation et de désassimilation et, par suite, le rend apte à un fonctionnement plus énergique. C'est ce qui a fait donner au café le nom de *boisson intellectuelle*, dénomination parfaitement justifiée, et appuyée par un grand nombre d'écrivains éminents : nous pourrions citer, en effet, Voltaire, Fontenelle, J.-J. Rousseau, Bordeu, Barthez et bien d'autres. Balzac aux Jardies et dans sa retraite de la rue Cassini se livrait à de vraies orgies de café ; sa tasse était une soupière. A la suite de pareilles rasades prises le long de la soirée, il procédait, vers le milieu de la nuit, au pénible labeur de la composition rendue aisée sous l'influence de cette ivresse de café. Il ne faudrait cependant pas exagérer, comme on l'a fait, la part du café dans cette activité créatrice ; nous reviendrons, d'ailleurs, sur cette question, en comparant le thé au café sous ce rapport.

C'est en vertu de cette excitation générale de l'organisme, et, en particulier, du cerveau, que le café est le meilleur antisoporifique connu et un excellent contre-poison pour les substances stupéfiantes et notamment pour l'ivresse alcoolique.

Enfin, on a attribué au café un effet anaphrodisiaque des plus marqués. Bien que cette assertion ait été soutenue par le professeur Trousseau et avec la plus entière conviction, elle est loin d'être admise généralement. Il est plus exact de dire que, sous ce rapport, l'influence du café varie suivant les habitudes et les tempéraments ; peut-être même ne serait-il anaphrodisiaque que par suite d'une trop grande excitation, de sorte que chez ceux qui sont ou un peu moins impressionnables, ou un peu moins sensibles à l'action du café, le sens génésique serait activé, tandis que chez les autres, plus nerveux, il serait atténué, absolument comme une excitation modérée active l'influx nerveux et une excitation trop forte ou trop prolongée peut le paralyser.

La résultante définitive de cette stimulation générale de l'économie par le café est un effet tonique qui, bien que se produisant lentement, n'en devient pas moins très-manifeste, surtout s'il s'exerce sur des individus lymphatiques ou scrofuleux, ou vivant dans de mauvaises conditions hygiéniques : ainsi, dans les pays à marécages, dans ceux où règne le goître endémique, dans les mines, etc., on a observé que l'usage journalier du café amenait à la longue un changement des plus favorables dans l'état sanitaire des gens soumis à ces influences pernicieuses. Aussi, c'est surtout en vertu de ses propriétés toniques, croyons-nous, et bien moins par sa valeur nutritive que le café a apporté une amélioration notable dans l'alimentation des mineurs de la Belgique, en leur permettant de suffire à une dépense de force considérable avec une nourriture relativement insuffisante. On a dit, à l'époque où l'on s'est le plus occupé de cette question, il y a environ dix-huit ans, que le café était nourrissant; d'autres, qu'il n'avait pas par lui-même de propriété nutritive, mais qu'il ralentissait le mouvement de désassimilation, rendait la nutrition plus complète, c'est-à-dire qu'il faisait mieux utiliser les matériaux ingérés; il empêchait, disait-on, *de se dénourrir*. Il est plus vraisemblable d'admettre qu'il agit uniquement comme tonique et excitant à la manière du quinquina, en vertu d'une action spéciale sur la nature intime de laquelle nous ne sommes pas encore fixés. Son emploi thérapeutique dans les fièvres paludéennes et autres, dans l'asthme, la coqueluche, la migraine, etc., vient à l'appui de cette idée.

Pris après le repas, et à dose modérée, le café sert à activer la digestion en favorisant la sécrétion des fluides digestifs; il est utile surtout chez les gens pléthoriques qui ont l'estomac et les intestins paresseux, et qui sont sujets aux congestions vers la tête après le repas : le café agit alors en rendant la circulation générale plus régulière, plus active et empêchant par là les circulations locales de se ralentir et de donner lieu à des stases sanguines très-dangereuses pour les organes qui en sont le siége. C'est à ce titre que le café a été préconisé comme prophylactique des congestions cérébrales, et sans en faire, sous ce rapport, un spécifique, il est certain qu'il peut être appliqué avec avantage dans la plupart des cas où l'on a à craindre pareil danger.

Le café, d'après les propriétés excitantes que nous lui avons reconnues, peut n'être pas inoffensif pour tout le monde. Les gens nerveux, très-impressionnables, ne supportent le café qu'à faible dose, à moins d'en avoir pris peu à peu l'habitude. Au moindre excès de ce genre qu'ils commettent, surviennent de l'agitation, de l'agacement, des soubresauts plus ou moins violents, une insomnie invincible, enfin tout le cortége des symptômes qui accompagnent une excitation nerveuse générale. Le café peut être bien autrement nuisible chez les individus atteints d'une affection organique du cœur (rétrécissement ou insuffisance des orifices, hypertrophie, anévrysme) ou des gros vaisseaux ; la forte impulsion communiquée au mouvement du sang sous l'influence de cette boisson est, dans ces cas, extrêmement périlleuse et il n'en faut pas plus parfois, pour peu qu'il y ait excès, ou avec l'aide de quelque autre cause excitante, pour amener brusquement des accidents très-graves et même la mort. Quant aux désordres organiques que peut produire l'abus prolongé du café chez des individus parfaitement sains, bien qu'il soit plus difficile de les constater que ceux produits par l'alcool, il est certain qu'on a occasion d'en observer et que si les médecins dirigeaient leurs recherches de ce côté, ils noteraient des faits de ce genre très-dignes d'intérêt. Nous ne doutons pas que chez des sujets très-sanguins l'abus du café soit à lui seul susceptible de déterminer à la longue une affection organique du cœur. Nous citions plus haut Balzac pour le cas qu'il faisait du café comme boisson intellectuelle ; nous pouvons ajouter que ce *poison* qui, à petite dose, a mené tout doucement Voltaire et Fontenelle (pour ne rappeler qu'eux) au delà de la quatre-vingtième année, a fini par tuer à cinquante ans l'auteur de la *Comédie humaine*.

Nous avons longuement parlé des effets physiologiques du café, sans mentionner à laquelle des nombreuses substances renfermées dans cette graine ils sont dus. C'est qu'en effet, jusqu'aujourd'hui, cette question est restée un peu obscure, bien qu'elle méritât d'attirer l'attention et de susciter de nouvelles recherches. Au moment où nous écrivons ces lignes, nous apprenons la publication d'une monographie sur le café par M. Henri Welther, mais nous ignorons si le point en question s'y trouve élucidé. Les expériences les plus intéressantes sur la caféine, à laquelle ont été rapportés une grande partie des effets du café, ont été faites, il y a une dizaine d'années, par MM. J. Stuhlmann et C. Th. Falch; voici les plus importantes de leurs conclusions (*Gazette médicale*, 1858) :

La caféine est un poison pour des mammifères; elle les tue à la dose d'un demi-gramme ;

Elle paraît agir en paralysant le système nerveux ;

Elle ne produit pas de trouble des sécrétions;

Elle détermine une inflammation superficielle de la muqueuse intestinale et une action très-prononcée sur le cœur et les parois des vaisseaux.

Sans vouloir faire ici la part exacte d'influence qui revient à chaque élément du café, on peut dire que les effets toniques sont dus à la caféine; tandis que l'action antisoporifique, l'action spéciale sur le cerveau, appartient plutôt à l'huile essentielle.

Avant de terminer cet article, il nous reste un mot à dire des succédanés du café, dont le blocus continental du premier empire nous a infestés et qui sont loin d'avoir perdu toute leur vogue. Si l'on cherche dans n'importe quel succédané du café les propriétés remarquables de ce dernier, on peut dire que, sous ce rapport, le meilleur ne vaut rien. Si, l'illusion aidant, la couleur peut tenir lieu de tout, on comprend que la chicorée, les glands doux, les pois chiches, les caroubes, les châtaignes, le petit houx, les semences de buis, etc., etc., enfin, n importe quoi, pour ainsi dire, convenablement torréfié, peut être décoré du nom de moka hygiénique, moka économique et autres noms, et servir à faire un café tout simplement nauséabond. L'industrie de ces plantes grillées n'en est pas moins prospère, puisqu'on consomme, encore aujourd'hui, en France, jusqu'à 6 millions de kilogrammes de racine de chicorée brûlée par an. Pour reconnaître si du café en poudre est additionné de chicorée, on en met une petite quantité dans un verre d'eau pure ou aiguisée de quelques gouttes d'acide chlorhydrique et on remue un peu ce mélange : la poudre de café surnage presque complétement, tandis que la poudre de chicorée tombe au fond du verre et donne à l'eau une coloration plus ou moins prononcée.

ARTICLE II. — THÉ.

Par sa composition chimique, par ses usages et son influence sur l'organisme, le thé offre beaucoup d'analogie avec le café, si bien que dans plusieurs contrées la consommation de ces deux produits est en raison inverse l'une de l'autre. Ainsi, tandis que chez nous le café est la boisson aromatique par excellence, en Angleterre le thé prend la première place ; la consommation du thé dans ce pays s'élève, en effet, à plus de 40 millions de kilogrammes, quantité énorme, si l'on songe surtout à la faible proportion de thé employée à la fois relativement à celle du café pour une même dose de liquide.

On trouve dans le commerce plus de dix à douze variétés de thé : toutefois on peut les réunir en deux groupes principaux possédant quelques caractères distinctifs assez tranchés : ces groupes sont les *thés noirs* et les *thés verts*. Le thé vert donne une infusion claire très-jaune, douée d'une saveur très-aromatique, mais un peu âcre et astringente. On l'obtient aux lieux de provenance par une dessiccation des feuilles la plus rapide possible, de façon à empêcher toute altération de ces feuilles et conserver à leurs propriétés toute leur activité native. Aussi ce thé est notablement plus excitant que l'autre. Le thé noir donne une infusion jaune rougeâtre, un peu foncée ; sa saveur est douce, et n'a ni âcreté ni astringence ; son arome est plus prononcé et plus agréable que celui du thé vert ainsi que l'explique M. Moleschott dans les lignes suivantes. « Sous l'action du feu libre, l'albumine est coagulée plus complétement dans le thé noir que dans le thé vert. Par la coagulation de l'albumine, l'huile du thé se dégage. C'est pour cela que le thé noir a perdu plus de son huile que le vert, et, par la même raison, le thé a plus d'arome, si on l'infuse dans l'eau complétement bouillante ; car elle coagule tout ce qui reste encore d'albumine soluble et elle dissout plus facilement l'huile de thé. » Mais il resterait encore à savoir pourquoi l'albumine est mieux coagulée dans le thé noir que dans le vert. Voici, du reste, la composition comparée de ces principales espèces, d'après l'analyse donnée par Mulder, professeur à l'Université d'Utrecht :

	Thé vert.	Thé noir.
Huile essentielle	0,79	0,60
Chlorophylle	2,22	1,84
Cire	0,28	»
Résine	2,22	3,84
Gomme	8,56	7,28
Tannin	17,80	12,88
Caféine	0,43	0,46
Matières extractives	22,80	21,36
Matière colorante particulière	23,60	19,12
Albumine (caséine d'après Péligot)	3,00	2,80
Fibres (cellulose)	17,08	28,32
Cendres	5,56	5,24

D'après les recherches analytiques de M. Stenhouse et de M. Péligot, la proportion de caféine (ou théine) ainsi que celles des matières azotées serait généralement beaucoup plus forte que ne l'indique le tableau précédent. De plus, les thés verts contiennent moins d'eau et fournissent à l'infusion plus de matières solubles que les thés noirs, ce qui explique en partie leur plus grande activité. Enfin l'infusion chaude renferme plus de principes solubles que lorsqu'elle est froide, parce que certains ne s'y trouvent dissous qu'à la faveur de la température et se déposent par le refroidissement en produisant un léger trouble dans l'infusion. Celle-ci se prépare généralement en employant parties égales de thé vert et de thé noir à la dose de 10 grammes de chacun pour un litre d'eau. En faisant un pareil mélange, l'action trop excitante du thé vert est un peu atténuée et l'on a une boisson plus aromatique.

L'action physiologique du thé se rapproche beaucoup,

sous la plupart des rapports, de celle du café : comme nous avons donné sur cette dernière des détails assez étendus, nous renvoyons à ce que nous avons dit précédemment. Toutefois il n'est pas sans intérêt de mettre en parallèle les nuances qui distinguent chacune de ces deux substances; c'est à ce titre que nous reproduisons les lignes suivantes dans lesquelles J. Moleschott a esquissé ce tableau avec un rare bonheur, bien que les traits y aient été exagérés.

« Le thé augmente la force de s'occuper des impressions reçues. Il dispose à une méditation pensive, et malgré une plus grande vivacité dans le mouvement des idées, l'attention s'arrête plus facilement sur un objet déterminé. On éprouve un sentiment de bien-être et de gaieté ; l'activité créatrice du cerveau prend un essor qui se maintient dans les limites imposées à l'attention, au lieu de s'égarer à la poursuite d'idées étrangères. Réunis autour du thé, les hommes instruits seront portés à entretenir une conversation réglée, à approfondir les questions, et la gaieté calme que le thé provoque les conduit d'ordinaire à des résultats satisfaisants.

« Si l'on boit trop de thé, il produit une irritation nerveuse qui se trahit par l'insomnie, par un sentiment général d'inquiétude et le tremblement des membres. Il peut même s'ensuivre des tremblements convulsifs, une oppression pénible et une sensation d'angoisse dans la région du cœur. L'huile volatile du thé produit un mal de tête qui donne d'abord le vertige et va ensuite jusqu'à l'engourdissement. Le thé vert, qui contient plus d'huile volatile que le noir, produit aussi ces effets plus violemment.

« Tandis que le thé excite principalement la force du

jugement et joint à cette activité un sentiment de bien-être, le café active aussi la puissance de la pensée, mais il donne surtout à l'imagination une plus grande vivacité. Il augmente la susceptibilité de sens : ainsi, d'un côté l'attention est excitée, de l'autre la force de jugement est aiguisée ; et l'imagination vivifiée nous aide à combiner les perceptions des sens et à nous en faire une idée prompte et précise. Il se produit un besoin d'activité créatrice, une vivacité de pensée et d'imagination, une mobilité et une ardeur dans les désirs plus favorable à l'expression colorée d'idées déjà formées qu'à l'examen tranquille de nouvelles conceptions.

« L'usage immodéré du café a pour suite l'insomnie, une sorte d'ivresse et un état d'excitation dans lequel l'imagination, la pensée, les désirs se chassent et se croisent mutuellement. C'est un sentiment d'inquiétude et de chaleur, d'angoisse et de vertige accompagné d'un tremblement des membres, d'un besoin de prendre l'air poussé jusqu'à la souffrance ; et en effet le grand air est ordinairement le meilleur moyen de faire cesser un état dont la durée dévore nos forces. »

Les lignes qui précèdent sont évidemment empreintes d'une précision exagérée dans l'interprétation de l'influence comparée du thé et du café, surtout en ce qui concerne les phénomènes intellectuels ; mais l'auteur ne nous paraît avoir forcé le ton que pour mieux montrer les nuances qui distinguent le mode d'action spécial à chacune de ces substances et en cela nous pensons qu'il a pleinement réussi. Un point sur lequel Moleschott n'a pas insisté et qui mérite considération, c'est la dyspepsie et même la gastrite chronique que produit souvent l'abus du thé par la double excitation due au thé lui-même ainsi qu'à la température de l'infusion; ces faits ont été observés principalemen par les médecins anglais.

CHAPITRE III.

BOISSONS ALCOOLIQUES.

ARTICLE I. — ACTION PHYSIOLOGIQUE DE L'ALCOOL.

Jusqu'à ces derniers temps, d'après les vues exclusivement chimiques de Liebig, l'alcool avait été considéré comme jouant le même rôle dans l'organisme que dans l'économie domestique ou les opérations de laboratoire, c'est-à-dire celui de combustible et, par conséquent, producteur de calorique. L'alcool était donc censé se transformer sous l'influence de l'oxygène du sang en eau et en acide carbonique en passant par les produits intermédiaires de transformation, l'aldéhyde et l'acide acétique. C'est ce qui avait fait classer l'alcool parmi les aliments dits *respiratoires*. On trouvait alors tout naturel que l'alcool apaisât la faim, et pût sustenter l'organisme en l'absence de toute autre nourriture ; on expliquait par suite de même l'embonpoint excessif des buveurs, puisque l'alcool était un aliment. Des expérimentateurs allemands avaient bien constaté que, sous l'influence des boissons alcooliques, l'excrétion d'acide carbonique était notablement diminuée au lieu d'être augmentée suivant la théorie ; l'opinion de Liebig n'en restait pas moins généralement adoptée.

Depuis quelques années, un grand nombre d'expériences sont venues à l'encontre des idées reçues sur cette question et ont abouti à une nouvelle interprétation de l'influence physiologique de l'alcool. C'est à MM. L. Lallemand, Duroy, et M. Perrin, à ce dernier principalement, qu'on doit les recherches les plus précises et les plus complètes sur ce sujet.

Trois points dominent dans le rôle que joue l'alcool dans l'économie : 1° sa non-destruction, du moins dans les circonstances ordinaires, physiologiques ; 2° son élimination lente et en nature par les émonctoires principaux (poumons, surface cutanée et reins) ; 3° enfin sa localisation, son séjour prolongé dans certains organes, le foie et le cerveau, par exemple. Ainsi l'alcool ne se détruirait pas dans l'organisme, par conséquent, ne pourrait devenir une source de chaleur, pas plus qu'un aliment, puisque un caractère essentiel de ce dernier est de ne pouvoir être utilisé pour la nutrition sans subir une métamorphose. Il est des circonstances anormales où l'alcool se décompose partiellement dans le tube digestif : ainsi, par exemple, à la suite de libations copieuses accompagnant un bon repas, l'alcool peut, en présence des matières azotées alimentaires et de l'air ingérés, donner lieu à de l'acide acétique reconnaissable dans les éructations qui surviennent pour peu qu'il y ait un commencement d'indigestion. L'alcool s'élimine lentement et en nature, avons-nous dit : en effet, en analysant les produits de la perspiration cutanée, de l'évaporation pulmonaire, ou les urines, on peut y déceler sa présence en nature, même quand il n'a été ingéré qu'à faible dose ; c'est même parce que, en s'éliminant en nature par l'urine, il excite les nerfs qui président à la sécrétion rénale, qu'il exerce une certaine action diurétique. Quant à la localisation de l'alcool dans certains organes démontrée par l'expérimentation directe, elle est des plus curieuses et se trouve confirmée par la clinique et l'anatomie pathologique. Cette espèce d'affinité élective de l'alcool pour le foie et le cerveau nous rend compte des lésions organiques graves qu'il finit par y produire et qui caractérisent le mieux l'alcoolisme chronique.

Mais, puisque l'alcool n'est pas détruit dans l'organisme et qu'il s'en élimine en nature, à quoi sert-il, quel rôle oue-t-il dans la nutrition? Ici, la théorie ancienne et la nouvelle sont bien près de se donner la main : la première en faisait un aliment respiratoire, la dernière en fait un modérateur de la nutrition. Les moyens diffèrent, mais le but final est, en somme, le même : contribuer directement ou indirectement à la nutrition. Puisque l'acide carbonique peut être considéré, avec l'eau, comme le produit ultime des transformations organiques dont l'économie est le siége, et que, sous l'influence de l'absorption de l'alcool, l'exhalation de l'acide carbonique est très-notablement amoindrie, il est permis de conclure que le mouvement de décomposition est entravé, ralenti, en un mot, le corps se *dénourrit* moins, s'use moins vite. Par quel mécanisme s'opère cette influence intime de l'alcool sur le processus nutritif? Il est probable que c'est par l'intermédiaire du système nerveux, qui est, du reste, le plus promptement et le plus profondément influencé par ce liquide, à moins que la chimie ne nous montre ultérieurement que l'alcool exerce une action directe, primitive, sur les oxydations intravasculaires.

L'alcool ne se borne pas cependant à une action catalytique ; il exerce une influence très-marquée sur le système nerveux, sur la digestion, sur la circulation et sur la respiration, influence dont on a su tirer parti pour la thérapeutique d'affections très-diverses. Nous avons déjà dit que l'*exhalation de l'acide carbonique* était diminuée : ajoutons ici que cette diminution, variable suivant la quantité d'alcool absorbé et son état de dilution, peut s'élever jusqu'à 20 pour 100 de la proportion normale. La *circulation* aussi est notablement ralentie, du moins dans les cas de fièvre, car on a pu, avec 100 à 150 grammes d'eau-de-vie, administrée à doses fractionnées, abaisser le pouls de 15, 20 et même 25 pulsations ; cette action antifébrile de l'alcool a été expérimentée souvent, mais surtout depuis ces derniers temps, dans plusieurs affections aiguës, la pneumonie notamment, et généralement on a obtenu une prompte rémission de l'état fébrile. On comprend que la conséquence de cet effet soit un abaissement de la *température animale*, abaissement qui a même été constaté à l'état physiologique.

L'action de l'alcool sur les *sécrétions* n'a pas été jusqu'à présent bien exactement déterminée : on sait que c'est un excitant général, et nous avons expliqué que c'est à ce titre qu'il est diurétique. Mais cela ne donne pas la raison de sa localisation dans un des organes sécrétoires les plus importants, le foie, qui est même l'organe où il s'accumule en plus grande quantité. Cette accumulation nous rend compte de la fréquence des lésions du foie dans l'alcoolisme, mais, pour le reste, on se trouve réduit à des hypothèses plus ou moins vraisemblables entre lesquelles il est encore impossible de se prononcer. Nous aurons, d'ailleurs, l'occasion de revenir sur ce sujet, en traitant des effets pathologiques de l'alcool.

Le *système nerveux*, en vertu de sa prééminence fonctionnelle, se trouve le plus rapidement et le plus profondément affecté par l'alcool. Toutes les parties de ce système ne sont pas également influencées par cet agent; les circonvolutions cérébrales paraissent plus spécialement être sensibles à son action : la physiologie et l'anatomie pathologique fournissent des preuves à l'appui. Les effets physiologiques de l'alcool sur le système nerveux témoignent d'une excitation surtout cérébrale, si la dose ingérée n'a pas été abondante. Il est d'observation vulgaire qu'une dose modérée d'alcool, convenablement dilué, donne au cerveau une stimulation qui n'a rien de dangereux ni de nuisible, qui est même souvent favorable pour les fonctions intellectuelles. Nous avons insisté, dans le chapitre précédent, sur les effets du café comme boisson intellectuelle; on peut, sous ce rapport, rapprocher l'alcool du café, mais il y a entre eux cette profonde différence, considérés au même point de vue, c'est que l'excitation cérébrale produite par le café, même à assez forte dose, dépasse rarement les limites physiologiques; avec l'alcool, l'action est plus passagère, mais si on la veut plus persistante, elle franchit tout de suite l'état physiologique, et on arrive dans le domaine de l'hallucination, du délire. Avec le café, la conception intellectuelle paraît acquérir un degré de puissance considérable, extraordinaire même, mais sans sortir du réel, du possible; l'alcool n'augmente pas l'énergie créatrice du cerveau, il rend ses perceptions plus intenses, c'est comme un objectif qui grossit les images et finit par leur donner des formes fantastiques ; le café donne le rêve agréable, l'alcool produit le cauchemar, ou, si l'on veut traduire par des noms propres d'individualités puissantes, d'un côté il y a, par exemple, Voltaire et Balzac, de l'autre, nous trouvons Hoffmann et Edgard Poë.

L'influence de l'alcool sur la *digestion* se fait sentir à dose très-modérée ; ce n'est même qu'à cette condition que son influence est favorable. M. Cl. Bernard a montré qu'à la dose de 5 à 6 centimètres cubes, et étendu de moitié d'eau, l'alcool facilite la digestion, en augmentant les sécrétions du suc gastrique, du suc pancréatique et celles de l'intestin, en même temps qu'il excite la sécrétion sucrée du foie (*Leçons de physiol. expérim.*). A forte dose et surtout s'il est concentré, l'alcool entrave la digestion, en coagulant les substances albuminoïdes dans l'estomac et en modifiant l'état du suc gastrique.

L'alcool est susceptible de présenter une odeur et un goût très-différents, et même une influence variable sur la santé, suivant qu'il provient de telle ou telle substance. L'alcool le plus agréable, le plus sain, est celui qu'on obtient par la distillation des vins de la Charente, surtout les vins blancs. Certains vins rouges du Midi (du Languedoc et du Roussillon) font aussi d'assez bon alcool. Mais l'industrie ne craint pas de livrer à la consommation des alcools de n'importe quelle origine : aujourd'hui on fait de l'alcool avec toutes les substance de peu de valeur renfermant naturellement du sucre ou pouvant en fournir à l'aide d'opérations simples et peu coûteuses. Les pommes de terre, les céréales avariées, le topinambour, la betterave, le sorgho, toutes les fécules, le chiendent, l'asphodèle, le dahlia, les carottes, les fruits, le marc de raisin, etc., etc. La plupart de ces alcools conservent une saveur et une odeur âcre particulière dont les nuances rappellent la substance qui les a produits.

Avant de passer à l'étude physiologique des boissons fermentées, il est utile de présenter le tableau des proportions en volumes d'alcool pur contenues dans 100 parties de vins de différents crus et de quelques autres boissons, ces dernières pour pouvoir être comparées sous ce rapport aux premiers :

Vin de Marsala	23,83
— de Porto	20,00
— de Madère du Cap	18,87
— de Lacryma-Christi	18,12
— de Xérès	17,63
— rouge de Constance	17,47
— de Bagnols	17,00
— muscat du Cap	16,79
— de Roussillon	16,68
— d Collioures (Pyrénées-Orientales)	16,10
— de Johannisberg	15 à 16,00
— de Grenache	16,00
— de Madère naturel	15,50
— blanc de l'Ermitage	11 à 15,50
— de Banyuls (Pyrénées-Orientales).	15,16
— de Malvoisie de Madère	15,08
— de Malaga	15,00
— de Chypre	15,00
— blanc de Sauterne (Gironde)	15,00
— de Saint-Georges (Côte-d'Or)	15,00
— d'Alicante	13 à 15,00
— blanc de Barsac (Gironde)	14,75
— de Tavel (Haute-Garonne)	14,00

Vin blanc de Mont-Rachet (Côte-d'Or), 1846	14,00
— de Lunel (Hérault)	13,70
— blanc de Bergerac	13,65
— de Nuits (1846)	13,05
— de Narbonne	13,00
— de Châblis	12,54
— de Graves (Gironde)	12,30
— de Beaune (Côte-d'Or)	12,20
— de Frontignan (Hérault)	11,80
— de Sillery mousseux	9 à 11,00
— de Cahors (Lot), terrain calcaire	11,36
— de Côte-Rôtie (Lyonnais)	11,30
— de Volney (Côte-d'Or)	11,14
— blanc de Mâcon	11,11
— d'Orléans	10,66
— de Cahors (terrain argileux)	10,00
— de Mâcon	10,00
— de Saumur	9,90
— de Saint-Emilion (Gironde), 1842.	9,21
— de Léoville (Gironde)	9,15
— de Tokay	9,10
Cidre le plus spiritueux	9,10
Vin de Brennes-Mouton (Gironde), 1840	9,00
— de Haut-Brion (Gironde)	9,00
— de Château-Margaux	8,75
— de Château-Laffite	8,70
Vins vendus en détail à Paris	8 à 9,00
Vin de Sancerre (Cher)	8,33
— de Saint-Julien (Gironde), 1838	8,00
— blanc de Châblis	7,33
Hydromel	6,73
Poiré	6,70
Ale d'Edimbourg	5,70
Cidre le moins spiritueux	4,00
Porter de Londres	3,9 à 4,50
Bière de Strasbourg	3,5 à 4,50
— de Lille (rouge et blanche)	2,9 à 3,00
— de Paris (petite et double)	1 à 2,50
Petite bière de Londres	1,20

ARTICLE II. — BOISSONS FERMENTÉES.

Dans cette étude des boissons alcooliques, nous avons cru devoir séparer celles qui sont obtenues simplement par fermentation de celles préparées par voie de distillation, parce qu'elles se distinguent les unes des autres par des caractères assez tranchés : les premières concourent à l'alimentation par les principes azotés et hydrocarbonés qu'elles renferment et qui manquent en grande partie dans les autres ; de plus, leur faible proportion d'alcool, relativement à celle des boissons distillées, est encore un caractère distinctif assez important : il est à peine besoin d'ajouter que leurs effets sur l'organisme sont loin d'être identiques et confirment la séparation que nous avons établie, bien qu'à la rigueur on puisse trouver, dans la catégorie des boissons fermentées, tel liquide se confondant presque avec quelqu'une des boissons distillées.

§ 1. — Bière.

La bière est un liquide assez complexe, dans lequel les matières ternaires, appelées *glucosides,* jouent le principal rôle. Le principe de sa fabrication repose d'abord sur la transformation de l'amidon de l'orge en dextrine et en sucre fermentescible sous l'influence de la diastase développée pendant la germination de cette graine et ensuite sur la transformation de la dextrine et du sucre en alcool sous l'influence de la levûre, le tout dans des conditions déterminées d'humidité et de chaleur. La décoction de houblon communique à cette boisson une saveur aromatique et une amertume assez agréable, en même temps qu'elle augmente la proportion des matières assimilables. Des différents procédés employés pour la fabrication de la bière, de l'état du malt, de la quantité et qualité du houblon, de la durée de la fermentation et autres circonstances, dépendent les caractères que présentent les diverses espèces de bière. Si le malt, après avoir été desséché, est en outre soumis à une torréfaction suffisante, on obtient le porter; l'ale doit son goût fin, très-aromatique, et sa richesse alcoolique, d'abord aux matières employées qui sont de premier choix, puis à la manière dont on conduit la fermentation, etc.; c'est ainsi que dans chaque contrée la composition de la bière varie suivant le procédé de préparation et la qualité des ingrédients. Voici, comme terme de comparaison, l'analyse d'une bière de bonne qualité, la bonne bière de Strasbourg, par exemple, pour 1,000 parties :

Eau	911,00
Alcool	40,00
Dextrine, glucose et substances congénères	41,40
Substances azotées	5,26
Sels minéraux	1,84
Principe amer, essence aromatique.	(Quantité indéterminée.)

Ces chiffres montrent assez que la bière peut être considérée comme une boisson assez nourrissante, puisque 1 litre de cette espèce de bière, analogue à la plupart des bières allemandes, représente les éléments nutritifs de 75 grammes de pain environ : on comprend aisément ainsi que les forts buveurs de bière, pour lesquels une consommation journalière de 8 à 10 litres de bière est une ration modérée, mangent peu et soient généralement d'un embonpoint remarquable.

La proportion d'alcool contenu dans la bière varie beaucoup suivant les espèces : celle de Strasbourg tient le milieu entre la bière de Paris, qui renferme de 1 à 3 centièmes d'alcool et l'ale de Burton, qui en renferme jusqu'à 8 et 9 pour 100, c'est-à-dire autant que le vin de certaines localités. Quant à l'acide carbonique, il s'y trouve également en proportions variables, soit qu'il ait été produit pendant la préparation de la bière, soit qu'il ait été ajouté par le fabricant pour la rendre plus agréable et faciliter sa conservation. Les autres principes contenus dans la bière, à part les principes sucrés, donnent à cette boisson des propriétés toniques et stimulantes qui peuvent la faire employer comme antiscorbutique. Son action diurétique peut être également utilisée dans des cas de gravelle, de même que l'excitation qu'elle produit sur les muqueuses peut la faire considérer comme un utile adjuvant dans certains cas de bronchite pour faciliter l'expectoration. Enfin, la lupuline du houblon communique à la bière une *vertu* anaphrodisiaque connue de tout temps pour ainsi dire, et à l'aide de laquelle on a voulu expliquer le goût prononcé des Allemands pour l'amour platonique.

En somme, la bière de bonne qualité constitue une boisson très-agréable, assez nourrissante, tonique, une boisson, en un mot, tout à fait hygiénique : les races saxonnes s'abreuvent de ce liquide depuis bien des siècles, et leur constitution physique, pas plus que leur caractère, n'ont rien à envier aux races latines qui ont pour boisson favorite le vin.

§ 2. — Cidre.

Bien que la consommation du cidre soit limitée presque exclusivement à la Normandie et à la Picardie, elle atteint cependant un chiffre assez élevé (4 à 5 millions d'hectolitres) pour qu'il soit utile de passer en revue les propriétés hygiéniques de cette boisson.

Le cidre présente des qualités différentes suivant qu'il est fabriqué avec des pommes douces ou acides ou âpres, avec des pommes arrivées à maturité complète ou pas tout à fait mûres ; enfin suivant qu'il est récent ou *paré*. Le cidre le plus estimé se fait avec des pommes âpres cueillies un peu avant maturité complète : c'est le cidre le plus généreux, le plus parfumé et celui qui se conserve le mieux. Le cidre doux, c'est-à-dire nouvellement fait, a un goût sucré très-agréable, mais il ne désaltère pas aussi bien que le cidre dont la fermentation est terminée ; il n'est pas non plus aussi tonique, parce qu'il renferme moins d'alcool à ce moment que plus tard, lorsqu'il est devenu gazeux et piquant. En outre, il a parfois, dans cet état, l'inconvénient de produire un peu de diarrhée ; le plus souvent cependant, il n'est que légèrement laxatif : cet effet, d'ailleurs, n'est pas rare avec n'importe quelle espèce de cidre chez les gens qui ne sont pas habitués à cette boisson.

La quantité d'alcool contenu dans le cidre est de 4 à 6 centièmes environ, ce qui, eu égard à la quantité de boisson consommée par ceux qui ne boivent que du cidre, explique la forte dose d'alcool qu'on peut arriver à absorber ainsi journellement. L'acide carbonique en excès contribue pour beaucoup à amener assez promptement l'ébriété, assez passagère, du reste, si les libations n'ont pas été trop abondantes.

Un effet qui peut être plus préjudiciable, parce qu'on n'en découvre pas toujours la cause dès le début, ce sont ces coliques produites sous l'influence prolongée d'un cidre acidifié : ces coliques, qui ont été parfois confondues avec celles de plomb, peuvent, en effet, très-bien être provoquées par l'usage habituel de boissons contenant une certaine proportion d'acide acétique; aussi a-t-on proposé de les appeler *coliques végétales;* M. Houssard, d'Avranches, en a observé un bon nombre et a publié une excellente étude sur ce sujet. Il est à peine besoin d'ajouter que les dyspepsies acides peuvent aussi être amenées par l'abus du cidre fait; ces dyspepsies se trouvent d'ordinaire assez rapidement guéries par le régime lacté.

§ 3. — **Poiré.**

Le poiré est supérieur au cidre sous tous les rapports : sa saveur est plus aromatique, plus fine et se rapproche beaucoup de certains vins blancs mousseux du Midi ; il contient près de deux fois autant d'alcool que le cidre; il est plus gazeux et s'acidifie moins vite. Il est vrai que toutes ces qualités sont un piége tendu aux amateurs novices : le poiré, en effet, grise très-promptement; heureusement, l'ivresse qu'il produit ne dure pas longtemps et n'est pas lourde; elle n'est généralement pas non plus suivie de troubles gastriques.

§ 4. — Vin.

Le vin est de toutes les boissons alcooliques la plus importante par ses qualités hygiéniques et par le commerce considérable dont il est l'objet. Bien que l'exportation de nos vins ait pris un développement considérable, la consommation intérieure n'en est pas moins très-forte, surtout dans les grands centres de population : ainsi, à Paris, la quantité de vin consommée, en 1866, s'est élevée à 3,322,544 hectolitres, tandis que la consommation de la bière n'a été que de 317,818 hectolitres.

Le vin présente de grandes différences dans sa composition et dans ses propriétés organoleptiques, suivant le climat, le terrain, etc. ; nous ne pouvons, dans un ouvrage purement scientifique, donner sur ces dernières des développements étendus, cette question étant plutôt du ressort des vignerons, des négociants ou œnologues : pour ce qui concerne la fabrication des vins, leur conservation, leur amélioration, l'appréciation de leur bouquet et des nuances si délicates de leur goût, nous renverrons aux ouvrages spéciaux, remarquables à divers titres, de MM. Rendu, J. Guyot, Maumené, Ladrey, Delarue, Bouchardat, Béchamp, Pasteur et autres. Nous ne nous occuperons ici que des différences appréciables dans la composition chimique des vins et des conséquences qui en résultent relativement à leurs effets physiologiques.

Les principes les plus importants qui entrent dans la constitution des vins sont l'alcool, le sucre, le tannin, les sels acides et, enfin, l'acide carbonique ; encore ce dernier n'est-il à l'état de principe important que dans certains vins. La prédominance de l'un de ces principes donne au vin un caractère et des propriétés spéciaux. C'est d'après les proportions diverses de ces principes qu'on a divisé les vins en plusieurs catégories, de manière à pouvoir en étudier plus aisément l'action sur l'organisme; cette classification n'est autre, au fond, que celle du professeur Bouchardat :

1° Vins spiritueux secs ;
2° Vins spiritueux sucrés;
3° Vins astringents;
4° Vins acides ;
5° Vins mousseux ;
6° Vins mixtes.

Dans les *vins spiritueux secs*, c'est l'alcool qui est l'élément prédominant; la proportion de ce liquide y est de 15 à 20, et même 23 pour 100. Aussi ces vins sont-ils très-capiteux et très-excitants; leur influence se fait sentir tout de suite et rappelle le mieux, par ses effets immédiats, celle de l'alcool. Shakspeare l'a merveilleusement décrite dans une de ses pièces, et bien que la physiologie de son temps ait quelque peu vieilli, on peut encore citer les termes dans lesquels le joyeux Falstaff parle du xérès : « Un bon vin de xérès a un double effet : il vous monte au cerveau, y dessèche toutes les sottes, stupides et âcres vapeurs qui l'environnent, le rend sagace, vif, inventif, et le remplit de conceptions légères, ardentes et délectables, lesquelles, transmises à la voix, à la langue qui leur donne naissance, deviennent d'excellentes saillies. La seconde propriété de votre excellent xérès est de réchauffer le sang qui, auparavant froid et rassis, laissait le foie blanc et pâle, ce qui est l'insigne de la pusillanimité et de la couardise; mais le xérès le réchauffe, et le fait courir de l'intérieur aux extrémités. Il illumine la face qui, comme un fanal, donne à toutes les forces de ce petit royaume, l'homme, le signal de s'armer; et alors toute la milice vitale, tous les petits esprits internes se rallient en masse autour de leur capitaine, le cœur, qui, dilaté et fier de ce cortége, ose toute espèce d'exploit; — et toute cette valeur vient du xérès! » (*Henry IV*, 2e partie, scène XIII.)

A côté du xérès figurent honorablement le marsala, le porto et le madère.

Les *vins spiritueux sucrés* sont presque aussi riches en alcool que les précédents; seulement le sucre s'y trouve en assez forte proportion et y masque la saveur chaude et mordante de l'alcool. Ces vins, quoique moins capiteux et excitants que les spiritueux secs, sont plus dangereux parce que leur douceur engage à en consommer à plus forte dose et donne une sécurité très-trompeuse; ajoutons que le goût de muscat que possèdent certains vins de cette catégorie, est un attrait de plus, puisqu'il relève leur fadeur sucrée. On peut citer, parmi ces vins, le lunel, le frontignan, quelques crus des Pyrénées-Orientales (Collioure, Banyuls), enfin ceux de Malaga et d'Alicante; ces derniers ne sont pas le produit direct de la fermentation, car ils sont ultérieurement soumis à la cuisson.

Pris à dose très-modérée, les vins des deux catégories

précédentes sont très-utiles chez les gens débilités, chez les convalescents, surtout à la suite de ces longues maladies qui ont amené un dépérissement très-marqué, la fièvre typhoïde, par exemple ; dans ces cas et d'autres analogues, ces vins relèvent rapidement les forces, donnent de l'énergie à toutes les fonctions, et, en particulier, à celles de la nutrition. Il ne faut pas perdre de vue leur richesse alcoolique et, par suite, il faut ne les administrer d'emblée qu'à faible dose ; en augmentant tous les jours un peu cette quantité, on peut arriver progressivement à faire très-bien supporter de fortes doses de ces vins non-seulement sans inconvénient, mais encore au plus grand bien des convalescents.

Les *vins astringents* doivent leur principal caractère à la proportion relativement considérable de tannin qu'ils renferment. Ces vins sont très-colorés, mais n'ont qu'une richesse alcoolique moyenne ; ils sont surtout recherchés pour couper d'autres vins et leur communiquer l'excès de tannin et de couleur qu'ils possèdent. Ils peuvent être très-avantageusement appliqués aux usages chirurgicaux, pour panser des plaies de mauvaise nature, des ulcères atoniques ou à suppuration sanieuse, pour combattre des leucorrhées rebelles et, dans ce cas, ils pourraient être employés à l'intérieur et à l'extérieur de préférence à tout autre. Les vins de Cahors sont le type des vins astringents, et ce sont les plus convenables pour les cas que nous venons de signaler. Les vins du Roussillon se rattachent aussi à cette catégorie, mais se distinguent des précédents par leur degré alcoolique très-élevé ; ils sont très-excitants et ne sont pas supportés par des estomacs délicats : quand ils peuvent être aisément tolérés, ils exercent une action puissamment tonique et revivifient promptement l'organisme, surtout à la suite d'hémorrhagies graves, notamment les métrorrhagies puerpérales. Les vins du Roussillon sont excellents pour préparer le vin de quinquina.

Les *vins acides* sont ceux qui contiennent une proportion de sels acides (tartrates, acétates, etc.) plus forte que dans les autres vins. Cette catégorie est spéciale aux climats froids, et comprend notamment les vins du Rhin et les vins des environs de Paris (Suresnes, Argenteuil, Sannois, Montmorency). Les vins du Rhin, à part quelques nobles et rares exceptions, sont loin d'être à la hauteur de leur renommée : leur couleur, leur légèreté, leur brillant, etc., etc., ne constituent pas des qualités bien sérieuses au point de vue hygiénique; l'alcool ne s'y trouve qu'en proportion très-ordinaire, presque au-dessous de la moyenne, enfin les acides libres ou sels acides y sont trop abondants. Quant aux vins des environs de Paris, ils sont rarement buvables : de temps en temps, un été très-chaud, et une longue série de belles journées avant et pendant les vendanges amènent une récolte presque passable; mais que d'années où le vin est d'une acidité telle, qu'il pourrait servir d'assaisonnement! Aussi que de dyspepsies chroniques produites sous l'influence d'une pareille boisson, chez des gens surmenés par les rudes travaux des champs! que de gastralgies et d'entéralgies opiniâtres également dues à cette cause!

Les *vins mousseux* sont ceux qu'on a soutirés et mis en bouteille avant que la fermentation soit complétement terminée, de sorte qu'elle s'achève dans la bouteille en produisant une certaine quantité d'acide carbonique, qui se dissout principalement grâce à la pression à laquelle il est soumis. On peut faciliter la formation d'acide carbonique par l'addition de substances fermentescibles, ou même fabriquer artificiellement des vins mousseux en faisant dissoudre de l'acide carbonique dans des vins blancs appropriés. Les vins mousseux, outre les qualités spéciales qui n'appartiennent qu'aux grands crus champenois, sont essentiellement caractérisés par la présence de l'acide carbonique, qui leur communique ses propriétés stimulantes et digestives, en même temps qu'il les rend plus capiteux, mais nullement à la façon de l'alcool. En effet, l'ivresse produite par le gaz carbonique est très-passagère et n'a pas la lourdeur, l'abrutissement de l'ivresse purement alcoolique. Les vins mousseux jouissent, à titre de vins blancs, de propriétés diurétiques assez marquées et peuvent, dans des cas tout à fait spéciaux, être parfaitement indiqués, pourvu qu'on n'ait pas à craindre l'excitation qui accompagne leur usage. Le Midi produit aussi des vins mousseux qui, sans avoir la renommée hors ligne des crus de la Champagne, sont cependant très-estimés et seraient bien mieux connus si l'insuffisance de leur production ne limitait beaucoup leur consommation : nous citerons notamment les vins de Gaillac, la *blanquette* de Limoux, et surtout le vin rosé des environs de Montélimart.

Sous la dénomination de *vins mixtes*, on comprend les vins dans lesquels aucun principe ne prédomine aux dépens des autres, dans lesquels règne, par conséquent, une proportion convenable entre les divers éléments constituants. La majorité des vins du Languedoc, de la Bourgogne et de la Gironde sont dans ce cas, sans cependant présenter une composition tout à fait identique ; les vins du Languedoc contiennent plus de matière colorante, ceux du Bordelais plus de tannin et ceux de la Bourgogne plus de sels acides, de sorte qu'on pourrait les classer ainsi, d'après les proportions de ces principes :

Matière colorante.	Tannin.	Sels acides.	Alcool.
Languedoc,	Gironde,	Bourgogne,	Languedoc,
Bourgogne,	Languedoc,	Gironde,	Bourgogne,
Gironde.	Bourgogne.	Languedoc.	Gironde.

Les vins mixtes sont les plus répandus et conviennent le mieux pour boisson alcoolique de table ordinaire ; cependant, en raison des quelques différences que nous venons de signaler, tel vin mixte doit être préféré à tel autre, suivant le tempérament, la saison, l'état de santé, etc., etc. Le vin de Bordeaux est plus tonique, plus fortifiant que ceux du Languedoc et ceux de la Bourgogne ; ces derniers sont plus excitants, mais plus légers que les autres ; ils sont plus agréables à boire en été, tandis que le bordeaux est mieux goûté l'hiver. Les vins du Languedoc ont des caractères moins tranchés que les précédents : ils sont généralement plus colorés, plus alcooliques, mais aussi plus lourds que les autres et surtout le bouquet y est incomparablement moins développé. Dans les vins ordinaires de ces divers crus, ces différences sont bien moins saillantes, quelquefois même complétement inappréciables, à cause des coupages auxquels on les soumet, et on a alors un vin ni exquis ni très-mauvais et dont on peut représenter la composition moyenne, par litre, par le tableau suivant, d'après les analyses de M. Bouchardat :

Eau		878
Alcool vinique		100
— butyrique, amylique, etc.		
Aldéhydes divers		Traces.
Ethers acétique, caprique, caproïque, etc.		
Huiles essentielles, parfums particuliers		
Sucres, mannite, glycérine, mucilage, gommes		
Matières colorantes		
— grasses		
— azotées		
Acide tannique		
— succinique		
— carbonique		
Tartrate acide de potasse (2 à 6 parties)		22
Tartrates, racémates	La plupart avec excès d'acide.	
Acétates, propionate, butyrates, lactates		
Citrates, malates		
Sulfates, azotates		
Phosphates siliceux		
Chlorures, bromures, iodures, fluorures		
Potasse, soude, chaux (traces), magnésie		
Alumine, oxyde de fer, ammoniaque		

Bien que la composition chimique du vin ne nous rende pas suffisamment compte de tous ses effets sur l'organisme, elle peut néanmoins servir à nous en expliquer plusieurs. Le vin est nourrissant à un léger degré ; les matières azotées qu'il renferme, ainsi que l'expérience de tous les jours, nous le montrent parfaitement. Depuis longtemps on a fait la remarque que les forts buveurs sont en général de piètres mangeurs, et que les individus ne buvant que de l'eau consomment plus de pain que ceux qui boivent une ration ordinaire de vin. L'influence de l'alcool sur la nutrition, influence qui se traduit par un ralentissement du mouvement de désassimilation, doit avoir évidemment une part dans cet effet du vin.

Le vin est nourrissant encore par les matières grasses et sucrées qu'il contient en proportions assez notables; c'est par les matières grasses et sucrées qu'il mérite de conserver le titre d'aliment respiratoire qu'on lui a donné pour son alcool.

Enfin le vin est tonique, digestif, légèrement stimulant et un peu diurétique. Toutes ces propriétés, il les doit principalement à l'alcool et accessoirement au tannin; et quand le vin est de bonne qualité moyenne, c'est la boisson par excellence. Il n'y aurait, croyons-nous, qu'avantage à remplacer les tisanes dans un grand nombre de maladies, surtout les maladies fébriles, consacrées par l'usage du vin très-étendu d'eau. Une pareille boisson remplirait mieux la plupart des conditions auxquelles sont censées répondre les tisanes.

ARTICLE III. — BOISSONS DISTILLÉES ET LIQUEURS.

On désigne sous ce nom des boissons dans lesquelles l'alcool joue un rôle prédominant et qui sont en outre généralement composées de sucre et d'un ou plusieurs principes aromatiques, colorants, extractifs et autres, empruntés à des substances végétales. Ces boissons sont obtenues quelques-unes par la distillation de l'alcool sur certaines plantes : ainsi l'anisette, le genièvre, l'élixir de Garus, etc.; d'autres par macération alcoolique : cassis, curaçao, etc.

Ces boissons, au nombre desquelles nous comprenons l'eau-de-vie, sont l'objet d'une consommation considérable et toujours croissante et entrent pour une grande part dans la production des cas de plus en plus nombreux d'alcoolisme chronique ; aussi allons-nous dire quelques mots des plus connues, en insistant particulièrement sur la plus offensive et la plus répandue, l'absinthe.

§ 1. — Absinthe.

Nous empruntons les détails qui suivent sur la nature et la préparation de l'absinthe à M. le docteur Motet, qui a publié sur ce sujet un travail intéressant. (Thèses de Paris, 1859, n° 250.)

Deux espèces de liqueurs sont livrées à la consommation sous le nom d'*extrait d'absinthe :* ce sont l'absinthe commune et l'absinthe suisse. Il y a entre elles de grandes différences de qualité. L'absinthe commune est préparée avec des alcools de 40 degrés centigrades ; l'absinthe suisse avec des alcools de 60, 70 et 72 degrés centigrades. Autrefois la consommation de la première était à celle de la seconde comme 15 est à 5. Aujourd'hui la proportion est entièrement renversée et l'on boit 20 litres d'absinthe suisse environ pour 5 litres d'absinthe commune.

Voici quelles sont les plantes qui entrent dans sa composition :

Sommités d'absinthe majeure,
— mineure,
Racine d'angélique,

Calamus aromaticus,
Semences de badiane,
Feuilles de dictame de Crète,
Origan vulgaire.

«Tout cela doit macérer en proportions définies, pendant huit jours, dans l'alcool à 60 ou 70 degrés ; puis on distille au bain-marie, et on ajoute alors 16 grammes d'huile essentielle d'anis pour 16 litres de liqueur. On agite pour opérer un mélange complet. Mais tous les distillateurs n'ont pas la même recette ; il y en a beaucoup qui emploient le fenouil, la menthe, la mélisse. Puis, on voit si la coloration est satisfaisante, si l'absinthe s'étend et blanchit bien. Si elle ne possède pas ces qualités, c'est alors qu'intervient le savoir-faire du fabricant, et que de l'indigo, de la teinture de curcuma, du jus d'hysope, d'orties, voire même du sulfate de cuivre, sous le nom de *bleu éteint*, s'ajoutent à la liqueur pour lui donner les apparences qui lui manquent. Les absinthes supérieures ont rarement besoin d'être travaillées, elles sont généralement préparées avec soin. Telle est la liqueur d'absinthe. »

Malgré ce qui précède, nous ferons remarquer que la plante appelée *absinthe* n'entre pas toujours dans la composition de la liqueur de ce nom, laquelle peut être fabriquée notamment avec plusieurs espèces de génipi.

La liqueur d'absinthe est-elle toxique ou non? Doit-elle ses propriétés funestes à la plante même ou à l'alcool?

Bien que les recherches et les expériences ne manquent pas sur ce sujet, on n'est pas encore bien édifié, et nous ne saurions avoir une opinion définitive là-dessus. On a cru pouvoir établir que l'absinthe est un poison énergique; mais les faits invoqués à l'appui ne nous paraissent pas suffisamment démonstratifs. M. F. Moreau attribue les effets particuliers de l'absinthe à la manière dont le consommateur prépare son verre d'absinthe. Quelque bizarre que paraisse cette opinion, son auteur l'a soutenue très-sérieusement et a trouvé des adeptes compétents et convaincus dans les buveurs émérites. M. F. Moreau trouve que l'absinthe agit bien différemment lorsqu'on l'étend d'eau brusquement, sans précautions, ou lorsqu'on y ajoute l'eau lentement, goutte à goutte. D'après lui, il semble que, dans le premier cas, l'eau et la liqueur se soient mêlées sans se combiner; dans l'autre, au contraire, la division des molécules et l'union de l'alcool et de l'eau semblent parfaites; par conséquent, l'action de la boisson est plus sûre et son absorption plus complète. Ce fait vient donner une nouvelle force à cet axiome thérapeutique, que plus un corps est divisé, plus il est facilement absorbé.

Ce qui prouve encore, d'après M. Moreau, que c'est bien à l'émulsion produite par le buveur que l'on doit attribuer l'action excitante de l'absinthe, c'est que chacun sait que, prise pure, à part la sensation de chaleur et quelquefois de brûlure même que produit, sur la muqueuse digestive, un liquide alcoolique à un degré aussi élevé, l'absinthe étourdit et grise moins facilement. Ces explications nous paraissent bien spécieuses et nullement convaincantes; celles qui suivent ont plus de valeur.

Si l'absinthe, dit encore M. F. Moreau, avait une action véritablement toxique sur l'économie, il nous semble que des phénomènes spéciaux devraient se montrer lorsqu'on absorbe des quantités relativement considérables de ses principes actifs. Il n'en est pourtant rien. Dans l'état physiologique, on peut prendre cent fois plus d'absinthe que l'on n'en absorbe lorsqu'on boit même dix verres de cette liqueur, c'est-à-dire qu'on peut prendre jusqu'à cinq ou six gouttes d'huile essentielle ou une quantité proportionnelle d'extrait sans que l'on observe aucun phénomène d'excitation cérébrale ou nerveuse.

Quant à nous, malgré les assertions de M. Decaisne et les expériences de Marcé, nous croyons, jusqu'à plus ample information, que la liqueur d'absinthe est nuisible principalement par la quantité d'alcool qu'elle renferme ; qu'elle n'a par elle-même aucune action toxique spéciale, toujours en dehors de l'alcool ; que d'ailleurs ses mauvais effets seraient à peu de chose près les mêmes avec de l'eau-de-vie ayant le même degré de concentration ; que les désordres qu'elle paraît produire tiennent : 1° à l'abus qu'on fait de cette boisson ; 2° à l'habitude qu'on a de prendre cette boisson avant le repas, c'est-à-dire dans l'état de vacuité de l'estomac, moment le plus favorable pour une absorption rapide et complète ; 3° à l'excitation préalable ou simultanée de l'organisme par l'huile essentielle contenue dans cette liqueur, excitation qui non-seulement s'ajoute à l'effet produit par l'alcool, mais encore augmente singulièrement son intensité par l'état d'éréthisme qu'elle provoque.

Il est à peine besoin de faire remarquer que les falsifications dont l'absinthe est l'objet peuvent à elles seules rendre cette liqueur très-dangereuse, surtout si elles sont pratiquées avec des substances telles que le sulfate de cuivre.

§ 2. — Liqueurs diverses.

Le *kirsch* s'obtient en écrasant des cerises noires ainsi que leurs noyaux et en les distillant après les avoir soumises à la fermentation. Cette liqueur se distingue de toutes les autres en ce qu'elle contient, mais à faible dose, une substance des plus actives à laquelle elle doit son parfum spécial ; cette substance, c'est l'acide cyanhydrique. Il est inutile d'insister sur le danger qu'il y aurait à abuser de cette liqueur, dont le degré alcoolique est d'ailleurs assez élevé ordinairement.

Le *curaçao* est fabriqué en faisant macérer des écorces d'oranges amères, mêlées avec un peu de cannelle et des clous de girofle dans de l'eau-de-vie additionnée de sucre. On remplace quelquefois l'écorce d'oranges amères par de l'essence d'oranges, mais le produit obtenu est de moins bonne qualité. Cette liqueur bien préparée est jusqu'à un certain point hygiénique : elle est apéritive, stimulante et tonique et, par conséquent, susceptible, dans certains cas, d'exercer une action très-salutaire sur l'organisme.

Une liqueur qui mériterait d'être mieux connue et qui est même supérieure à la précédente par ses qualités hygiéniques, c'est l'*élixir de Garus* préparé par distillation de l'alcool sur diverses substances, en proportions déterminées, ayant toutes des propriétés toniques et stimulantes : ces substances sont la cannelle, le girofle, la myrrhe, la muscade, le safran et l'aloès ; le produit de la distillation est additionné de sirop de capillaire.

La plupart de ces liqueurs, ainsi que d'autres dont nous

ne parlons pas (anisette, cassis, chartreuse, etc.), peuvent être heureusement utilisées, à condition de ne les employer qu'à faible dose, pour exciter les fonctions digestives, pour imprimer même à toute l'économie un surcroît de stimulation favorable à l'accomplissement de toutes les fonctions, surtout chez les individus lymphatiques ou scrofuleux. Leur mode d'action est évidemment complexe et tient aux trois principaux éléments qui entrent dans leur composition, le sucre, l'alcool et le principe aromatique. C'est surtout par ce dernier que leur influence sur l'économie est différente : il est clair, en effet, qu'à proportions égales de sucre et d'alcool, la chartreuse, l'élixir de Garus, le curaçao, sont plus toniques que le cassis et le genièvre. Les gens pléthoriques, à digestion lente, et sujets à la constipation, se trouveront mieux de l'usage de l'élixir de Garus que de toute autre liqueur, à cause de la petite quantité d'aloès qu'il renferme.

LIVRE V.

DU RÉGIME.

Si l'on réfléchit un instant à la variété infinie des substances susceptibles de servir à l'alimentation de l'homme, et si on la compare à la profonde diversité des milieux dans lesquels vivent les races humaines, on ne tarde pas à saisir un rapport intime entre ces deux termes, rapport qui peut en définitive se traduire par cet aphorisme : tel climat, telle nourriture. Un autre rapprochement non moins juste peut être établi entre les races humaines d'un côté, et le climat et la nourriture de l'autre. Pour nous en tenir à cette dernière qui seule nous intéresse ici, on comprend que l'alimentation doit différer suivant le sol, les saisons, le climat : un coup d'œil jeté sur le mode d'alimentation des différents peuples montre par quels liens étroits l'homme se rattache à la nature et subit son influence.

Sans pousser aussi loin que nous le pourrions cette recherche des variations présentées par le mode d'alimentation suivant la nationalité, nous sommes tenu d'examiner l'influence que doit exercer sur la santé le choix exclusif de tel ou tel aliment, et les changements que doivent amener dans la nourriture certaines conditions physiologiques générales, telles que l'âge, le sexe, le tempérament. « Il est certain, dit Liebig, que trois personnes, dont l'une s'est rassasiée de bœuf et de pain, l'autre de pain et de fromage ou de morue, la troisième de pommes de terre, considèrent chacune à des points de vue bien différents, une difficulté qui vient se présenter à elles. L'action des différents aliments sur le cerveau et sur les nerfs varie évidemment suivant certains principes particuliers qu'ils renferment. »

L'examen successif des différentes questions que nous venons de soulever se place tout naturellement à la suite de l'étude analytique des substances alimentaires qui occupe les chapitres précédents : c'est donc en quelque sorte la synthèse de l'alimentation que nous allons présenter, c'est-à-dire qu'après avoir passé en revue les aliments et les boissons, et les avoir étudiés au point de vue de leur valeur intrinsèque, il nous reste à examiner leur influence collective, quels effets ils peuvent produire suivant qu'on les associe de telle ou telle manière. C'est là l'objet du *régime*.

CHAPITRE I.

ÉTUDE QUALITATIVE DU RÉGIME.

ARTICLE I. — RÉGIME EXCLUSIF AZOTÉ OU NON AZOTÉ.

Avant d'étudier successivement l'influence physiologique, exercée par chacun de ces régimes, il faut examiner en quelques mots les effets de régimes encore plus exclusifs; en d'autres termes, il faut voir si l'on peut se nourrir avec un seul principe immédiat et jusqu'à quel point la vie est compatible avec ce régime.

Magendie, Chossat, Boussingault, Letellier et autres physiologistes ont recherché l'influence que produit un régime uniquement composé d'une substance non azotée. Des chiens ont été nourris avec du sucre, avec de la gomme, avec de l'huile d'olive, du beurre, de l'amidon, etc., leur boisson consistant exclusivement en eau distillée, et ils n'ont pu supporter cette alimentation que pendant un temps assez limité, de trente à quarante jours au plus; à leur autopsie, on a constaté une diminution considérable du volume des muscles et une absence totale de graisse. Tiedemann et Gmelin ont fait sur des oies les expériences précédentes : celle qui n'avait reçu que de l'amidon mourut la dernière, le vingt-septième jour de ce régime; celle qui avait été nourrie avec de la gomme mourut la première, le seizième jour, ce qui s'explique parfaitement quand on songe que dans la plupart des cas où l'on a étudié la valeur alimentaire de la gomme, on a trouvé que cette substance traversait le tube digestif sans être altérée et qu'on la retrouvait dans les excrétions telle qu'elle avait été absorbée. Le sucre, l'huile, l'amidon étant destinés principalemnt à l'entretien de la chaleur et la production de la graisse, on comprend qu'ils puissent entretenir la vie pendant quelque temps; mais comme celle-ci implique une rénovation moléculaire incessante qui se traduit par l'élimination d'une certaine proportion d'azote, les aliments ne fournissant pas cet azote, c'est aux dépens de la substance même de l'animal que se fait cette élimination.

Si d'autre part on essaye de nourrir des animaux uniquement avec des substances azotées, on arrive à des résultats presque identiques. Tiedemann et Gmelin ont nourri des oies avec de l'albumine cuite et ont vu ces animaux succomber du quarantième au cinquantième jour; des chiens alimentés avec de la fibrine, de la caséine, de la gélatine et autres matières albuminoïdes, ont pu vivre plus longtemps que les oies, mais ils n'en ont pas moins succombé rapidement. C'est qu'en effet la nutrition est en connexion intime avec les autres fonctions, la calorification surtout, et si celle-ci ne peut s'accomplir physiologiquement faute de principes ternaires venant du dehors, elle s'opère aux dépens des principes ternaires de l'animal, puis aux dépens des substances azotées; mais dans ce dernier cas elle a lieu dans des conditions tellement anormales que le mécanisme de la vie doit nécessairement être entravé. Nous ferons remarquer, cependant, que la mort arrive moins vite avec le régime exclusivement azoté qu'avec le régime non azoté.

Ces restrictions alimentaires ne sont pas les seules qui soient incompatibles avec la vie. La nutrition peut encore être profondément troublée par l'usage exclusif d'une seule et même substance, bien qu'elle renferme un mélange de principes azotés et non azotés. Ainsi des chiens nourris uniquement les uns avec des œufs durs, d'autres avec du pain blanc et de l'eau n'ont pu vivre au delà de deux mois; des lapins nourris exclusivement avec des feuilles de carottes, ou des pommes de terre crues, ou de l'orge, n'ont pas tardé à dépérir et sont morts assez rapidement, tandis que des animaux de même espèce, vivant dans les mêmes conditions physiologiques, mais nourris un jour avec une de ces substances, le lendemain avec une autre, ou avec deux substances conjointement, vivaient très-bien et augmentaient de poids. On peut cependant avec une seule substance alimentaire subvenir à la nutrition, mais à la condition expresse que les principes azotés et les principes non azotés s'y trouvent en harmonie avec les besoins de l'organisme. C'est pour cela que des animaux nourris avec des pommes de terre exclusivement, ou avec des betteraves, ne peuvent supporter longtemps un pareil régime, parce que dans ces deux substances les principes azotés sont en trop faible proportion relativement aux principes amylacés ou sucrés. Toutefois l'habitude est susceptible d'amener l'organisme à un état de tolérance remarquable pour un régime exclusif. Ainsi à côté de l'expérience de Magendie que nous rapportions tout à l'heure concernant les chiens nourris avec du pain et de l'eau et succombant au bout de deux mois, on pourrait citer nombre de cas d'individus ayant pu supporter un régime semblable pendant beaucoup plus de temps. Nous reviendrons du reste sur ce sujet dans la DEUXIÈME PARTIE de cet ouvrage en traitant de l'*Alimentation insuffisante*.

Il ressort de tout ce qui précède que le régime exclusif azoté ou non azoté est incapable de suffire à une alimentation normale et que la nutrition ne tarde pas à être troublée profondément et une mort rapide en est la conséquence inévitable. Il faut encore que les principes hydrocarbonés ou respiratoires se trouvent, relativement aux principes azotés ou plastiques, dans une proportion telle qu'elle soit en harmonie avec les pertes de même nature éprouvées par l'organisme.

La nécessité ou au moins l'utilité de plusieurs substances alimentaires ingérées journellement, au lieu d'une seule, repose sur une autre considération : en effet, pour que la nutrition s'opère régulièrement, le plus physiologiquement possible, il faut que les aliments soient toujours pris avec plaisir; si l'inappétence survient pour une cause ou pour une autre, la consommation alimentaire pourra être la même, mais l'organisme n'utilisera pas aussi bien les matériaux ingérés. Or il n'est rien de tel que la satiété amenée par la réapparition constante du même aliment, pour provoquer du dégoût, de l'inappétence et troubler la nutrition. C'est là le principal motif qui fait prescrire la variété dans le régime, qui la rend même presque indispensable.

ARTICLE II. — RÉGIME ANIMAL, RÉGIME VÉGÉTAL, RÉGIME MIXTE.

Dès la plus haute antiquité, on a discuté beaucoup pour savoir si l'homme doit suivre un régime exclusivement animal ou végétal, et comme en bien d'autres questions à termes extrêmes, la vérité s'est trouvée au mileu, c'est-à-dire dans une proportion convenable de chacun. Le sujet mérite cependant autre chose qu'une solution aussi tranchée, et comme il est susceptible de nous fournir plusieurs enseignements précieux, nous allons en faire un examen détaillé.

Au dernier siècle, Jean-Jacques Rousseau s'est fait le défenseur du régime végétal, par sensiblerie d'abord et puis pour être fidèle le plus possible à son système d'éducation physique. De son côté, Helvétius soutient que le seul régime qui puisse convenir à l'homme est le régime animal. Les raisons anatomiques et physiologiques données par ces deux philosophes à l'appui de leur opinion, ont une si mince valeur qu'elles ne méritent pas la peine d'être signalées. Tout nous démontre au contraire que le régime mixte est le mieux approprié à la nature physique de l'homme. La conformation du système dentaire où se trouvent représentées les principales espèces de dents, fait voir que l'homme est apte à ingérer des aliments végétaux aussi bien que des aliments animaux. Son estomac le rapproche des carnivores, mais ses intestins ont plus d'analogie avec ceux des herbivores; quant à la composition de son sang, elle tient le milieu entre celle des herbivores et celle des carnivores. En un mot, et tous ces faits le démontrent, l'homme est omnivore.

Bien que par la nature de son organisation, l'homme s'accommode mieux d'un régime mixte que d'un régime exclusif, il est des circonstances soit naturelles, soit accidentelles qui le mettent dans la nécessité de suivre un régime à peu près exclusivement animal ou végétal. Cette nécessité est parfaitement compatible avec l'exercice physiologique de toutes les fonctions, mais elle n'est pas sans influencer notablement le tempérament, la constitution et même le caractère ; on conçoit dès lors quel parti l'on peut tirer d'un modificateur aussi puissant et aussi inoffensif que le régime.

Il s'agit donc d'examiner successivement l'influence comparée du régime animal et du régime végétal sur les fonctions et appareils les plus importants.

Digestion. — Les substances végétales se digèrent, en général, moins aisément que la viande à cause de l'épiderme qui les recouvre et qui est réfractaire à l'action des sucs digestifs, ainsi que plusieurs expérimentateurs, Réaumur entre autres, l'ont constaté. De plus, à poids égal, elles renferment moins de matières alibiles que les substances de nature animale. Il faut dire aussi que par le seul fait de leur plus grande résistance à l'action des fluides digestifs, les matières végétales stimulent l'activité de l'estomac, de même que l'exercice développe la force musculaire ; mais cet effet ne peut guère se produire que chez des individus robustes et se livrant à de rudes travaux en plein air. Le régime animal répare mieux et surtout beaucoup plus vite ;

des expériences curieuses de Levaillant, viennent à l'appui de ce dernier point. Ce savant fit jeûner pendant quelques jours deux moineaux; puis il donna à l'un de la viande, à l'autre du grain : le premier digéra la viande et vécut, le second n'eut pas la force de digérer le grain et mourut. La résistance plus grande que présentent les végétaux à l'action des sucs digestifs explique ou justifie la complication du tube digestif des animaux herbivores comparé à celui des carnivores. Mais voici une particularité plus intéressante pour la physiologie humaine et la pathologie : les végétaux renfermant plus de matière non alibile que les tissus animaux, cette substance réfractaire vient stimuler favorablement les fonctions du gros intestin, et en augmentant le poids des excréments, le régime végétal facilite ainsi leur issue; ajoutons que la quantité plus considérable d'eau que renferment les végétaux, contribue pour une part à ce dernier résultat en rendant les excrétions moins sèches. A côté de ces bons effets se placent des inconvénients ayant même origine; c'est que la stimulation de l'intestin peut, dans certaines circonstances, dégénérer en véritable irritation et donner naissance à quelque phlegmasie intestinale, à de la diarrhée ou tout au moins à un relâchement assez marqué. Sous ce rapport, le régime animal produit l'effet contraire parce qu'il fournit au gros intestin moins de matières non assimilables; par suite de ce défaut de stimulation, cet organe devient *paresseux*, comme on dit, il y a de la constipation. C'est en cela que lerégime animal est *échauffant*. Ce dernier terme, employé surtout par les gens du monde, implique une plus large acception, basée du reste sur des faits exacts : il signifie que sous l'influence de ce régime, la quantité de sang augmente, que la puissance vitale devient plus intense, que le corps acquiert plus de développement, et qu'on produit plus de chaleur, tous phénomènes qui se traduisent physiologiquement par une augmentation de la fibrine et des globules, une élévation légère de la température du corps, une excrétion plus abondante d'acide carbonique et d'urée. Il importe de faire remarquer que les conditions précédentes sont des plus favorables pour le développement des phlegmasies, pour peu qu'une cause occasionnelle les fasse naître. C'est en ce sens que le régime animal peut prédisposer aux inflammations.

Circulation et respiration. — Nous venons de dire que le régime animal augmente la quantité de sang, ou plutôt fait le sang plus riche, puisqu'il accroît la proportion de la fibrine et des globules. On comprend que si cet état pléthorique persiste assez longtemps, le cœur puisse s'en ressentir et ses parois se développer plus que normalement; Chossat a constaté ce phénomène ainsi que le renforcement du pouls. D'un autre côté, le régime végétal a pour effet d'augmenter la proportion d'eau contenue dans le système circulatoire; il peut donc produire l'hydrémie et à la longue le lymphatisme.

Nutrition et force musculaire. — Par ce que nous avons déjà dit sur l'influence du régime animal, il résulte que la nutrition se fait mieux avec ce régime qu'avec le régime végétal. « Avant de pouvoir servir à former les muscles, dit Liebig, avant de devenir parties intégrantes du jus de viande, les substances qui composent le sang ont évidemment besoin de subir toute une série de métamorphoses. Nous consommons, dans la viande, les produits de ces métamorphoses, préparés non dans notre propre organisme, mais dans l'organisme d'un autre animal, et il est probable qu'ils conservent, en partie du moins, la faculté de produire dans le nouvel organisme des effets semblables à ceux qu'ils produiraient dans celui où ils sont formés. C'est en cela que consiste évidemment la haute valeur de la viande entière comme aliment : le foin, l'avoine, les pommes de terre, les navets, le pain, etc., produisent dans l'économie vivante du sang et de la chair, mais aucun de ces aliments n'agit aussi rapidement que la viande elle-même pour reproduire de la chair, pour réparer, par une aussi faible dépense de force organique, la substance musculaire dépensée par le travail. » Si le régime animal exerce une heureuse influence sur la nutrition et sur le développement des forces, le régime végétal, au contraire, a une action dépressive sur l'organisme, et bien que beaucoup de personnes puissent le supporter en vertu des conditions hygiéniques tout à fait spéciales dans lesquelles ils vivent (professions sédentaires, existence solitaire dans les cloîtres, etc.), il n'en est pas moins vrai qu'en général il est très-préjudiciable à la santé, et que son action débilitante s'étend à l'énergie morale. Isidore Geoffroy Saint-Hilaire a mis éloquemment ce fait en lumière. « Voyez l'Irlande et voyez l'Inde! L'Angleterre régnerait-elle paisiblement sur un peuple en détresse, si la pomme de terre presque seule n'aidait celui-ci à prolonger sa lamentable agonie? et par delà les mers, cent quarante millions d'Hindous obéiraient-ils à quelques milliers d'Anglais, s'ils se nourrissaient comme eux? Les Brames, comme autrefois Pythagore, avaient voulu adoucir les mœurs ; ils y ont réussi, mais en énervant les hommes. »

Veut-on des faits plus précis en faveur de l'action fortifiante du régime animal? William Edwards a constaté sur lui-même au dynamomètre que sa force était plus augmentée à la suite d'un repas fait avec des substances animales qu'avec des végétaux ; Haller et Stark ont éprouvé le même effet. Mais voici des faits plus frappants que nous citons d'après M. Longet. Six cent cinquante ouvriers, employés dans un établissement industriel du département du Tarn, furent pendant plusieurs années nourris surtout d'aliments végétaux, et l'on remarqua alors que la caisse de secours, ayant pour objet de fournir à l'ouvrier malade la moitié de son salaire habituel, était toujours en perte. M. Talabot ayant introduit la viande de boucherie dans le régime alimentaire, l'état sanitaire des travailleurs s'améliora considérablement, à tel point que chacun d'eux qui, autrefois, perdait en moyenne, pour cause de fatigue ou de maladie, quinze jours de travail par an, n'en perdit plus que trois. La nourriture animale fit gagner douze journées de travail par chaque homme.

Lorsque la compagnie adjudicataire du chemin de fer de Paris à Rouen chargea, en 1841, des ingénieurs anglais de l'établissement de la voie, un grand nombre d'ouvriers passèrent, à leur suite, d'Angleterre en France. Alors on put facilement remarquer combien, relativement aux ouvriers français, les Anglais étaient plus rapides dans leur travail. Ceux-là ne faisaient communément, dans un temps égal, que les deux tiers de l'ouvrage exécuté par les Anglais. A quoi tenait cette infériorité? Les ingénieurs en saisirent la cause. Ils mirent les ouvriers français au régime alimentaire des ouvriers anglais, et, de ce moment, l'égalité s'établit sur tout l'ensemble du travail. Pour cela, il ne fallut que substituer l'usage du roastbeef au bouilli, aux soupes et aux légumes dont se nourrissaient presque exclusivement les ouvriers français.

Dans l'Etat de Georgie et la Louisiane, le nègre fait quatre repas par jour, dont deux avec de la viande. Ce régime fortifiant développe une telle puissance de travail que les Antilles, où l'ouvrier noir est surtout nourri de végétaux, ne peuvent plus soutenir la concurrence de leurs voisins de l'Amérique du Nord, pour tous les produits qui exigent beaucoup de main-d'œuvre, comme le coton.

Une observation intéressante faite par les médecins vétérinaires paraît faire ressortir la supériorité du régime animal sur le végétal. On a remarqué, en effet, que la phthisie est très-rare chez les carnivores et assez fréquente au contraire chez les herbivores. On pourrait, il est vrai, invoquer d'autres causes pour expliquer cette différence ; mais le régime y a vraisemblablement une part importante, dominante même.

Puisque nous en sommes à l'influence du régime sur les animaux, rappelons en passant ces observations de Liebig : « Un ours, entretenu au Musée anatomique de Giessen, se montrait d'un tempérament fort doux tant qu'on le nourrissait exclusivement de pain ; mais quelques jours de régime animal le rendirent méchant, hargneux et même dangereux pour son gardien. On sait que l'irascibilité des porcs peut être exaltée par le régime de la viande, au point de leur faire attaquer les hommes. »

Les animaux carnivores sont en général plus forts, plus hardis, plus belliqueux que les herbivores, qui deviennent leur proie. La même différence se remarque entre les nations qui vivent de plantes et celles dont la nourriture principale consiste en viande.

Système nerveux. — Ici nous ne pouvons mieux faire que citer M. Segond qui a traité ce point délicat avec beaucoup de bonheur et à qui nous avons déjà emprunté, dans le cours de cet article, plusieurs détails intéressants. « L'influence des aliments sur le système nerveux, dit M. Segond, s'offre d'une manière complexe et demande une étude délicate. Le régime animal portant dans tout l'organisme, la force et l'excitation, donne certainement de la vivacité à nos sensations. On peut dire, au contraire, que les végétaux en général exercent une action sédative et diminuent la sensibilité générale. Cependant, dans certaines formes de la santé, on voit ces deux ordres d'aliments agir d'une manière toute différente : d'une part, l'individu qui, pendant longtemps, est soumis au régime animal, voit sa sensibilité s'émousser et l'estomac semble concentrer chez lui les forces et les sensations ; d'autre part, le régime végétal, chez une personne nerveuse et irritable, tend à entretenir et à développer même l'exaltation de la sensibilité. Si maintenant vous mettez le premier individu à la diète végétale, vous lui rendez la délicatesse de ses sensations; chez l'autre personne, au contraire, le régime animal vient faire cesser l'excitation nerveuse et l'on constate la maxime d'Hippocrate : *Sanguis frenat nervos.* » On voit toutes les conséquences qui découlent de ces faits et le parti que l'on peut tirer d'un régime exclusif. Nous aurons du reste encore un mot à dire sur ce sujet à propos du régime considéré suivant les tempéraments et à propos de l'*entraînement*.

Il résulte de cette étude comparée du régime, que l'observance rigoureuse d'un régime exclusif peut entraîner des inconvénients sérieux. Bien qu'il y ait moins à craindre la pléthore, l'excès de force, consécutifs au régime animal, que la délibitation amenée par le régime végétal, bien que la supériorité du premier sur le dernier soit évidente, en thèse générale, il n'en est pas moins vrai qu'il y a utilité à combiner les deux régimes. L'organisme se trouve très-bien de cette association des végétaux aux viandes; l'excès de plasticité que celles-ci peuvent donner au sang se trouve tempéré par l'eau et les sels à acides organiques facilement décomposables que renferment les légumes. Il est bien entendu que par végétaux on comprend surtout les légumes verts ou herbacés; c'est à peine si les pommes de terre peuvent être considérées comme légumes; quant aux légumes secs, ils ont les inconvénients d'un régime fortement animalisé sans produire un effet aussi tonique ni aussi reconstituant.

Le régime mixte est donc celui qui convient le plus à l'homme; mais quel élément doit-il prédominer? le végétal ou l'animal? C'est une question un peu complexe et dans laquelle il faut faire la part de l'âge, des tempéraments, des saisons, etc., toutes conditions diverses dont nous allons successivement étudier l'influence sur le régime.

CHAPITRE II.

DU RÉGIME SELON LES AGES.

ARTICLE I. — RÉGIME DE L'ENFANCE.

§ 1. — De la naissance au sevrage.

Dans cette période de la vie, le genre de nourriture le plus convenable à l'enfant a été suffisamment indiqué par la nature même qui a fourni à la mère de quoi subvenir à la nutrition du nouveau-né jusqu'au moment où ses organes digestifs sont assez développés pour supporter une alimentation variée, pour en faire un *omnivore*.

Par sa forme liquide qui en facilite l'ingestion et la digestion, par une juste proportion entre les divers principes azotés et non azotés qui le constituent, par sa composition sensiblement constante, le lait est donc l'aliment par excellence du bas âge. Ici se place naturellement l'examen de l'origine, la qualité et la quantité du lait à donner à l'enfant, des aliments qu'on peut ajouter ou substituer au lait, du sevrage, etc., etc., toutes questions que nous allons étudier successivement.

1° *Allaitement naturel.*

Nous n'avons pas l'intention, à propos de l'allaitement naturel, de discuter tous les points intéressants relatifs à cette grosse question. Nous nous bornerons aux considérations les plus pratiques et les plus directement applicables à notre sujet.

Un mot d'abord sur l'allaitement maternel comparé à l'allaitement par une nourrice. Sans vouloir trancher un débat qui a passionné tant d'écrivains, — littérateurs, médecins ou hommes et femmes du monde, — on peut dire que toutes les fois que la mère désire très-librement allaiter, que sa santé le lui permet, que le milieu dans lequel elle vit et son genre d'existence ne sont pas défavorables à cette fonction supplémentaire, la mère peut — nous dirions même — doit nourrir son enfant. Mais si la mère est affectée de quelque maladie diathésique, si elle est de santé faible, de complexion délicate, si elle ne se décide à allaiter qu'à son corps défendant et uniquement pour céder aux vœux de son entourage, enfin si son lait est manifestement reconnu insuffisant en qualité ou quantité, il n'y a pas à hésiter : l'enfant doit être confié à une nourrice. En vain invoquera-t-on les lois de la nature, les causes finales, les heureux effets de l'allaitement sur certaines femmes délicates ou débiles, la tendre sollicitude que ne remplacent jamais les soins mercenaires les plus attentifs : ces arguments ne manquent pas de valeur et peuvent bien être appuyés par des faits, peu fréquents d'ailleurs ; néanmoins, il serait on ne peut plus imprudent de risquer la vie d'un enfant sur la possibilité de faits exceptionnels.

Que ce soit la mère ou une étrangère qui se charge d'allaiter, *à quels caractères reconnaîtra-t-on une bonne nourrice?* « La bonne santé d'une nourrice, dit excellemment le professeur Trousseau, se juge par l'extérieur, par l'examen des différents appareils, et par les renseignements que nous sommes à même d'obtenir. La couleur de la peau et des cheveux n'est que d'une médiocre valeur, une blonde peut être aussi bonne nourrice qu'une brune. La beauté des dents, à laquelle certaines personnes attachent une si grande importance, n'en a réellement pas d'autres que celle qui est relative à l'agrément de la figure. La façon dont se fait habituellement la menstruation peut jusqu'à un certain point être un indice de la façon dont se fera la sécrétion du lait. Une menstruation irrégulière et peu abondante donne à craindre que la sécrétion lactée se fasse mal ; comme aussi des règles trop abondantes sont chose fâcheuse, parce qu'il se peut qu'après deux ou trois mois de nourriture, l'hémorrhagie menstruelle reparaissant, la fluxion mammaire, d'abord énergique, soit contre-balancée et annihilée par la fluxion utérine. Une menstruation régulière quant aux époques et quant à la quantité de sang perdue, établirait donc déjà quelques présomptions favorables. Je dis des présomptions, car, je le répète, nous ne pouvons pas nous prononcer à l'avance d'une manière absolue. L'état des mamelles même ne peut nous fournir aucune donnée suffisante, bien qu'à cet égard nous trouvions là quelque chose de plus positif. C'est moins toutefois par leur volume que par leur forme, par l'aspect de la peau qui les recouvre, par la configuration et le développement du mamelon qu'il faut en juger. Ce ne sont pas toujours les seins les plus volumineux, les plus arrondis, qui fournissent le plus de lait, car souvent le développement qu'ils ont acquis n'est dû qu'à la prédominance du tissu cellulaire et de la graisse, tandis que des seins moins gros, mais affectant la forme de poires, indiquent un développement de la glande mammaire elle-même, et promettent une sécrétion lactée plus abondante, alors surtout que la peau qui les recouvre, marbrée de belles veines bleues, témoigne de la richesse de la circulation. Il faut, en outre, que le mamelon entre facilement en érection, qu'il soit bien développé, de façon à offrir plus de prise à la bouche de l'enfant qui doit le teter. »

Quant au *lait*, il n'est pas toujours aisé de se prononcer bien sciemment sur sa qualité, car on en est encore à trouver des caractères très-précis permettant de juger de sa valeur. Sa couleur bleuâtre plus ou moins prononcée, — qui indique approximativement à quel degré il est aqueux, — sa richesse en globules graisseux, — que montre l'examen microscopique, — sont des signes sans doute précieux, mais nullement absolus. Un critérium bien plus positif de la qualité du lait, c'est la manière dont ce liquide se comporte dans le tube digestif de l'enfant : si le lait est bien digéré et que l'enfant augmente régulièrement de poids (nous verrons plus loin dans quelles proportions), on peut être convaincu que le lait est de bonne qualité ou au moins suffisant, sans trop s'inquiéter si une analyse chimique rigoureuse le trouverait irréprochable. Enfin le lait ne doit pas être trop vieux, parce qu'il peut se faire qu'il ne s'harmonise pas avec les besoins de l'enfant. On peut très-bien confier un nouveau-né à une femme dont le lait a déjà cinq à six mois; mais si le lait est plus vieux, l'enfant court grand risque d'en souffrir, parce qu'il peut arriver que le lait vienne à manquer ou soit considérablement appauvri avant que les organes digestifs de l'enfant soient en état de supporter un sevrage complet ou même incomplet. Il est vrai que si le nouveau-né est vigoureux, ses efforts de succion imprimeront à la sécrétion mammaire une nouvelle activité et pourront amener une prolongation de cette fonction suffisante à ses besoins : c'est ce qu'on appelle dans le monde *renouveler le lait.* Il s'établit, du reste, entre la vigueur de l'enfant et la composition et le degré d'abondance du lait une relation physiologique des plus heureuses : si l'enfant est fort, il tettera souvent et videra bien le sein ; or le lait étant plus riche à la fin d'une traite qu'au commencement, l'enfant absorbera la portion la plus nourrissante du lait, et sa nourriture se trouvera proportionnée à ses besoins. Cette différence de composition du lait au commencement et à la fin peut avoir son application utile dans certains cas : on peut essayer, par exemple, de soumettre à une nourriture très-riche un enfant de quelques mois, très-peu développé pour son âge par suite d'une alimentation insuffisante et dont l'existence par ce seul fait serait gravement compromise. En pareil cas, une nourrice bonne laitière peut très-bien se faire teter pendant quelques minutes par un autre enfant, et, dès que le lait devient plus épais, mettre au sein l'enfant faible.

Après les détails qui précèdent sur la nourrice et sur le lait, nous avons à nous occuper plus spécialement de l'enfant. Tout d'abord, il faut établir comment doit être réglée son alimentation dans l'allaitement naturel.

Si l'enfant est nourri par sa mère, on doit chercher à lui

faire prendre le sein quelques heures après la délivrance, dès que la nouvelle accouchée a pris un repos suffisant, et non attendre trois ou quatre jours, comme le prescrivent souvent les matrones. On ne saurait habituer trop tôt l'enfant à teter; et d'ailleurs, le colostrum qui est son premier aliment naturel est réellement nourrissant à un certain degré en même temps qu'un peu laxatif, et ne doit pas être remplacé sans nécessité par de l'eau sucrée et une cuillerée de sirop de chicorée. Toutefois, si la mère n'était pas en état de donner le sein pendant les premiers jours, il faudrait faire prendre à l'enfant de l'eau sucrée additionnée d'un quart ou d'un tiers (suivant sa force) de lait de vache, chauffé à 30 ou 32 degrés.

Il est difficile de préciser la quantité de nourriture qu'on doit donner à l'enfant pour que son développement suive une marche régulière. M. Bouchaud (*Thèses de Paris,* 1864) s'est livré à de nombreuses recherches sur ce sujet et est arrivé aux conclusions suivantes : le premier jour, l'enfant prend en moyenne 30 grammes de nourriture ; le deuxième jour, il en prend 150 grammes ; le troisième jour, 400 — et à partir du quatrième ou cinquième jour, il prend de 5 à 600 grammes de lait. Pendant les premiers mois, cette quantité augmente graduellement et arrive, du sixième au dixième mois, jusqu'à 900, 1,000 et même 1,200 grammes. A ce propos, l'auteur cité précédemment fait remarquer avec raison que l'enfant doit prendre relativement plus de nourriture que l'adulte, parce que, s'il suffit à ce dernier de se maintenir dans son poids normal, le premier est tenu, sous peine de dépérissement, à augmenter tous les jours. Voyons donc quelle progression suit cet accroissement du poids du corps dans les conditions physiologiques.

En prenant pour moyenne du poids de l'enfant naissant le chiffre de 3,250 grammes, au bout du premier mois l'enfant a augmenté de 750 grammes, et cette augmentation continue à peu près régulièrement jusqu'au douzième mois, mais en diminuant chaque mois de 50 grammes sur le précédent. On peut donc établir ainsi le poids de l'enfant jusqu'au bout de la première année, en prenant le chiffre de 3,250 grammes comme poids initial :

à 1 mois.	à 2 mois.	à 3 mois.	à 4 mois.	à 5 mois.	à 6 mois.
4,000 gr.	4,700 gr.	5,350 gr.	5,950 gr.	6,500 gr.	7,000 gr.
à 7 mois.	**à 8 mois.**	**à 9 mois.**	**à 10 mois.**	**à 11 mois.**	**à 12 mois.**
7,450 gr.	7,850 gr.	8,200 gr.	8,500 gr.	8,750 gr.	9,000 gr.

A partir d'un an, l'augmentation du poids du corps persiste, mais sans diminuer comme précédemment; elle est sujette à une foule de variations irrégulières : mais on peut admettre une moyenne physiologique de 200 grammes environ par mois jusqu'à l'âge adulte.

Tous ces chiffres n'ont évidemment rien d'absolu, en ce sens qu'on ne trouverait peut-être pas un enfant sur cent dont le poids, aux différentes époques désignées plus haut, s'accorde tout à fait avec les chiffres correspondants ; mais ils n'en ont pas moins une grande valeur, parce que, représentant la moyenne d'un nombre assez considérable d'expériences, ils donnent un terme de comparaison des plus exacts.

Ce n'est pas tout que de savoir la quantité de nourriture que doit prendre un enfant : reste encore à déterminer comment cette quantité de nourriture doit être distribuée, et à quels signes on peut reconnaître qu'elle profite à l'enfant.

Dans les deux ou trois premiers mois, la nourrice doit donner le sein à l'enfant huit à dix fois par jour si le lait est assez abondant, ou bien sept à huit fois si le lait est extrêmement abondant, et dix à douze fois s'il l'est peu. Ces chiffres n'ont rien d'exagéré quand on songe à la rapidité avec laquelle se fait l'assimilation chez l'enfant et l'augmentation considérable que subit régulièrement son poids. Il ne faut cependant pas pousser le zèle trop loin et exiger des nourrices qu'elles interrompent souvent leur sommeil pour donner le sein à l'enfant. Une ou deux tetées suffisent dans le cours de la nuit si le nourrisson est normalement développé et profite bien, et il ne faut pas trop croire que si l'enfant s'éveille ou crie, en état de santé, ce soit uniquement la faim qui l'excite. D'un autre côté, ce serait également une idée antiphysiologique que de vouloir soumettre les nouveau-nés aux mêmes règles que les adultes et, par suite, les astreindre à ne faire que quatre repas dans les vingt-quatre heures. M. Caron, qui s'est fait le propagateur et le défenseur opiniâtre de cette pratique, aura, nous en sommes persuadé, beaucoup de peine à la faire accepter de ses confrères et encore moins des mères, lesquelles ne sont que trop portées à croire toujours les enfants tourmentés par la faim. M. Caron assure avoir réussi à assujettir bon nombre d'enfants à ce régime de quatre repas ou tetées par jour et avoir ainsi obtenu d'excellents résultats, c'est-à-dire de beaux élèves; tous les cas qu'il a publiés à cet effet sont cependant loin d'être décisifs, et surtout sont peu de nature à ébranler la pratique basée sur l'expérience universelle. Aussi considérons-nous comme très-risquée et et d'une application peu recommandable cette *loi hygiénique essentielle des quatre repas* à laquelle l'auteur de la *Puériculture* attache tant d'importance.

Pour savoir si l'enfant utilise bien toute la nourriture qu'il prend et se développe normalement, le meilleur moyen à employer, c'est de le peser très-régulièrement. Il est bon de rappeler à ce sujet qu'en règle générale, l'enfant perd de son poids pendant les deux premiers jours; mais il doit augmenter à partir du troisième ou quatrième, si l'allaitement se fait bien et s'il ne survient aucune mauvaise condition. D'après M. Bouchaud, la diminution de poids est en moyenne de 65 grammes le premier jour, et de 55 grammes le second; puis l'augmentation se produit, mais assez lentement, et ce n'est que du quatrième au septième jour que l'enfant a repris son poids primitif. On ne saurait trop recommander l'usage des pesées régulières pour être à même d'apprécier assez exactement le développement de l'enfant, surtout pendant la première année, et de découvrir au début certains vices de nutrition, sources plus tard de maladies sérieuses.

L'état des selles peut aussi indiquer, quoique moins exactement, si la nutrition de l'enfant s'opère normalement. Dans les conditions physiologiques, les selles sont constituées les deux premiers jours par du méconium pur, le troisieme jour par du méconium mêlé de matière jaune, et à partir du quatrième jour uniquement par des matières jaunes. L'enfant peut même ne rendre du méconium pur que le premier jour, et, dès le second jour, faire des matières jaunes mélangées avec un peu de méconium. Il ne faut pas oublier que les matières rendues jaunâtres par l'enfant peuvent changer de coloration et prendre une teinte verdâtre par l'exposition prolongée à l'air. C'est donc les matières franchement vertes et rendues telles par l'enfant, et aussi la présence de nombreux grumeaux de lait mal digéré et de glaires filantes qui doivent donner l'éveil et indiquer un trouble de nutrition. La fétidité des selles chez un tout jeune enfant est encore un mauvais caractère, car à l'état normal, la matière jaune est très-peu odorante ou, du moins, a une odeur plutôt fade que fétide.

2° *Allaitement mixte.*

L'allaitement naturel peut suffire à l'enfant à l'exclusion de toute autre nourriture jusqu'à six, huit et même dix mois, si le lait continue à être abondant et de bonne qualité. C'est surtout dans ces cas-là qu'il ne faut pas céder au désir des parents d'alimenter l'enfant avec les bouillies, les panades ou les bouillons; ou, si le degré de développement de l'enfant le permet, recommander une grande prudence dans l'administration de cette nourriture supplémentaire. L'excès de nourriture peut très-bien, à la longue, amener quelque inflammation d'intestin assez sérieuse. L'estomac de l'enfant se débarrasse, il est vrai, si aisément de son excédant de nourriture qu'on peut croire sans inconvénient de lui en donner au delà de ses besoins; seulement, cette espèce de vomiturition, trop souvent répétée, peut finir par diminuer la puissance digestive de l'estomac, et même être une cause de maladie.

L'allaitement mixte ne peut être pratiqué dès les premières semaines que lorsque le lait naturel est insuffisant comme qualité ou quantité, ou bien lorsque la mère est empêchée par la nature de ses occupations ou autres raisons, de donner le sein assez souvent, ou enfin si elle a à nourrir deux jumeaux. En dehors de ces circonstances, il n'est pas utile de faire prendre à l'enfant autre chose que le lait de la personne qui le nourrit jusqu'à l'âge de cinq à six mois, et même plus. Toutefois, cette règle n'est guère suivie à la campagne, où, sans inconvénient, l'on habitue de très-bonne heure les enfants à l'allaitement mixte ; il est vrai que les enfants y sont ordinairement plus robustes ; ils y jouissent d'un air plus vif, et, par conséquent, ont besoin d'une nourriture plus substantielle.

La nourriture supplémentaire donnée à l'enfant jusqu'à l'âge de dix à douze mois, doit consister à peu près exclusivement d'abord en lait de vache, sucré et coupé d'eau. Plus tard, de ce même lait pur, mais un peu sucré ; plus tard enfin de bouillie, de tapioca au lait. Le bouillon et l'eau rougie ne doivent guère être donnés avant la fin de la première année.

3° *Allaitement artificiel par les animaux.*

L'allaitement direct par une femelle d'animal est aujourd'hui très-peu employé ; il est d'ailleurs à peu près impraticable dans les villes. La chèvre est à peu près le seul animal que son caractère inoffensif rende apte à cet usage ;

elle se laisse teter par l'enfant avec une complaisance, une docilité rares. Seulement, il n'est pas indifférent de soumettre le premier enfant venu à l'usage exclusif du lait de chèvre, ce lait est beaucoup plus riche en parties solides que celui de femme et peut très-bien être beaucoup trop nourrissant pour un enfant nouveau-né. C'est donc avec beaucoup de prudence qu'il faut diriger l'allaitement d'un enfant par une chèvre.

L'allaitement artificiel par les animaux devient une précieuse ressource quand on veut faire subir à un enfant un traitement assez énergique. Le médicament administré à l'animal s'incorpore au lait, lui communique ses propriétés et devient plus assimilable tout en étant atténué. Nous reviendrons du reste sur ce sujet dans la troisième partie de cet ouvrage.

4° *Allaitement artificiel proprement dit.*

Ce mode d'alimentation des nouveau-nés est évidemment le plus déplorable qu'on puisse employer; la mortalité effrayante (50 à 60 pour 100) qui règne parmi les enfants soumis à ce régime, montre assez combien il est périlleux. Dans les campagnes, où l'on a plus de facilités pour se procurer de bon lait, où l'air est plus pur et les enfants plus forts, l'allaitement artificiel peut n'être pas aussi désastreux s'il est pratiqué par des personnes expérimentées et avec un peu de dévouement. Mais, dans les grandes villes, à Paris surtout, où, malgré la surveillance la plus attentive, le lait n'arrive aux consommateurs que douze ou quinze heures au moins après avoir été trait, et presque toujours additionné d'eau, — ce qui est la moindre des altérations ultérieures qu'on lui fait subir ; — à Paris, où l'espace est si parcimonieusement mesuré aux habitations, et où les enfants naissent moins vigoureux qu'à la campagne, on comprend que l'allaitement artificiel ne puisse être fait que dans des conditions très-défavorables, et, par suite, devienne meurtrier dans la majorité des cas.

Peut-être, cependant, une partie de cette influence désastreuse de l'allaitement artificiel tient-elle à la négligence apportée dans l'application difficile de ce régime, ou à l'observance trop fidèle de certaines pratiques routinières contre lesquelles il est utile de réagir. Il importe donc au plus haut degré d'établir, aussi rigoureusement que possible, les règles auxquelles doit être soumis l'allaitement artificiel pour le rapprocher le mieux de l'allaitement naturel.

Plusieurs auteurs classiques, notamment Cazeaux, prescrivent de couper le lait de vache sous prétexte qu'il est trop riche. « Pendant la première semaine, le lait de vache ordinaire doit être coupé avec les trois quarts d'eau, pendant les premiers mois avec moitié. » (*Traité des accouch.*, 7e édit., p. 1135.) M. Joulin a eu parfaitement raison, selon nous, de s'élever contre cette pratique, et de trouver qu'une pareille alimentation serait tout à fait insuffisante et serait loin de fournir à l'enfant les matériaux nécessaires pour son développement régulier. Cet auteur fait remarquer très-justement que l'allaitement artificiel étant déjà par lui-même en dehors de toute qualité du lait, une mauvaise condition pour l'enfant, on augmentait encore cet état défavorable en y ajoutant un régime très-débilitant ; aussi conseille-t-il d'administrer le lait pur : « Je préfère, dit-il, subir les inconvénients possibles d'un excès de richesse que de confier à des mains inintelligentes et incompétentes la tâche fort difficile d'opérer un mélange dont le dosage ne peut être déterminé d'avance en raison de la différence de composition que présente journellement le lait employé. » (*Traité complet d'accouch.*, p. 716.)

Il paraîtrait cependant plus logique de régler l'alimentation dans l'allaitement artificiel, de façon à la rapprocher le plus possible de celle fournie par l'allaitement naturel. Il suffit pour cela de comparer le lait de femme au lait de vache et chercher ce qu'il faut ajouter ou retrancher à ce dernier pour le rendre à peu près identique à l'autre, du moins chimiquement. Nous empruntons à M. Coulier le tableau suivant, qui nous paraît donner une bonne moyenne des analyses les plus recommandables :

NOMS DES ÉLÉMENTS.	FEMME.	VACHE.
	gr.	gr.
Beurre	25.00	35,00
Sucre de lait	46.00	52,50
Caséine	28,80	48,60
Chlorure de potassium	0,70	1,30
Phosphate de chaux	2,50	1,80

L'inspection de ce tableau, ajoute M. Coulier, montre que le lait de vache est plus riche en beurre. Pour que la proportion de beurre devînt la même que pour le lait de femme, il faudrait opérer le mélange suivant :

Lait de vache	714
Eau	286
Total	1,000

Mais un pareil mélange contiendrait, pour 1,000 parties, 34,7 de caséine, c'est-à-dire une quantité trop forte. C'est donc par rapport à cette dernière qu'il faut déterminer la quantité d'eau à ajouter, sans nous préoccuper du sucre, dont l'addition est toujours facile s'il fait défaut. Pour obtenir un mélange de lait de vache et d'eau qui contienne les mêmes proportions de caséine que le lait de femme, il faut employer les proportions suivantes :

Lait de vache	593
Eau	407

En calculant la proportion des autres élements du lait dans ce mélange, on constate que, par rapport au lait de femme, il contient en moins par litre :

Beurre	4,25
Sucre	14,47
Phosphate de chaux	1,43

Il contient en plus :

Chlorure de potassium	0,07

Le sucre de lait peut être facilement ajouté en nature, et le beurre à l'état de crème, en remarquant qu'en nombres ronds, trois parties de crème équivalent à une de beurre. Le phosphate de chaux ne peut être introduit qu'à l'état de poudre très-fine. Quant au très-léger excès du chlorure de potassium, il n'y a pas lieu de s'en occuper. En résumé, la formule de ce mélange serait, en négligeant les fractions :

Lait de vache non écrémé	600,0
Crème	13,0
Sucre de lait	15,0
Phosphate de chaux porphyrisé ou précipité.	1,5
Eau	339,5
Total	1,000,0

Si on se sert, pour cette préparation, non de lait pur, mais de lait de Paris qui, en moyenne, est à moitié écrémé, et contient 2/10 d'eau, la formule deviendra la suivante :

Lait vendu à Paris.....................	720,0
Crème..................................	43,0
Sucre de lait..........................	15,0
Phosphate de chaux porphyrisé ou précipité.	1,5
Eau.	220,5
Total.......	1,000,0

« Un pareil mélange a la même composition que le lait de femme pour le chimiste ; mais, comme les propriétés des matières protéiques et grasses contenues dans le lait de femme et de vache, sont très-probablement différentes, il ne constitue qu'une imitation imparfaite, dont l'emploi n'est rationnel que si l'allaitement naturel fait absolument défaut. » (*Diction. encycl. des scien. méd.*, art. LAIT. 1868).

Une autre préparation destinée à remplacer le lait de femme dans l'allaitement artificiel, c'est la *bouillie Liebig* dont il a été beaucoup question dans ces derniers temps. Comme ce lait artificiel jouit en Allemagne d'une grande popularité, qu'il a été expérimenté avec succès dans ce pays ainsi qu'en Angleterre et en Amérique, enfin comme il est patroné par un nom d'une haute valeur scientifique, nous croyons utile d'entrer dans quelques détails à ce sujet pour appeler de nouvelles expériences. Pour ne rien omettre d'utile, nous citerons textuellement la brochure de M. de Liebig : *Sur un nouvel aliment pour les nourrissons*, Paris, 1867 :

« Il est évidemment facile de calculer une bouillie, ou un mélange de lait et de farine, qui contienne les principes plastiques et respiratoires dans les proportions exactes où ils se trouvent dans le lait de femme ; mais, sous d'autres rapports, ce mélange ne saurait le remplacer, puisque la farine de blé a une réaction acide et contient beaucoup moins d'alcali que le lait de femme, beaucoup moins donc (nous devons le supposer) qu'il n'en faut pour la production normale du sang. D'un autre côté, si l'amidon n'est pas impropre à nourrir l'enfant, il n'en est pas moins vrai que par sa transformation en sucre dans l'estomac, il impose à l'organisme un travail inutile, qu'on lui épargne en amenant préalablement l'amidon sous les formes solubles de sucre et de dextrine. Ceci peut se faire aisément, quant à la farine de froment on ajoute une certaine quantité de farine de malt. Lorsqu'on fait bouillir du lait avec de la farine de blé, de manière à former une bouillie épaisse, et qu'on ajoute ensuite une certaine quantité de farine de malt, le mélange chaud, au bout de quelques minutes, devient liquide et prend une saveur sucrée.

« C'est sur cette transformation de l'amidon en sucre et sur l'addition d'alcali au lait que repose la préparation du nouvel aliment que je vais faire connaître.

« Le lait écrémé qui se trouve dans le commerce contient rarement plus de 11 pour 100 de substances fixes décomposables par la chaleur (4 de caséine, 4,5 de sucre de lait, 2,5 de beurre); 10 parties de lait de vache, 1 partie de farine de froment et 1 partie de farine de malt, donnent un mélange qui possède à peu près exactement la même valeur nutritive que le lait de femme.

« Comme la farine de froment et la farine de malt renferment beaucoup moins d'alcali que le lait de femme, il faut en ajouter lorsqu'on prépare la bouillie. J'ai reconnu que l'addition de 1/2 gramme de bicarbonate de potasse, ou de 3 grammes (30 gouttes) d'une solution alcaline qui renferme soit 2 parties de bicarbonate dissoutes dans 11 parties d'eau, soit 1 partie de carbonate dans 8 parties d'eau, suffit pour neutraliser la réaction acide de 15 grammes de chacune des deux espèces de farine.

« La bouillie se prépare de la manière suivante :

« On met une partie de farine de froment (15 grammes) dans le vase où l'on doit faire bouillir la préparation ; on ajoute le lait (150 grammes) par petites doses, en remuant continuellement et en évitant avec soin que la farine ne se prenne en grumeaux ; on chauffe le mélange en agitant sans cesse, jusqu'à ébullition ; on laisse bouillir pendant trois ou quatre minutes et on enlève du feu. On pèse alors une partie (15 grammes) de farine de malt, que l'on mêle soigneusement avec 30 gouttes (3 grammes) de la solution alcaline et avec 2 parties (30 grammes) d'eau ; on ajoute ce mélange à la bouillie en ayant soin d'agiter ; on couvre le vase pour empêcher le refroidissement et on laisse reposer pendant une demi-heure.

« Il est bon de placer le vase, après l'addition de la farine de malt, dans de l'eau presque bouillante et dans un endroit chaud, afin que le mélange conserve plus longtemps sa température ; on l'obtient ainsi plus liquide et plus doux. Au bout de quinze à vingt minutes, on remet le tout sur le feu, on fait bouillir quelques instants et l'on verse ensuite la bouillie sur un tamis serré de fil ou de crin qui retient les matières fibreuses de l'orge. Avant de donner ce lait à l'enfant, il convient de l'abandonner au repos, pour qu'il laisse déposer les matières fibrineuses fines qui sont restées en suspension.

« Pour ceux qui connaissent la fabrication de la bière, il sera inutile de rappeler qu'après l'addition du malt, la température ne doit pas dépasser 66 degrés centigrades. Le procédé que nous venons d'indiquer a été combiné de telle manière qu'en tenant compte du temps nécessaire pour peser et pour mêler l'eau avec la farine de malt, le mélange n'a plus, après l'addition du malt à la bouillie, qu'une température de 66 degrés centigrades.

« Le procédé suivant est plus simple, et d'après ce qu'assurent les cuisinières, plus facile à suivre que le premier. On pèse 15 grammes de farine de froment et 15 grammes de farine de malt ; on ajoute ensuite, en mêlant toujours, d'abord 30 grammes d'eau, puis 150 grammes de lait. On chauffe sur un feu très-doux, en agitant continuellement, jusqu'à ce que le mélange commence à s'épaissir ; alors on retire le vase du feu et on remue pendant cinq minutes : on chauffe de nouveau et on enlève encore quand la bouillie redevient épaisse ; enfin on porte le tout à l'ébullition. Lorsqu'elle a été passée par un tamis fin, la bouillie est propre à l'usage.

« *Farine de froment.* — On choisit de la farine récente ordinaire, non la farine la plus fine ou celle qui passe la première et qui est plus riche en amidon que l'autre.

« *Malt.* — On se procure facilement chez les brasseurs du malt d'orge ou de l'orge germée. En Allemagne, ou plutôt à Munich, le malt est tellement séché, que l'amidon de beaucoup de graines paraît à moitié torréfié. Ce malt, employé à la préparation de la bouillie, lui communique un goût de pain qui n'est pas désagréable. Ordinairement le malt contient beaucoup de graines étrangères qu'on doit enlever à la main. Un moulin à café ordinaire sert à la préparation de la farine de malt; on doit toutefois en séparer les parties corticales au moyen d'un tamis pas trop fin. Le malt d'orge est préférable au malt obtenu d'avoine, de froment ou de seigle.

« *Carbonate de potasse.* — Pour préparer la solution, on peut faire usage du carbonate de potasse purifié des pharmaciens. On fait dissoudre dans un litre d'eau 125 grammes de carbonate neutre. Si l'on prend de l'eau de source, il se dépose un peu de carbonate de chaux; abandonnée pendant une heure, la solution deviendra parfaitement limpide. Le sel ne doit pas être visqueux ou humide.

« Observations. — On peut s'éviter l'ennui de peser la farine, en remarquant qu'une cuillerée *comble* de farine de froment, ou une cuillerée rase de farine de malt, pèse à très-peu près 15 grammes. Pour mesurer la solution de potasse, on peut prendre un dé à coudre, qu'on choisira d'une capacité telle, qu'il tienne 3 grammes de la solution (2,8 centim. cubes). Pour le lait et l'eau, il suffira de faire peser chez un pharmacien, dans un verre ordinaire, d'abord 30, puis 150 grammes d'eau, et de marquer sur le verre, par deux coups de lime ou par deux bandes de papier collées, les niveaux que ces deux quantités doivent atteindre.

« Le lait artificiel préparé d'après ma recette est aussi doux que le lait naturel, et l'on peut se dispenser d'y mettre du sucre. Il a une *concentration double de celle du lait de femme*. Sa consistance est telle, qu'il peut être administré par le moyen d'un biberon. Avant de le donner à un nourrisson, il faut couper le lait artificiel avec son volume d'eau, et au commencement avec une quantité d'eau encore plus grande.

« S'il a été chauffé jusqu'à l'ébullition, il se conserve en été pendant vingt-quatre heures. Si on néglige de le faire bouillir il s'aigrit, il se caille comme du lait ordinaire. Si la potasse a été oubliée, on ne peut, le plus souvent, le faire bouillir sans qu'il se caille. L'absence de potasse lui fait perdre une partie de ses qualités digestives, et les enfants le refusent au bout de quelques jours.

« Ce lait artificiel constitue un excellent moyen d'alimentation ; j'en use fréquemment moi-même à mon déjeuner, en le mêlant avec une quantité égale de thé. Il remplace dans le café une bonne crème. »

Nous n'avons pas craint d'entrer dans trop de détails et nous avons tenu essentiellement à laisser la parole à M. de Liebig, afin de faciliter les essais d'expérience aux praticiens qui n'auraient pas sous la main la brochure du chimiste allemand. Nous ne croyons pas, en effet, que l'aliment en question ait encore été sérieusement expérimenté en France ; du moins nous n'avons connaissance que des malheureux essais de M. Depaul, et ils nous paraissent tout à fait insuffisants pour contrôler le résultat des expériences faites en Allemagne. Le professeur Depaul a soumis quatre nouveau-nés à l'usage de la bouillie Liebig, deux jumeaux nés avant terme et deux autres enfants nés avec les apparences d'une bonne santé. Les quatre enfants sont morts au bout de deux à quatre jours avec les symptômes d'une entérite. L'Académie de médecine, saisie de cette question, a pensé qu'après les tentatives de M. Depaul, il n'y avait pas lieu de recommander la bouillie Liebig, et même qu'on pouvait la considérer comme nuisible. Le professeur Ch. de Pfeuffer (de Munich) a trouvé le jugement de l'Académie un peu entaché de précipitation. « Je ne puis concéder, dit-il dans une lettre adressée, le 1er septembre 1867, à ce corps savant, que les deux jumeaux, nés avant terme, dont le poids était si inférieur au poids normal, et décédés le second jour, fussent des sujets propres à l'expérimentation physiologique en question. Ces deux cas ne prouvent rien autre chose, si ce n'est que deux enfants, affligés en naissant d'une constitution débile, n'ont pas pu être arrachés à la mort par l'alimentation de Liebig. Il ne reste donc que deux enfants apparemment bien portants. Le poids de chacun d'eux est indiqué, et l'un d'eux est de 600 grammes au moins au-dessous du poids normal. Tous deux sont morts après trois ou quatre jours. Tous les quatre enfants étaient nés de mères malades. Et cependant c'est le résultat de ces essais qui a suffi à l'Académie pour prononcer un arrêt réprobatif contre l'aliment recommandé par Liebig! Cet arrêt ne me paraît aucunement fondé. Des milliers d'enfants meurent avec des selles vertes dans les premiers quatre jours de leur naissance, et il n'est jamais venu à personne l'idée d'attaquer le lait maternel comme une pernicieuse alimentation.

« Non-seulement le petit nombre de cas cités par M. Depaul est insuffisant pour leur accorder la valeur d'une preuve décisive ; mais cette preuve perd encore considérablement de son poids par cela même qu'il affirme avoir fait préparer le lait artificiel suivant la formule de Liebig, et l'avoir employé sans modification... Un enfant nouveau-né exige, dans les premières vingt-quatre heures de sa vie, très-peu de nourriture : c'est une chose connue. Le sein maternel lui fournit à peine un peu de colostrum. On apaise l'enfant avec une boisson, telle qu'une infusion de fleurs de camomille, ainsi que cela se pratique en Allemagne. Il ne serait venu en idée à aucun médecin allemand d'administrer l'aliment de Liebig à un nouveau-né sans l'avoir préalablement dilué, alors même que Liebig ne l'eût pas expressément recommandé. Et comme M. Depaul ne dit rien de cette précaution essentielle, je crains que les enfants qu'il a traités n'aient reçu une nourriture trop indigeste pour l'estomac d'un nouveau-né, et pas suffisamment liquide. »

Voici les conclusions par lesquelles le professeur Ch. de Pfeuffer termine sa lettre :

« 1° La bouillie de Liebig, préparée exactement suivant sa prescription, est un aliment de facile digestion, autant pour les adultes que pour les enfants. Elle suffit pour la nourriture du corps, même à l'exclusion de tout autre aliment.

« 2° Dans les deux ou trois premiers jours de la naissance, le lait de vache, un peu dilué, suffit à l'alimentation des enfants privés du sein maternel ; à partir de là, le lait Liebig, administré à petites doses, et, suivant les circonstances, rendu moins dense par une addition d'eau, peut dispenser de l'emploi de toute autre alimentation. Toutefois il faut avoir soin que l'enfant prenne des boissons en quantité suffisante.

« 3° L'emploi du lait Liebig est surtout à recommander dans le cas où l'enfant doit être sevré, après avoir été allaité pendant plusieurs semaines au lait maternel.

« 4° Il est le meilleur adjuvant pour nourrir les enfants auxquels le lait de nourrice est insuffisant, et qui réclament une alimentation plus abondante.

« 5° Le lait artificiel s'est affirmé comme remède d'une efficacité aussi prompte que surprenante dans des cas nombreux d'enfants affligés de selles vertes, avec leurs conséquences dangereuses par suite d'une alimentation défectueuse.

« 6° Le lait artificiel Liebig est utilement employé pour des malades et des convalescents qui réclament une nourriture fortifiante, mais de facile digestion, ainsi qu'on s'en est convaincu dans une multitude de cas. On en a fait usage avec un succès complet, alors que toute espèce d'aliment, même le lait de vache, était refusée par l'estomac. » (*Loc. cit.*)

Qu'on emploie pour l'allaitement artificiel soit simplement le lait de vache, soit la préparation de M. Coulier, indiquée plus haut, ou bien la bouillie de Liebig, il n'en faut pas moins habituer d'assez bonne heure l'enfant à une alimentation variée : ainsi dès le troisième mois, on peut commencer à donner un peu de bouillon avec une faible dose de tapioca ou de farine de riz. Ce nouvel aliment ne doit cependant jouer qu'un rôle secondaire dans la ration journalière de l'enfant, jusqu'au moment de l'éruption des premières dents. Il faut surtout éviter de leur prodiguer la soupe, ainsi que cela se fait trop souvent dans les campagnes ; les enfants, par instinct d'imitation, manifestent le désir de manger ce qu'on mange autour d'eux, au grand contentement des parents qui y voient un signe de développement précoce et qui sont bien aises de n'avoir qu'une seule cuisine à faire. Les soupes, ordinairement assez consistantes, sont mal digérées et traversent le tube digestif en ne subissant que très-imparfaitement l'action des fluides gastro-intestinaux. Les enfants ne prennent souvent que trop goût à cette nourriture et refusent tout autre aliment. On sait ce que peut amener un pareil mode d'alimentation : le rachitis en est fréquemment en effet le déplorable résultat, ainsi que nous aurons plus tard occasion de le démontrer.

§ 2. — Du sevrage.

Plusieurs circonstances accidentelles peuvent déterminer un sevrage prématuré : ainsi la fatigue de la mère, la diminution notable du lait, le retour des époques menstruelles qui souvent altère les qualités du lait, etc. Mais ces cas rentrent alors dans l'allaitement mixte ou artificiel dont nous venons de nous occuper.

L'époque du sevrage normal ne peut pas être fixée d'une manière bien générale, attendu qu'elle est subordonnée à des phénomènes assez variables dans leur apparition. C'est surtout d'après l'évolution du travail de la dentition qu'on doit déterminer le moment du sevrage. Le premier groupe de dents est formé neuf fois sur dix par les incisives médianes inférieures qui paraissent dans le courant du sixième ou du septième mois, assez rarement plus tard que le neuvième. Le second groupe comprend les incisives supérieures, les médianes d'abord et puis les latérales. Un intervalle de six à huit semaines sépare l'apparition des deux premiers groupes. L'éruption du troisième groupe (incisives latérales inférieures et premières molaires) a lieu deux ou trois mois après le précédent, c'est-à-dire du douzième au quatorzième mois. Un intervalle beaucoup plus long sépare l'apparition du quatrième groupe formé par les canines, qui ne se montrent que vers le dix-huitième ou vingtième mois. Les quatre dernières molaires ne paraissent que vers la fin de la seconde année ou au commencement de la troisième.

L'éruption de ces différents groupes de dents est accompagnée d'un travail fluxionnaire plus ou moins intense, sous l'influence duquel se produisent de la diarrhée, des phlegmasies cutanées, des convulsions et autres accidents divers. Toutefois ce sont les canines qui déterminent généralement les troubles les plus sérieux contre lesquels la thérapeutique est souvent sans ressource, surtout si ce sont les fonctions de nutrition qui sont en jeu, ce qui est le cas le plus ordinaire. L'allaitement naturel est alors la plus précieuse ressource que l'on ait à sa disposition, et maintes fois c'est l'unique chance de salut de l'enfant. Aussi la plupart des praticiens sont-ils d'accord pour retarder le moment du sevrage jusqu'après l'apparition des canines. Il n'y aurait donc pas d'époque à fixer d'avance aux parents, pour sevrer les enfants, si ce n'est d'attendre l'éruption de la seizième dent. Toutefois nous ne croyons pas que dans la moyenne des cas on attende jusque-là pour opérer le sevrage, bien que l'expérience indique ce moment comme le plus favorable.

Quoi qu'il en soit, qu'on sèvre l'enfant après le second,

le troisième ou le quatrième groupe, il est plus prudent de le faire dans la saison froide que pendant les chaleurs, époque où les enfants sont plus sujets à la *maladie d'été* ou choléra infantile, affection à laquelle le sevrage les prédispose singulièrement.

L'enfant ne doit jamais, du moins autant que possible, être sevré brusquement. Il sera soumis pendant un ou plusieurs mois à l'allaitement mixte, en ayant soin de varier beaucoup les aliments supplémentaires, de façon à habituer tout à fait son estomac et ses intestins à digérer bien ce qui doit plus tard constituer sa nourriture exclusive.

§ 3. — Régime de la seconde enfance.

Le régime de la seconde enfance, c'est-à-dire pendant la période comprise entre le sevrage et la puberté, réclame des soins assez attentifs. D'une façon générale, on peut dire que les repas doivent être assez nombreux, mais peu copieux, quatre repas au moins par jour, mais pas plus de deux avec de la viande ; pas de vin pur, ni de café noir, ni de liqueurs ou toute autre boisson excitante ; peu de fruits, à moins qu'ils ne soient cuits ; peu de légumes, surtout s'ils sont secs ; peu de pain à la fois, mais en quantité à peu près égale à chaque repas et toujours avec addition de quelque autre aliment. Quant à la quantité de nourriture, elle doit être *relativement* plus considérable que chez les adultes, à cause de l'activité plus grande du mouvement d'assimilation et de désassimilation pendant l'enfance. Nous reviendrons sur cette dernière question avec plus de détails, en traitant, dans un des chapitres suivants (voy.

chap. IV), de la *Statistique chimique de l'organisme* et des *Rations alimentaires*.

ARTICLE II. — RÉGIME DES VIEILLARDS.

A l'époque de la vieillesse, les organes digestifs ont généralement perdu de leur puissance : aussi faut-il veiller à ce que les aliments soient de facile digestion et en petite quantité à la fois. Une nourriture substantielle est nécessaire pour éviter de donner à l'estomac l'élaboration pénible de substances peu nutritives. Les vieillards doivent fuir scrupuleusement tout aliment que leur expérience personnelle leur aura fait reconnaître indigeste, quelque digestible qu'il soit regardé : une indigestion peut chez eux avoir, suivant le tempérament, la constitution ou les imminences morbides, des conséquences extrêmement sérieuses. Les vins généreux et les spiritueux à dose très-modérée sont pour eux d'un bon usage, à condition de n'être pas contre-indiqués par quelque affection chronique. Quant à la ration alimentaire journalière des vieillards, elle doit être moindre que celle des adultes, attendu que le mouvement de nutrition est très-ralenti et que, les déperditions de l'organisme diminuant, il faut naturellement moins de matériaux de réparation.

Moleschott insiste beaucoup sur l'utilité du vin dans le régime des vieillards. (*La circulation de la vie*, seizième lettre.) « Le caractère de l'échange des matières chez le vieillard, dit-il, c'est un défaut de proportion entre la recette et la dépense. Tandis que la respiration, la désassimilation et l'élimination persistent, quoique affaiblies, la digestion, la sanguification et la nutrition souffrent beaucoup plus. L'épargne de la matière et de la force est une question vitale pour le vieillard, puisque le renouvellement du corps n'est plus en équilibre avec les phénomènes de la décomposition. Mais le vin modère les dépenses, diminue l'acide carbonique qu'on expire, l'acide urique qui se brûle et passe à l'état d'urée. Un bon vin vieux, pris à doses modérées, accroît, en outre, la quantité de suc gastrique, le liquide qui opère principalement la digestion des matières albumineuses. Hufeland préconise un verre de bon vin de Malaga, comme un excellent moyen de procurer le sommeil aux personnes d'un âge avancé. N'a-t-on pas raison d'appeler le vin le *lait des vieillards*, puisqu'il favorise leur digestion, leur sommeil, leur sanguification et la formation de leurs tissus, et que, d'autre part, il économise la substance en modérant la respiration ? » A part la singulière potion soporifique recommandée par Hufeland, nous ne pouvons que trouver très-judicieuses les réflexions de Moleschott sur l'usage du vin dans la vieillesse.

CHAPITRE III.

DU RÉGIME SÉLON LES TEMPÉRAMENTS, LES SAISONS, LES CLIMATS, ETC.

Les diverses conditions physiologiques ou physiques que nous venons d'indiquer ont une influence assez marquée sur le régime pour qu'il soit utile de passer en revue les principales modifications qu'elles peuvent lui imprimer.

ARTICLE I. — INFLUENCE DES TEMPÉRAMENTS.

L'étude physiologique des tempéraments n'est pas encore très-avancée; elle n'a pas ce caractère de précision rigoureuse qui permet d'en déduire des applications positives. On admet bien que le tempérament désigne la prédominance de tel ou tel élément histologique; mais, quant aux conséquences qui en découlent, c'est en grande partie de l'empirisme que nous les tirons. Voici donc ce qui nous paraît ressortir le plus clairement des faits.

Les *individus très-sanguins* se trouveront bien d'un régime un peu délayant, bien que substantiel à un certain degré. Les légumes verts, surtout les légumes herbacés, les viandes d'animaux jeunes, le poisson et les fruits, les vins les plus légers de la Bourgogne ou du centre de la France, suffisamment coupés d'eau, tel est, en peu de mots, le régime qui leur convient le mieux. Les légumes farineux, les viandes noires, le gibier, les céréales, les vins de Bordeaux, le café et les spiritueux ne devront figurer sur leur table que rarement et à dose modérée.

Les *gens bilieux* peuvent, sous le rapport du régime, se soumettre aux mêmes prescriptions hygiéniques que les gens sanguins.

Les *personnes lymphatiques* se trouveront mieux d'un régime tonique : viande de boucherie et gibier, poisson et volaille, légumes verts à moindre dose que la viande, café et spiritueux, vins généreux, enfin tout ce qui constitue une nourriture un peu excitante.

Quant aux sujets à *tempérament nerveux*, il est bien difficile de préciser ce qui leur convient le mieux, attendu que chez ces personnes l'appétit subit une foule de caprices et de bizarreries que la saine physiologie réprouverait et qui, néanmoins, se concilient souvent avec une excellente santé. Nous renvoyons, pour plus de détails, à ce que nous avons dit dans l'avant-dernier chapitre sur l'influence du régime animal ou végétal.

Ainsi qu'il est aisé de le voir par les quelques données qui précèdent sur l'hygiène alimentaire des tempéraments, le but qu'on se propose est de diminuer autant que possible, par un régime approprié, la prédominance organique qui constitue et caractérise le tempérament : pour les gens trop sanguins, régime sobre, peu abondant, modérément substantiel et un peu aqueux, de manière enfin à diminuer plutôt qu'augmenter la masse sanguine. Pour les individus trop lymphatiques, régime au contraire très-riche, abondant, très-substantiel et stimulant, c'est-à-dire ce qui peut augmenter la masse des globules rouges aux dépens des globules blancs et de la lymphe.

De la possibilité de modifier le tempérament par un régime spécial, on induit la possibilité de modifier également quelque autre prédominance organique, celle qui résulte par exemple d'un embonpoint exagéré. Cette dernière application du régime a pris une grande importance partout où sont établis des *steeple-chase*, soit pour développer chez les chevaux l'élément musculaire aux dépens du tissu adipeux, soit tout simplement pour faire diminuer de poids les jockeys. L'ensemble des moyens employés pour ce double but constitue la pratique de l'*entraînement*, sur laquelle nous nous étendrons un peu dans le chapitre suivant à propos des rations d'entretien et de travail.

Si des tempéraments nous passons aux *idiosyncrasies,* nous nous trouverons en présence de faits plus difficiles à expliquer : on voit certaines personnes ne pouvoir supporter tel ou tel aliment réunissant toutes les conditions de digestibilité et parfaitement toléré par le plus grand nombre. On ne se rend compte de ces faits qu'en invoquant l'intervention du système nerveux, l'effet de l'imagination, etc., toutes choses dont il est malaisé de préciser le degré d'influence.

Il en est un peu de même également des *habitudes*. Il est

évident que beaucoup d'individus dans la classe pauvre vivent d'aliments grossiers que d'autres personnes ne pourraient digérer; l'estomac, habitué de bonne heure à une pareille nourriture, est susceptible d'y puiser toute la matière assimilable qu'elle renferme, tandis que, soumis à l'usage de mets plus délicats, il rejetterait ou ne supporterait qu'en réagissant pathologiquement une nourriture moins raffinée. C'est là précisément un des nombreux dangers de l'acclimatement des Européens dans les régions intertropicales.

ARTICLE II. — INFLUENCE DES SAISONS ET DES CLIMATS.

Nous réunissons dans un même article les saisons et les climats, parce qu'il n'y a entre les unes et les autres qu'une différence, quant à leur influence sur le régime, en plus ou en moins.

Dans la saison froide ou sous un climat froid, on éprouve le besoin de prendre une nourriture plus substantielle qu'en été, et surtout plus riche en aliments calorigènes (sucre, féculents et graisse). La boisson est peu recherchée, parce qu'elle est une cause de déperdition de chaleur et parce que, les fonctions de la peau étant ralenties et la sécrétion urinaire peu abondante, la soif est très-modérée. Les vins de Bordeaux ou du Midi sont préférés aux autres, le café et les spiritueux plus largement pris, les premiers parce qu'ils sont plus stimulants, les uns et les autres parce qu'ils facilitent la digestion et favorisent la production de chaleur en ralentissant le processus nutritif. En somme, le froid produit indirectement l'augmentation de l'appétit, parce que plus l'air est à une basse température, plus il est condensé et plus il contient d'oxygène à volume égal. Or, puisqu'il contient plus d'oxygène, l'hématose doit se faire plus énergiquement : d'où plus grand dégagement de chaleur, rénovation moléculaire des tissus plus active et besoin de réparation plus prononcé. Ce n'est que par cette grande condensation de l'oxygène qu'on peut s'expliquer comment les peuplades des régions polaires digèrent des quantités effrayantes de viande et surtout de graisse ou d'huile : on comprend aussi qu'il faille une combustion physiologique très-active pour lutter contre une température qui se traduit par —30 degrés, —40 degrés et même plus bas. Du reste, sans aller si loin, ne sait-on pas que les Anglais consomment beaucoup plus de viande de boucherie que nous et surtout que les peuples du Midi : cela est si vrai que, même sous d'autres climats, dans les pays chauds, ils conservent leurs habitudes de régime substantiel, et qu'alors la dépense journalière restant trop au-dessous de la recette, la maladie survient.

Dans les pays chauds, le régime doit être peu abondant, ou plutôt en rapport avec le genre de vie qu'on mène. Il est évident que, même dans les contrées tropicales, les individus soumis à un travail régulier et assez pénible, ont besoin d'aliments un peu substantiels ; mais on comprend aussi que l'oisiveté et le sommeil aidant, on puisse y vivre pour ainsi dire de rien. Sans parler de la sobriété rare des Arabes, qui ne sait que les lazzaroni de Naples se nourrissent de la façon la plus problématique et se sustentent néanmoins à peu près bien?

Les fruits et les légumes verts, les premiers surtout, constituent la partie principale de la nourriture dans les pays chauds : les pertes considérables d'eau que subit le corps sous l'influence d'une température élevée, rendent compte de ce besoin impérieux de substances aqueuses.

CHAPITRE IV.

RÉGIME QUANTITATIF.

ARTICLE I. — STATIQUE CHIMIQUE DE L'ORGANISME.

Nous avons étudié précédemment (p. 243 et suiv.) l'influence du régime considéré dans ses rapports avec la composition chimique et l'origine des aliments, c'est-à-dire suivant que ceux-ci sont azotés ou non, et suivant qu'ils sont tirés du règne animal ou du règne végétal. Nous avons montré que c'est dans un mélange d'aliments azotés et non azotés d'origine végétale aussi bien qu'animale, que consiste le régime le mieux approprié à l'état de santé. Reste maintenant à déterminer quelle quantité proportionnelle de chaque genre d'aliments on doit faire entrer dans le régime pour constituer la dose journalière de nourriture.

Pour arriver à résoudre ce problème, il faut commencer par établir ce que l'homme perd journellement par les différentes sécrétions ou excrétions. Comme dans tout budget bien équilibré, il faut que la recette couvre la dépense. Les pertes peuvent être dosées très-approximativement en cherchant, d'une part, la quantité d'azote contenue dans l'urine, et, d'autre part, la quantité de carbone contenue dans les gaz expirés ainsi que dans les matières excrétées. Or, en admettant qu'un adulte excrète en moyenne 1,200 à 1,400 grammes d'urine, on trouve que l'organisme a ainsi éliminé 30 à 32 grammes d'urée, c'est-à-dire 14 ou 15 grammes d'azote. Les autres composés azotés existant dans l'urine (acide urique, etc.), les matières fécales, l'urée contenue dans la sueur, enfin le léger excès d'azote contenu dans l'air expiré, élèvent jusqu'à 20 grammes environ la proportion d'azote éliminée journellement. Quant au carbone, on sait que l'air expiré en renferme en moyenne 200 à 210 grammes et que les autres excrétions que nous venons de signaler font monter ce chiffre de 50 à 60 grammes. Ces évaluations des pertes éprouvées par l'organisme n'ont rien d'absolument fixe, ou du moins sont influencées par une foule de conditions physiologiques dont il importe de préciser un peu le mode d'action.

1° *Influence du poids du corps.* — On comprend que des poids différents de matière vivante éliminent des quantités différentes de produits d'excrétion, de même qu'il est d'observation vulgaire qu'un homme pesant 75 kilos mange généralement plus que celui qui pèse seulement 60 kilos. Dans des expériences faites par M. Scherer, la proportion d'urée éliminée dans les vingt-quatre heures a été, pour les individus suivants :

Poids du corps.	Poids de l'urée.
16 kilos	13 grammes.
22 —	18 —
62 —	27 —
70 —	30 —

Pour calculer d'après ces chiffres et ceux des tableaux

suivants la quantité d'azote, il suffit de diviser par **2,144** le chiffre indiquant le poids de l'urée.

Bien que la quantité d'urée trouvée dans les expériences précédentes soit un peu au-dessous de la moyenne obtenue par la plupart des autres observateurs, elle suffit pour montrer le degré d'influence du poids du corps.

2° *Influence de l'âge et du sexe.* — D'après ce que nous avons dit dans l'avant-dernier chapitre sur l'activité du travail d'assimilation chez l'enfant, on peut induire que les matières excrétées doivent être *proportionnellement* beaucoup plus abondantes dans le jeune âge que dans l'âge adulte, et surtout que dans la vieillesse. Les deux tableaux suivants, empruntés à M. Milne-Edwards, montrent sous ce rapport une concordance parfaite :

A. *Expériences de M. Rummel.*

	sexe.	âge. ans.	poids. kilogr.	urée. grammes.	proportion d'urée pour 1 kilogr. gramme.
N° 1	m.	3	13,6	13,57	1,03
N° 2	m.	4	14,5	15,59	1,08
N° 3	f.	5	16,7	18,22	1,08
N° 4	m.	18	58	36,52	0,62
N° 5	m.	31	71	39,28	0,51
N° 6	m.	65	57	19,17	0,33

B. *Expériences de M. Bischoff.*

	sexe.	âge. ans.	poids. kilogr.	urée. grammes.	proportion d'urée pour 1 kilogr. gramme.
N° 1	m.	3	15	11,27	0,53
N° 2	m.	16	48	19,86	0,41
N° 3	f.	18	66	20,19	0,30
N° 4	f.	43	99	25,32	0,28
N° 5	m.	45	104	37,70	0,35

L'examen comparatif des n°s 2 et 3, d'une part, et 4 et 5, d'autre part, dans le précédent tableau, suffit pour montrer aussi que, chez la femme, le travail nutritif est moins actif, puisqu'elle excrète notablement moins de produits d'oxydation.

3° *Influence du régime.* — Le poids d'urée éliminée journellement augmente sous l'influence d'un régime fortement azoté, mais cependant pas dans les mêmes proportions. Un régime exclusivement animal donne lieu aussi à une plus grande production d'urée, bien qu'avec le régime végétal l'urine soit généralement plus abondante. Le physiologiste Lehmann a fait sur lui-même des expériences intéressantes dans lesquelles ces résultats se trouvent pleinement confirmés. Les voici résumés dans le tableau suivant, que nous rapportons d'après les *Leçons de Physiologie* de M. Milne-Edwards, t. VIII. Les expériences ont été faites sur les urines évacuées dans les vingt-quatre heures :

RÉGIME.	TOTAL des MATIÈRES FIXES.	URÉE.	ACIDE URIQUE.	MATIÈRES EXTRACTIVES ET SELS.
	gr.	gr.	gr.	gr.
Non azoté (1)......	41,63	15,408	0,735	17,139
Aliments végétaux..	59,24	22,481	1,021	19,319
Aliments mixtes....	67,82	32,496	1.183	12,746
Régime animal.....	87,44	53,198	1,478	7,314

(1) La ration alimentaire se composait de graisse, d'amidon et de sucre.

Nous empruntons à la même source le résumé des expériences de M. Haughton (de Dublin), qui corroborent et complètent celles de Lehmann :

AGE DES INDIVIDUS.	POIDS DES CORPS.	QUANTITÉ D'URINE.	QUANTITÉ D'URÉE.	ACIDE URIQUE.	ACIDE PHOSPHORIQUE.
Régime animal.					
ans.	livres.	onces.	grains.	grains.	grains.
N° 1... 37	126	34	465.09	1,02	47,14
» 2... 35	126	62	677,25	11,88	43,28
» 3... 19	126	52	644,62	1,04	40,78
» 4... 39	174	50	554,10	7,40	38,10
» 5... 40	189	45	630,00	5,29	23,72
» 6... 40	145	41	484,30	0,71	29,43
Régime végétal.					
N° 1... 63	173	70	367,50	0,50	30,00
» 2... 22	132	81	578,81	0,71	32,47
» 3... 31	146	45	315,00	1,69	22,78
» 4... 22	146	56	366,12	2,48	27,54
» 5... 31	146	43	342,55	2,03	20,70

4° *Influence du travail musculaire.* — Cette question est un peu controversée. Tous les expérimentateurs s'accordent, il est vrai, pour admettre que le travail musculaire fait augmenter la quantité d'acide carbonique excrété par les voies respiratoires. Lavoisier et Seguin avaient déjà parfaitement observé ce phénomène. Il y a une dizaine d'années, M. E. Smith, dans des expériences plus précises faites sur lui-même et sur d'autres personnes, a vu la quantité d'acide carbonique excrété dans l'état de repos complet augmenter de moitié sous l'influence d'un travail musculaire considérable. Voici notamment les quantités d'acide carbonique expiré par minute qu'il a trouvées chez un homme du poids de 86 kilogrammes, et dans les alternatives de repos et de mouvement :

Pendant le sommeil	0gr,32
— le repos complet	0 ,65
Marche à raison de 3,200 mètres par heure.	1 ,16
— — 4,800 mètres	1 ,29

Pour ce qui est de l'urée, les opinions diffèrent un peu. D'après Beigel, sous l'influence d'un exercice assez actif, l'urée augmenterait dans la proportion de 12 pour 100. Hammond est arrivé au même résultat, et a trouvé en outre que l'acide urique, produit moins avancé d'oxydation, diminuait proportionnellement. Dans un cas de travail musculaire très-considérable, cet auteur a vu l'urée monter de 24 grammes (état de repos) à 45 grammes, et l'acide urique tomber de 1gr,24 à 0gr,41. M. Bergholz, poussant plus loin l'analyse du phénomène, « a constaté que l'activité musculaire des membres inférieurs est accompagnée d'une augmentation plus grande dans la production des matières urinaires que ne le sont les mouvements exécutés par les membres thoraciques ; et cette différence pourrait bien dépendre d'une certaine gêne que la contraction des muscles moteurs du bras détermine dans le jeu de l'appareil respiratoire. » (Milne-Edwards, *op. cit.*)

Certains faits observés par M. Verloren ont donné à penser à ce naturaliste que la relation entre la production de travail et la consommation de matières azotées n'est pas fondée, ou du moins pas constante. Il a fait remarquer, en effet, que c'est pendant leur état de larve que certains insectes consomment le plus de matières albumineuses, et qu'à l'état de papillon, où ils développent le plus de travail musculaire, ils se nourrissent surtout de matières non azotées. Cet observateur en conclut que c'est aux dépens des substances non azotées que se produit le travail musculaire. Cette conclusion n'a pas paru légitime à Donders, qui a exposé et discuté les recherches de Verloren. (*On the Constituents of food*, etc., translat. from *Nederlandsch Archief*, etc.; Dublin, 1866). Le savant professeur d'Utrecht répond à bon droit que les faits constatés sur les insectes prouvent seulement que les matières azotées sont indispensables à la formation des organes et que les matières hydrocarbonées peuvent servir à la production du travail. Mais d'autres observations plus précises montrent que, dans ce dernier cas, les matières azotées des tissus sont désassimilées, décomposées, lorsque des aliments hydrocarbonés sont seuls fournis à l'organisme.

Un fait qui prouve encore l'augmentation de l'urée sous l'influence du travail musculaire, c'est la chaleur développée dans un muscle soumis à des contractions répétées, chaleur produite non pas seulement par la combustion des substances hydrocarbonées, mais encore par les métamorphoses que subissent les matières azotées qu'on rencontre dans les muscles (créatine, créatinine, etc.). Tout récemment enfin, M. Byasson a montré, par des expériences très-bien conduites, cette augmentation de l'urée, bien que dans ces circonstances il y eût diminution notable de la quantité d'urine excrétée.

On comprend, d'après cela, que la physiologie et la chimie aient consacré l'exercice comme un des meilleurs moyens de produire l'entraînement, puisqu'il est démontré que le travail de désassimilation est singulièrement accru par cette pratique. On comprend également que pour subvenir à cette augmentation de dépense, les gens qui fatiguent aient besoin d'une plus forte dose de nourriture que ceux livrés à l'oisiveté. Nous reviendrons plus loin là-dessus en parlant des rations alimentaires.

5° *Influence de l'activité cérébrale.* — Aujourd'hui que l'on est mieux fixé sur le mouvement général de la matière dans l'organisme et en particulier sur les nutritions locales, on ne saurait s'étonner que l'activité spéciale d'un organe, tel que l'encéphale, amène des modifications dans la nature et la quantité des excrétions. Pour nous en tenir à l'urine, dont les variations de composition suffisent, ainsi que nous l'avons déjà montré, pour se rendre compte du processus nutritif, il faut faire remarquer d'abord son abondance. Ce premier résultat était prévu : il est d'observation vulgaire que sous l'empire d'une forte émotion, les urines deviennent beaucoup plus abondantes en même temps que plus claires. Les autres faits ont plus d'importance et peuvent être résumés en deux mots : augmentation très-sensible de l'urée et surtout de l'acide phosphorique. Ces résultats ressortent d'expériences récentes faites par M. Byasson (*Thèses de Paris*, 1868). Pour se mettre autant que possible dans des conditions identiques, l'auteur s'est astreint pendant neuf jours à un régime uniforme composé de 750 grammes de pain-gâteau et 1 litre et demi d'eau par jour.

Voici un tableau abrégé des analyses des urines faites pendant ces neufs jours :

JOURS.	QUANTITÉ D'URINE.	DENSITÉ.	ACIDITÉ par potasse anhydre.	URÉE.	ACIDE URIQUE.	ACIDE PHOSPHORIQUE
	gr.	gr.	gr.	gr.	gr.	gr.
1er *m* (¹)	670	1018	0,250	24,12	0,180	1,7688
2e *m*	960	1012	0,200	21,60	0,205	1,3924
3e *c*	1370	1009	0,100	22,60	0,105	2,3275
4e *r*	1065	1011	0,100	19,97	0,111	1,8105
5e *r*	1425	1008	0,050	19,37	0,047	1,1400
6e *c*	1410	1009	0,100	24,25	0,116	1,6131
7e *m*	625	1017	0,450	22,97	0,282	1,2625
8e *r*	980	1012	0,200	22,05	0,237	1,5737
9e *c*	1180	1012	0,150	24,78	0,187	1,9924

(¹) *m* indique que le travail musculaire a été l'occupation prédominante de la journée; *c* indique une journée consacrée principalement au travail cérébral; enfin *r* désigne les journées de repos.

Une première chose est à remarquer dans ce tableau : c'est la quantité relativement faible d'urée éliminée pendant ces neuf jours (22gr,39 en moyenne). Ce résultat n'est que l'effet du régime sévère que l'expérimentateur s'est imposé, d'autant mieux que les jours précédents, sous l'influence d'un régime mixte, mais surtout animal, le poids de l'urée s'était élevé à 34 grammes en moyenne. Ensuite, il est évident que l'activité cérébrale a produit une augmentation très-notable de l'urine, de l'urée et surtout de l'acide phosphorique. C'est ainsi que la phrase célèbre de Moleschott ou de Buchner : « Point de pensée sans phosphore, » cette phrase qui a soulevé tant de clameurs, se trouve expliquée et justifiée par l'expérimentation physiologique.

ARTICLE II. — ÉQUIVALENTS NUTRITIFS.

Nous venons d'évaluer approximativement l'état des déperditions journalières de l'organisme, ainsi que les variations qu'elles subissent sous l'influence de diverses causes physiques ou physiologiques. Il s'agit maintenant d'établir une juste compensation, c'est-à-dire de calculer la quantité de nourriture nécessaire pour subvenir à ces dépenses, et par conséquent maintenir le corps dans le même état de santé et d'embonpoint.

Il est évident qu'il suffit de chercher quelle quantité de carbone et d'azote renferme un poids donné de substance alimentaire pour savoir quelle quantité de cette substance il faudra ingérer pour fournir les 20 grammes d'azote et les 260 grammes de carbone réglementaires. Mais nous avons déjà vu qu'un régime mixte est nécessaire pour entretenir la santé, et même qu'une nourriture variée, — ce qui n'est pas la même chose, — est utile pour stimuler l'appétit.

En connaissant la proportion d'azote et de carbone contenus dans un même poids des principaux aliments, il sera aisé de combiner diverses quantités de plusieurs pour arriver à faire le poids voulu des matières azotées et hydrocarbonées, en un mot pour constituer une ration alimentaire.

C'est à ce point de vue que le tableau suivant, emprunté à M. Payen, présente tant d'intérêt que, malgré sa longueur, nous l'insérons en entier.

Tableau des quantités d'azote, de carbone, de matière grasse et d'eau dans 100 parties de différentes substances alimentaires.

	AZOTE(1).	CARBONE.	GRAISSE.	EAU.
Viandes et produits des animaux de boucherie.				
Viande de bœuf (sans os) (2)...	3	11	2 (3)	78
Bœuf rôti..................	3,528	17,76	5,19	69,89
Cœur de bœuf..............	2,831	16,16	6,155	74,674
Foie de veau................	3,093	15,68	5,580	72,33
Foie gras (d'oie)............	2,115	65,58	54,570	22,70
Poumon de veau............	3,458	14,50	2,540	73,52
Rognons de mouton.........	2,655	12,15	2,125	78,20
Poissons de mer.				
Raie (4).....................	3,85	12,25	0,47	75,49
Aiguille de mer (congre)......	3,95	12,60	5,02	79,91
Morue salée.................	5,02	16	0,38	47,02
Sardines (à l'huile, en boite)...	6	29	9,36	46,04
Harengs salés...............	3,11	23	12,72	49
Harengs frais...............	1,83	21	10,03	70
Merlan.....................	2,41	9	0,38	82,95
Maquereau..................	3,74	19,26	6,76	68,28
Sole.......................	1,91	12,25	0,25	86,14
Limande....................	2,89	11,50	2,05	79,41
Saumon....................	2,09	16	4,85	75,70
Poissons des eaux douces.				
Brochet....................	3,25	11,50	0,60	77,53
Carpe......................	3,49	12,10	1,09	76,97
Barbillon...................	1,57	5,50	0,21	89,35
Gardon.....................	2,329	19	13,25	67,03
Goujons....................	2,77	13,50	2,67	76,89
Anguille....................	2	30,05	23,86	62,07
Ablettes....................	2,79	17	8,03	72,89
Divers produits animaux.				
Nids d'hirondelles............	8,87	28	traces.	5 (5)

(1) Les nombres de cette colonne, multipliés par 6,5, donnent le poids de la substance azotée.

(2) Les os formant 1/5 du poids total, il faut compter 125 de viande avec les os pour 100 de viande désossée.

(3) La quantité de graisse varie de 2 à 20 pour 100.

(4) La raie avait été débarrassée des arêtes, des intestins, de la tête ; c'est donc la chair nette, comestible, dont la composition est indiquée ici; il en est de même pour les différents poissons suivants. Le carbone, en y comprenant son équivalent en hydrogène, a été calculé d'après la chair sèche et la matière grasse ; ce n'est qu'une approximation.

(5) Cendres = 14.

	AZOTE.	CARBONE.	GRAISSE.	EAU.
Œufs de poule (blanc et jaune).	1,90	13,50	7	80
Lait de vache...............	0,66	8	3,70	86,50
Lait de chèvre..............	0,69	8,60	4,10	83,60
Caviar de Russie............	4,49	27,41	16,26	37,50
Mollusques.				
Escargots cuits, subst. charnue.	2,50	9,28	0,952	76,170
Moules, substance charnue....	1,804	9	2,420	75,74
Moules sèches de Siam (chair).	10,95	11,74	7,50	»
Huîtres fraîches (chair).......	2,13	7,18	1,50	80,38
Eau des huîtres.............	0,086	0,045	»	95,75
Vignots (après ébullition dans l'eau de mer)..............	2,49	9,497	1,90	76,76
Crustacés.				
Homard (chair crue).........	2,93	10,96	1,17	76,61
Homard (subst. molle interne).	1,87	7,30	1,44	84,31
Homard (œufs de homard)...	3,57	17,55	8,23	62,98
Fromages.				
Fromage de Brie............	2,93	35	25,73	45,25
— de Gruyère..........	5	38	24	40
— *à la pie*............	2,376	24,43	9,429	68,76
— de Chester..........	4,126	41,04	25,73	35,92
— du Parmesan........	6,997	40	15,95	27,56
— double crême........	2,920	71,10	59 87	9,48
— de Roquefort........	4,210	44,44	30,14	34,55
— de Hollande.........	4,80	43,54	27,54	36,10
— de Neufchâtel frais..	1,27	50,71	40,71	36,58
— — fait...	2,06	51,10	41,91	34.47
— de Camembert.......	3	33,05	21,05	51,94
Graines de légumineuses.				
Fèves......................	4,50	42	2,50	15
Fèves vertes séchées.........	4,46	46	2	8,4
Haricots	3,92	43	2,80	9,9
Haricots flageolets séchés......	4,15	48,5	2,06	5,1
Lentilles...................	3,87	43	2,60	11,5
Pois secs ordinaires..........	3,66	44	2,10	8,3
Pois cassés séchés verts.......	3,91	46	2	9,7
Céréales, farines, pain, tubercules.				
Blé dur du midi............	3	41	2,10	12
Blé tendre.................	1,81	39	1,75	14
Farine blanche de Paris.......	1,64	38,5	1,80	15
Farine de seigle............	1,75	41	2,25	15
Orge d'hiver (escourgeon).....	1,90	40	2,20	13
Maïs......................	1,70	44	8,80	12
Sarrasin...................	2,20	42,5	2,84	12

	AZOTE.	CARBONE.	GRAISSE.	EAU.
Riz	1,8	41	0,80	13
Gruau d'avoine	1,95	44	6,10	13
Couscous des Arabes	3	42	2	12
Pain blanc de Paris	1,08	29,50	1,20	35
Pain de munition ancien	1,07	28	1,50	41
Pain de munition nouveau	1,20	30	1,50	35
Pain de farine de blé dur	2,20	31	1,70	37
Pommes de terre	0,33	11	0,10	74
Batate blanche	0,17	9	0,25	79,64
Batate rouge	0,23	12	0,30	67,5
Igname batate de l'Algérie	0,39	13	0,30	77,3
Carottes	0,31	5,50	0,15	88
Champignons, truffes.				
Champignons de couches	0,66	4,520	0,396	91,01
Morille	0,64	5,100	0,560	90
Truffes noires	1,350	9,45	0,560	72
Truffes blanches	1,532	9,10	0,442	72,540
Fruits sucrés et oléagineux.				
Châtaignes ordinaires	0,64	35	4,10	26
Châtaignes sèches	1,04	48	6	10
Groseilles à maquereau	0,14	7,79	non dosée.	83
Figues fraîches	0,41	15,50	id.	66
Figues sèches	0,92	34	id.	25
Pruneaux	0,73	28	id.	26
Noix fraîches	1,400	10,65	3,62	85,50
Amandes douces fraîches	2,677	40	24,28	42,45
Amandes du pin pignon	6,440	68,15	42,50	5,71
Café, thé, chocolat.				
Café (dans une infus. de 100 gr.)	1,10	9	0,50	975
Thé (infusion de 20 gr.)	0,2	2,1	0,04	995
Chocolat (pour 100 gr.)	1,52	58	26	8
Aliments gras.				
Lard	1,18	71,14	71	20
Beurre ordinaire frais	0,64	83	82	14
Huile d'olive	traces.	98	96	2
Boissons alcooliques.				
Bière forte	0,08	4,50	»	90
Alcool pur à 100° de l'alcoom.	0,00	52	»	»
Eau-de-vie commune	0,00	27	»	49
Vin	0,015	4	»	90

Le titre *équivalents nutritifs* placé en tête de cet article indique que l'on pourrait attribuer à cette dénomination le même sens que les chimistes donnent au terme *équivalent :* ce seraient donc les quantités pondérables de substance alimentaire susceptibles de se remplacer dans une ration mixte. Ainsi, par exemple, si l'on se reporte au tableau précédent, on voit que 100 grammes de limande sont sensiblement équivalents à 100 grammes de viande de bœuf sans os, et que 100 grammes d'amandes douces fraîches pourraient à peu près remplacer une même quantité de fromage de Brie. De même, on pourrait dire que 100 grammes de fromage parmesan représentent 250 grammes de cœur de bœuf et que 80 grammes de fromage double crème sont équivalents à 100 grammes de foie gras.

On peut faire remarquer d'abord qu'il est assez difficile de trouver deux aliments différents renfermant à poids égal même quantité d'azote et même quantité de carbone ou bien des quantités proportionnelles de ces mêmes corps.

Mais y a-t-il d'ailleurs réellement équivalence dans les cas que nous venons de citer ? Serait-il indifférent de remplacer l'une par l'autre les quantités de substances alimentaires dites *équivalentes ?* Au point de vue de l'analyse chimique, oui ; mais physiologiquement, il s'en faut un peu. D'abord, pour que des aliments reconnus par l'analyse chimique équivalents aient la même puissance nutritive, il faut qu'ils soient doués du même degré de digestibilité. Or on sait que tous les aliments ne cèdent pas avec la même facilité leur matière alibile aux sucs digestifs ; en un mot, les uns sont plus assimilables que les autres, ou, si l'on veut pénétrer plus intimement dans les faits, la matière azotée des uns est plus susceptible de se métamorphoser, de manière à devenir partie intégrante de notre organisme. « Le foin, l'avoine, les raves, les pommes de terre et le pain, dit très-bien Liebig, produisent dans le corps vivant de la chair et du sang. Mais aucun de ces aliments ne reproduit la chair avec la même rapidité que la viande, et ne restaure la substance musculaire usée au travail au prix d'une aussi petite dépense de force organique. »

Aussi ce n'est pas uniquement par la quantité d'azote qu'on peut juger de la valeur nutritive d'une substance et il ne faudrait pas trop compter avoir remplacé 200 grammes de viande de bœuf en lui substituant 6 grammes d'azote d'une autre substance alimentaire, cette dernière contînt-elle exactement la même quantité de carbone et d'eau.

Cette idée de calculer les équivalents nutritifs d'après le poids de l'azote avait été étudiée et mise en pratique principalement par les chimistes agronomes, M. Boussingault entre autres. Ce savant avait expérimenté sur des animaux dont il avait préalablement déterminé la ration d'entretien d'après l'état des excrétions, et il avait vu, dans quelques expériences, qu'en remplaçant une quantité de substance alimentaire par une autre équivalente en azote, le poids de l'animal ne variait pas. Mais M. Boussingault ne tarda pas à voir que les résultats n'étaient pas toujours les mêmes avec n'importe quel aliment. Dès lors il fut conduit à reconnaître que le degré d'hydratation, la quantité d'oxygène et de carbone, la dose de matière réfractaire, le degré de cohésion, tout cela influait sur la valeur nutritive indépendamment du poids de l'azote. Nous rappelons que nous avons déjà donné quelques détails sur cette question, page 32 et suivantes de cet ouvrage.

Malgré les restrictions que nous venons de faire et bien qu'il ne faille pas considérer comme rigoureux les résultats analytiques fournis par la chimie pour former les équivalents nutritifs, ces données n'en sont pas moins très-précieuses, parce qu'elles permettent d'évaluer très-approximativement les quantités relatives des aliments les plus usuels qu'on doit employer pour subvenir à la dépense physiologique de l'homme au repos et au travail.

ARTICLE III. — RATIONS D'ENTRETIEN ET DE TRAVAIL.

Pour déterminer les rations alimentaires il faut distinguer ce qu'il faut en moyenne à un homme pour réparer ses pertes journalières, puis ce qu'il faut ajouter pour le travail modéré auquel les gens les moins occupés sont assujettis ; enfin il faut évaluer les dépenses supplémentaires faites par un individu soumis à un travail actif (les ouvriers en général).

Nous avons établi pour la simple réparation des pertes journalières de l'organisme le chiffre, un peu élevé peut-être, de 18 à 20 grammes d'azote, et celui de 250 à 260 grammes pour le carbone. Mais ces chiffres eux-mêmes sont un peu vagues, attendu que, le poids du corps étant assez variable d'un individu à un autre, cette moyenne peut se trouver trop abondante ou insuffisante. Il est préférable d'indiquer le poids de l'azote et du carbone à faire entrer dans l'alimentation pour 1 kilogramme de l'individu. On arrive alors aux chiffres de $0^{g},3000$ à $0^{g},3266$ d'azote correspondant à $1^{gr},9$ ou $2^{gr},133$ de substance azotée et de $4^{gr},03$ de carbone.

Ceci étant posé, quelle sera la ration alimentaire suffisante à un homme pesant 60 kilogrammes, pour le maintenir dans ce poids?

La ration la plus simple pourrait se composer à la rigueur de 3 kilogrammes de lait qui donneraient 19^{gr},8 d'azote et 240 à 250 grammes de carbone. Mais à part cette exception, qui montre d'ailleurs combien les éléments nutritifs sont heureusement proportionnés dans le lait, on ne trouverait pas une autre substance qui, employée exclusivement, pourrait constituer une ration physiologique. Voudrait-on prendre le pain, par exemple? Il faudrait près de 2 kilogrammes de cet aliment pour fournir 18 à 20 grammes d'azote ; mais on aurait en même temps près de 600 grammes de carbone, c'est-à-dire près du double de la quantité nécessaire. Si l'on choisit la viande comme aliment exclusif, 600 à 650 grammes suffiraient pour fournir la dose d'azote voulue ; mais on n'aurait guère de la sorte que 70 grammes de carbone, et pour arriver au chiffre de 250, il faudrait 2^{k},300 de viande, ce qui donnerait un excédant d'azote de près de 50 grammes.

Tout cela démontre bien, avec ce que nous avons déjà dit à propos du régime qualitatif, qu'il faut nécessairement associer plusieurs substances pour constituer une ration alimentaire d'après les règles de la physiologie. En voici une des plus simples qu'on puisse former :

Viande de bœuf désossée.	400 gr. =	azote	12 gr. +	carbone	44 gr.
Pain blanc...........	500 gr. =	»	5,40 gr. +	»	150 gr.
Beurre frais.........	60 gr. =	»	0,35 gr. +	»	50 gr.
Total : aliments solides.	960 gr. =	azote	17,75 gr. +	carbone	244 gr.

En ajoutant à cette ration 500 grammes de vin, on a enfin :

Azote..... 17gr,82 et carbone...... 264

En substituant dans la ration précédente 300 grammes de pommes de terre à 100 grammes de pain, on aurait une quantité équivalente d'éléments nutritifs avec un peu plus de variété. Si on remplace 200 grammes de pain et 200 grammes de viande par 200 grammes de légumes secs, et le vin par de la bière, on aurait une ration équivalente à la première, mais beaucoup meilleur marché.

Il serait d'ailleurs très-facile et sans grand intérêt d'établir un grand nombre de rations très-différentes ; avec le tableau des équivalents nutritifs, chacun pourra calculer la proportion des divers aliments qu'on voudra faire entrer dans chaque ration.

Jusqu'à présent nous ne nous sommes occupé que de la ration d'entretien qui suffit pour réparer les déperditions inévitables de l'organisme dans l'état de repos, et même pour subvenir, avec une légère augmentation, à un travail actif. Il n'en est plus de même si l'individu est tenu de produire un travail mécanique considérable. De même que la machine à vapeur ne développe de force de traction et de vitesse qu'en raison de la quantité de combustible qu'on lui fournit, de même l'homme ne peut produire de travail mécanique utile qu'avec un surcroît de nourriture ; et si la nourriture manque, c'est aux dépens de ses tissus.

Voici comment on est arrivé à calculer le rapport entre le travail produit par la machine humaine et la nourriture ou le combustible supplémentaire qu'il faut fournir. C'est aux travaux remarquables de M. Hirn qu'on doit ces résultats, que nous rapportons d'après la dissertation inaugurale de M. Paul Chaulet (Paris, 1867).

Première expérience de M. Hirn. — « Dans une heure, un homme adulte absorbant une quantité d'oxygène égale à $29^{gr},65$, le nombre de calories produites dans le même temps était de 155 ; d'où il résulte que 1 gramme d'oxygène absorbé produit $5^{cal},22$.

« Pendant une marche ascensionnelle, le travail produit était de 27,448 kilogrammètres par heure ; l'oxygène absorbé dans le même temps était de $131^{gr},74$. Ces $131^{gr},74$ d'oxygène absorbé auraient produit à l'état de repos $687^{cal},68$, à raison de $5^{cal},22$ par 1 gramme d'oxygène; or il ne se produisit, en réalité, que 251 calories.

« Donc, $687^{cal},68$ — 251 calories = $436^{cal},7$, qui étaient employées : 1° à produire un travail mécanique externe de 27,448 kilogrammètres; 2° à maintenir la température du corps ; 3° à produire les travaux moléculaires internes.

« On déduit que, dans la machine humaine, 27,448 kilogrammètres sont produits par 437 calories; d'où 1 calorie produit 62,7 kilogrammètres. »

Deuxième expérience de M. Hirn. — Le travail produit dans une heure était de 20,750 kilogrammètres; l'oxygène absorbé dans le même temps = $112^{gr},02$. Si, au lieu de travailler, l'homme fût resté au repos, ces $112^{gr},02$ d'oxygène absorbé auraient donné $112,02 \times 5,22 = 587^{cal},07$; or, en réalité, il n'y a eu que $255^{cal},06$ de récoltés.

L'on déduit 587,07 — 355,06 = $530^{cal},01$ ont été employées à produire 20,750 kilogrammètres, plus, comme précédemment, à maintenir la température du corps et à produire les travaux moléculaires internes.

Nous avons ici $\frac{20,750}{330} = 62^{\text{kilog.}},08$.

Il résulte donc des deux expériences précédentes, et en négligeant les décimales, que l'homme, considéré comme machine, produit 62 kilogrammètres pour 1 calorie.

Or, l'équivalent mécanique de la chaleur étant de 425, il en résulte que chez l'homme 425 — 62 = 363 calories sont employées à produire tous les travaux moléculaires internes. Ainsi sur 425 kilogrammètres par 1 calorie, devant se produire lorsque toute la chaleur est utilisée par le travail mécanique externe, 62 sont rendus chez l'homme, et 363 absorbés par les pertes inévitables. Ce qui veut dire que l'organisme humain, considéré comme machine, donne en effet utile 1/5,8 du travail produit.

Connaissant 1° le travail manuel d'un homme, 2° le rendement de la machine humaine, nous pourrons, d'après la chaleur de combustion du carbone et de l'hydrogène, calculer le supplément de nourriture nécessaire au producteur.

Voici les éléments du problème :

D'après les ouvrages de mécanique, un manœuvre, portant des fardeaux sur son dos au haut d'une rampe douce ou d'un escalier, et revenant à vide, produit un effort moyen de 65 kilogrammes ; à une vitesse de $0^{m},004$ par seconde, il travaille six heures et donne un travail de 56,160 kilogrammètres. Comme à 1 calorie, dans la machine humaine, correspondent 62 kilogrammètres, on en déduit que 56,160 kilogrammètres exigent pour se produire 905 calories.

La chaleur de combustion du carbone étant 8, celle de

l'hydrogène 35, et sachant qu'au repos le carbone est à l'hydrogène absorbé comme 18 est à 1, déterminer combien il faudra de l'un et de l'autre pour produire 905 calories.

Représentons par x la quantité d'hydrogène demandée et par y la quantité de carbone ; nous aurons :

$$\frac{x}{y}=\frac{1}{18} \text{ et } 35x+8y=905.$$

Effectuant les calculs :

$$y=18x\text{ ; d'où } 35x+144\,x=905$$

$$179x=905\text{ ; d'où } x=\frac{905}{179}=5.$$

Transportant la valeur de x :

$$y=18\times 5=90.$$

« La solution de notre équation nous répond qu'un homme, pour produire un travail mécanique de 56,160 kilogrammètres, a besoin de 90 grammes de carbone et de 5 grammes d'hydrogène de plus qu'un homme au repos.

« Nous avons négligé de rechercher l'excédant d'azote nécessaire au producteur, à cause du rôle secondaire que jouent les substances azotées dans la calorification.

« Au moyen de la même équation précédemment posée, nous pourrions facilement trouver la quantité de combustible que doit recevoir en plus le travailleur, selon le genre et le nombre de travaux produits.

« La comparaison des expériences précédemment citées nous donne des résultats un peu différents ; toutefois il reste bien acquis à la science que tout individu produisant un travail mécanique externe ne le fournit qu'aux dépens de la chaleur. »

Cette dernière conclusion de M. Chaulet, extraite, ainsi que les détails qui précèdent, de sa thèse remarquable d'ailleurs à plus d'un titre, nous paraît trop absolue. Nous n'admettons pas que les substances azotées jouent un rôle secondaire dans la production du travail : les hydrates de carbone sont usés en plus grande quantité que les matières azotées, mais c'est tout; et ces dernières sont tout aussi nécessaires que les premiers. Nous avons déjà dit, en effet, que c'est dans les muscles que se passent les changements moléculaires ou transformations chimiques les plus importantes pendant le travail mécanique; or ces modifications portent aussi bien sur la matière azotée que sur les hydrocarbures; seulement ces derniers jouissent d'un pouvoir calorifique beaucoup plus considérable. Mais si les matières azotées alimentaires n'étaient pas augmentées pendant la production du travail, la substance propre du muscle s'userait.

La plupart des chimistes, physiologistes ou agronomes, en ont si bien jugé ainsi que, dans les rations alimentaires adoptées pour les individus soumis à un travail mécanique actif, l'augmentation porte proportionnellement autant sur les substances azotées que sur les aliments riches en carbone et hydrogène.

Nous allons du reste donner à l'appui plusieurs modèles de rations alimentaires adoptées soit par le gouvernement, soit par des administrations, soit par une classe de travailleurs.

RATION JOURNALIÈRE DU MARIN FRANÇAIS.	QUANTITÉ D'ALIMENTS.	AZOTE.	CARBONE.	GRAISSE.
Pain (ou son équivalent en biscuit ou en farine)	750	8,10	221	3
Viande fraîche (ou équivalent en viande salée + fèves)	300	9	33	6
Fèves, pois ou haricots (ou riz (1) viande ou fromage)	120	5	48	3
Beurre 15 grammes et huile d'olive 6 grammes	21	0,12	14	16
Café (quantité dans l'infusion de 20 grammes)	20	0,21	4	0,5
Sucre	25	»	10,1	»
Oseille 10 grammes ou choucroute 20 grammes	10	0,04	1,6	0,2
Assaisonnement (vinaigre, poivre, moutarde)	»	»	»	»
Vin (ou équivalent en bière, eau-de-vie, boisson)	460	0,04	12 (2)	»
Eau-de-vie	60	»	15	»
Sel marin	22	»	»	»
TOTAL DE LA NOURRITURE (3)	1788	22,51	435,5	33,5

(1) On a laissé par erreur le poids du riz à 90 grammes au lieu de 360 qu'il aurait fallu pour remplacer 120 de légumineuses ou 60 de fromage ; il est vrai que le riz aurait alors introduit un excès de matière féculente. Il faudrait ajouter aux 90 grammes de riz 100 grammes de viande pour avoir l'équivalent.

(2) En admettant que l'alcool soit dépourvu de pouvoir nutritif, le retard qu'il apporte à la combustion physiologique ménage toujours une certaine quantité de carbone des aliments.

(3) Outre 1 litre et demi à 2 litres d'eau comprise ou ajoutée dans les aliments.

NOTA. Ce tableau, ainsi que les suivants, sont extraits de l'ouvrage de M. Payen.

Ouvrier des fermes de Vaucluse.

NOURRITURE ANNUELLE.	ALIMENTS.	AZOTE.	CARBONE.	GRAISSE.
	kil.	gr.	gr.	gr.
Pain....................	390	4,212	115,050	4,680
Pommes de terre...........	90	0,216	9,000	0,090
Haricots (ou équival. en feves).	88	3,410	35,200	2,464
Lard....................	19	0,230	11,610	13,490
Huile....................	10	»	7,700	8,600
Vin.....................	123	0,018	4,920	
Total de la nourriture distribuée..................	720	8,086	183,480	29,324
Consommation par jour......	1,972	22,15	502,27	80,34

Ouvrier agriculteur du canton de Vaud.

NOURRITURE ANNUELLE.	ALIMENTS.	AZOTE.	CARBONE.	GRAISSE.
	kil.	gr.	gr.	gr.
Pain.....................	286	3,090	85,800	5,720
Pommes de terre..........	365	0,876	36,500	0,365
Légumes verts.............	41,600	0,166	6,660	0,600
Légumineuses (lentilles).....	13	0.487	5,200	0,344
Fruits desséchés...........	13	0,120	4,420	0,130
Viande..................	57,200	1,710	6,292	1,144
Fromage maigre...........	28,600	1,456	5,160	2,860
Beurre...................	10,400	0,066	6,750	8,500
Café (quantités d'azote et de carbone dans l'infusion)....	6,200	0,650	1,300	0, 00
Lait.....................	229,500	1,514	16,065	8,490
Vin......................	121,500	0,018	4,830	
Cidre....................	108	0,012	2,160	
Total de la nourriture annuelle.	1,280	10,165	181,137	28,243
Consommation journalière...	3,41	27,84	496,27	77,37

Ouvrier laboureur du Nord.

(*Maison rustique*, t. IV, p. 400.)

NOURRITURE ANNUELLE.	ALIMENTS.	AZOTE.	CARBONE.	GRAISSE.
	kil.	gr.	gr.	gr.
Farine de seigle	320	5,600	131	7,200
Farine de froment	30	0,492	11,700	0,540
Farine d'orge	50	0,950	20	1,100
Pois	30	1,050	12,300	0,630
Pommes de terre	350	0,840	35	0,350
Viande de bœuf	20	0,600	2,200	0,400
Lard	10	0,118	6,114	7,100
Lait (litres)	160	1,356	11,200	5,920
Beurre	20	0,128	13,400	16,400
Bière	365	0,292	16,425	»
Sel marin	12	»	»	»
Total de la nourriture	1,367	11,426	259,339	39,640
Consommation journalière	3,74	31,30	710,52	108,60

Régime alimentaire des ouvriers agriculteurs du département de la Corrèze.

NOURRITURE ANNUELLE D'UN OUVRIER.	ALIMENTS.	AZOTE.	CARBONE.	GRAISSE.
	kil.	gr.	gr.	gr.
Froment, méteil, seigle	219	3,960	87,600	4,380
Pommes de terre	369	0,850	36,900	0,369
Châtaignes sèches	248	2,570	119,040	14,880
Viande	12	0,360	1,320	0,240
Lard	10	0,118	6,100	7,100
Lait (litres)	120	0,792	8,400	4,440
Nourriture totale	978	8,650	259,560	31,409
Consommation journalière	2,68	24,26	710,60	86,052

Nourriture habituelle des ouvriers en Lombardie.

RATION JOURNALIÈRE D'UN INDIVIDU.	ALIMENTS.	AZOTE.	CARBONE.	GRAISSE.
Farine de maïs...........	1,520	25,83	668,80	133,76
Fromage................	30	1,50	10,80	7,30
Deux litres de piquette pour boisson...............	2,000	0,27	15	»
Consommation en un jour...	3,550	27,60	694,60	141,06

Ration alimentaire des ouvriers en Irlande (1).

NOURRITURE D'UN INDIVIDU PAR JOUR.	ALIMENTS.	AZOTE.	CARBONE.	GRAISSE.
Pommes de terre..........	6,348	15,20	634,8	6,34
Lait.....................	500	3,30	35	18,50
Eau ou petite bière (2)......	»	»	»	»
Ration totale.............	6,848	18,50	669,8	24,84

(1) Voyez la *Revue Britannique*, janvier 1848, note, page 77.
(2) 1l,5 à 2 litres.

Régime alimentaire des ouvriers anglais qui travaillaient au chemin de fer de Rouen (1).

	ALIMENTS	AZOTE.	CARBONE.	MATIÈRE GRASSE.
Viande..................	0,660	19,8	72,6	13,2
Pain blanc...............	0,750	8,1	221,5	8
Pommes de terre..........	1,000	2,4	100	1
Bière....................	2,000	1,6	90	»
Ration journalière. {Aliments. {Boisson..	2,400 2,000	31,9	484,1	22,2

(1) Voyez t. V du *Cours d'agriculture* de M. de Gasparin.

L'examen comparatif des rations qui précèdent nous montre des différences considérables dans le régime alimentaire des ouvriers, selon les localités. Les unes nous offrent une alimentation mixte assez substantielle et assez bien proportionnée dans ses divers éléments; celles des ouvriers lombards et irlandais sont très-abondantes, trop même, et sont moins réparatrices que les premières, parce que, alors même qu'elles renfermeraient autant d'azote, les substances qui les composent sont moins digestibles et leurs principes alibiles moins assimilables. En outre, cette masse considérable de matières alimentaires exige une digestion plus longue et plus laborieuse, laquelle nécessite un plus grand afflux de sang dans l'estomac et l'intestin, pour y stimuler et rendre plus abondante la sécrétion des sucs digestifs; le sang y use donc plus de matériaux; il s'y appauvrit plus que si les aliments étaient en moindre quantité, plus réparateurs sous le même volume et plus digestibles.

C'est à la chimie physiologique que nous sommes redevables de toutes ces notions; c'est grâce à elle que l'on a pu reconnaître l'insuffisance de certaines rations anciennement adoptées et aujourd'hui très-améliorées. C'est ainsi que l'on a heureusement modifié le régime alimentaire des lycées, de l'armée, des prisons, et surtout des hôpitaux. Il y aurait encore certainement à améliorer pour arriver à satisfaire complétement les exigences de la science; ce sera la tâche de l'avenir.

ARTICLE IV. — DÉDUCTIONS RELATIVES A L'ENGRAISSEMENT ET A L'ENTRAINEMENT.

§ 1. — Engraissement.

Dans l'article précédent, nous avons montré théoriquement et pratiquement que, sous l'influence du travail, l'organisme est susceptible d'utiliser une beaucoup plus grande quantité de carbone qu'à l'état de repos. Qu'arriverait-il si les rations dont nous avons donné plus haut le détail étaient consommées par des individus vivant sans fatigue ni soumis à aucun travail pénible? Si la totalité de ces aliments était digérée et absorbée, elle ne pourrait du moins être utilisée tout entière, attendu que les besoins de l'organisme ne nécessitent que 250 à 300 grammes au plus de carbone en dehors de tout travail actif. L'excédant se trouve converti en graisse, qui, à son tour, servira à fournir des éléments calorificateurs si les éléments hydrocarbonés venaient par hasard à faire défaut.

Bien que l'organisme animal ait la faculté de fabriquer de la graisse avec des matières féculentes ou sucrées, et même très-probablement avec des substances albuminoïdes, ainsi que nous l'avons montré p. 119 et 120, il n'en est pas moins vrai que c'est avec les matières grasses ingérées qu'il peut le plus facilement engraisser. Cela résulte très-nettement des nombreuses expériences faites sur les animaux de boucherie ainsi que sur la volaille.

Cependant, pour produire le plus aisément et le plus sûrement un degré voulu d'embonpoint, il faut régler le régime de manière que les matières grasses ne soient pas en excès, parce qu'elles sont assez indigestes; et que, pour qu'un régime quelconque profite, il faut que les aliments soient suffisamment digestibles.

Voici un exemple de ration composée en vue de favoriser l'engraissement et dont l'exécution régulière serait des plus aisées :

Chocolat......	60	gr.	=	Azote	0,9	+	Carbone	32	+	graisse	15,6
Lait..........	250	»	=	»	1,65	+	»	20	+	»	9,2
Viande........	400	»	=	»	12	+	»	44	+	»	8
Pain..........	500	»	=	»	5,40	+	»	150	+	»	6
Pommes de terre	125	»	=	»	0,41	+	»	14	+	»	0,12
Beurre........	50	»	=	»	0,52	+	»	41	+	»	41
Fromage.......	50	»	=	»	3	+	»	20	+	»	12
Total......	1,435	gr.	=	Azote	22,68	+	Carbone	321	+	graisse	91,92

On remplacerait avec avantage les pommes de terre par 125 grammes de légumes verts (haricots, petits pois, etc.); on pourrait encore remplacer 100 grammes de viande + 100 grammes de pain par deux œufs.

Parmi les conditions qui favorisent l'engraissement, il convient de signaler en première ligne le repos du corps et de l'esprit, un temps froid et humide, l'usage assez large de l'eau coupée de vin, non-seulement pendant, mais aussi entre les repas, en tant qu'elle ne peut troubler la digestion ; les alcooliques et le café ou le thé à petites doses sont également utiles; des bains assez fréquemment répétés (cinq ou six par mois) aident encore à ce régime ; enfin, le sommeil prolongé pendant dix à douze heures, à la condition qu'il n'ait pas d'influence notable sur l'appétit, contribue pour une bonne part à développer la graisse.

§ 2. — Entraînement.

En se plaçant dans des conditions physiologiques opposées à celles que nous venons d'énumérer, on conçoit que, d'après la même théorie, il soit possible de diminuer l'embonpoint. Pour arriver à ce but, il faut que les hydrates de carbone contenus dans les aliments soient en quantité assez faible pour que le carbone fourni par eux ne puisse suffire aux déperditions de calorique éprouvées par l'organisme; et que, dès lors, le supplément de carbone indispensable soit fourni par les tissus de l'économie les plus riches en carbone et en hydrogène et les plus facilement décomposables, c'est-à-dire le tissu adipeux. C'est là-dessus qu'est basé l'art de diminuer l'embonpoint, et, par suite, un des moyens les plus efficaces pour produire l'entraînement.

L'entraînement et la simple diminution de l'embonpoint, bien qu'ayant beaucoup d'analogie, n'ont cependant ni le même but ni le même résultat. L'entraînement a principalement pour but de rendre le corps le plus apte possible à tel ou tel travail spécial; aussi nécessite-t-il une pratique un peu excessive, presque en dehors des règles physiologiques et dans laquelle l'organisme est surmené. Il y a un entraînement pour les pugilistes, un entraînement pour les coureurs, un entraînement pour les jockeys, etc., sans compter le plus important, celui pour les chevaux. Chaque espèce d'entraînement a ses pratiques particulières, qui ont pour objet de développer au plus haut degré les aptitudes spéciales réclamées par chaque travail. Ces pratiques, variables suivant les cas, consistent d'une façon générale dans des exercices gradués alternant avec un repos réglé, dans des frictions sèches, des sudations forcées, quelquefois dans l'usage temporaire de purgatifs légers, mais surtout dans un régime sévère. Nous ne nous arrêterons qu'à ce dernier. Les autres pratiques n'entrant pas dans le plan de notre ouvrage, nous renverrons pour plus amples détails sur ces dernières aux travaux de Royer-Collard (*Organoplastie hygiénique*, in *Mém. de l'Acad. de méd.*, t. X, 1842) et de Bouchardat (*Entraînement des pugilistes*, in supp. à l'*Annuaire thérap.* pour 1861), aux Thèses de De France (Paris, 1859), Amourel (Montpellier, 1860), Dambax (Paris, 1860), et enfin, à la monographie de Jaquemet (Paris, 1867).

Les règles de régime à suivre pour diminuer l'embonpoint, et aussi pour l'entraînement ou pour s'y préparer, peuvent se réduire à ceci : manger et boire le moins possible, mais de façon que les forces n'en souffrent pas. Pour cela, il suffit de consommer presque exclusivement des aliments dont la composition se rapproche le plus de celle de nos tissus, et qui, sous le plus petit volume, renferment le plus de matière alibile. Telles sont les viandes en général, et surtout le gibier. Ainsi donc, des viandes noires autant que possible, les viandes de boucherie (surtout mouton et bœuf), pas ou peu de débris, abats ou produits d'animaux (cervelle, foie, rognons, laitage, œufs, etc.; en fait de poisson, choisir de préférence la sole, la limande, la barbue, le turbot, le mulet, le bar; jamais d'anguille, ni de morue, ni de harengs, etc.; aussi peu de légumes que possible et des légumes verts de préférence ; très-peu de pain, pas de soupe, ni de potages, ni de pâtisseries, ni d'entremets sucrés ; quelques fruits, mais en petite quantité, et encore seulement quand on ne mange pas de légumes. Les mets doivent être cuits le plus possible au naturel ; les viandes grillées ou rôties à la broche, jamais de ragoûts, très-rarement des sauces et pour le poisson seulement : les légumes doivent être cuits à l'eau et assaisonnés avec le beurre hors de l'eau en les servant. Quant à la quantité, on pourra régler la ration de manière à ingérer par jour 16 à 18 grammes d'azote et 150 à 180 grammes de carbone.

La boisson, avons-nous dit, doit être peu abondante ; un demi-litre par jour d'un vin généreux et *pur* doit suffire largement. Pas de boisson d'aucune espèce entre les repas. Avec cela, pas plus de six heures de sommeil et un exercice régulier, mais sans fatigue. En suivant un pareil régime rigoureusement, il est infiniment probable qu'on arriverait à diminuer l'embonpoint sans suivre aucun traitement spécial, ni être soumis à des pratiques un peu excessives. Si, au bout d'un mois de ce régime, le poids du corps n'était pas diminué d'une ou plusieurs livres, il y aurait utilité à favoriser la disparition de la graisse à l'aide d'un traitement spécial très-inoffensif, nullement compliqué ni gênant, les inhalations d'oxygène, par exemple. Mais ce n'est pas le lieu d'entrer dans plus de détails sur ce sujet.

On a beaucoup parlé il y a quatre ou cinq ans en Angleterre, et même en France, du *système* de Banting pour combattre l'obésité. Le prétendu système de ce gentleman très-lardé est tout simplement un régime assez analogue à celui que nous venons d'exposer, et qui n'est, par conséquent, que l'application de la théorie admise aujourd'hui sur la formation de la graisse. Le régime de Banting ayant fait assez de bruit, et de plus ayant réussi à son auteur, ce qui vaut mieux, nous allons le rapporter en citant d'après l'opuscule paru en 1864 :

« J'ai soixante-six ans et ma taille est d'environ 5 pieds 5 pouces (mesure anglaise) ; au mois d'août 1862, je pesais 200 livres.

« J'ai été en traitement plus de vingt fois différentes dans l'espace d'un pareil nombre d'années, sans obtenir aucun bon effet, du moins qui eût de la durée. Je ne pouvais me baisser pour nouer les cordons de mes souliers, ni même remplir sans grande difficulté les petits devoirs que réclame notre humanité. J'étais forcé de descendre les escaliers à reculons et lentement pour éviter le balancement du poids du ventre sur les articulations du genou et du pied, et j'étais obligé de souffler et d'aspirer à chaque mouvement.

« Alors me fut donné le conseil de m'abstenir autant que possible de pain, de beurre, de lait, de sucre, de bière et de pommes de terre. Ces aliments avaient constitué depuis nombre d'années la principale partie de ma nourriture, les croyant tout à fait innocents. »

Voici le menu de ses repas en vue de combattre son embonpoint :

« A déjeuner, 4 à 5 onces de bœuf, ou de mouton, de rognons, de poisson grillé, de lard ou de viande froide de toute sorte, à l'exception de porc frais ; une grande tasse de thé, sans sucre ni lait, un petit biscuit ou 1 once de pain rôti.

« A dîner, 5 ou 6 onces de poisson (pas de saumon) ou de viande (pas de porc frais), toute espèce de légumes (pas de pommes de terre), 1 once de pain grillé, le fruit d'une tarte, mais sans la pâtisserie : volaille, gibier, deux ou trois verres de bon bordeaux, xérès ou madère. Le champagne, le vin d'Oporto ou la bière défendus.

« A goûter, 2 ou 3 onces de fruits, une biscotte ou deux, et une tasse de thé sans lait ni sucre.

« A souper, 3 ou 4 onces de viande ou de poisson, comme pour dîner, avec un verre ou deux de bordeaux.

« En me couchant, si cela me plaît, un verre de grog (gin, wiskey ou eau-de-vie) sans sucre, ou bien un verre ou deux de bordeaux.

« Je pèse maintenant 167 livres, ayant diminué de quelque chose comme une livre par semaine. Je puis assurer que je n'ai jamais mieux vécu que depuis mon nouveau régime diététique. Je suis mieux portant de corps et d'esprit. Je n'ai souffert en quoi que ce soit du traitement ; je puis descendre les escaliers naturellement et avec facilité. Je monte les étages et je prends de l'exercice régulier sans la moindre fatigue. »

Plus loin, Banting ajoute :

« Je pèse maintenant 46 livres de moins. A la ceinture, mon tailleur a reconnu que j'avais diminué de 12 pouces et un quart. Tous symptômes d'aigreur d'estomac, d'indigestion et de nausées dont je souffrais ont disparu. »

A part un petit excès de boisson, ce régime, qu'on pourrait rendre d'ailleurs un peu plus sévère, nous paraît très-suffisamment approprié au but que s'est proposé l'auteur.

DEUXIÈME PARTIE.

DE L'ALIMENTATION DANS SES RAPPORTS AVEC LA PATHOLOGIE

LIVRE I.

ALIMENTATION CONSIDÉRÉE COMME SOURCE DE MALADIE.

CHAPITRE I.

ALIMENTATION INSUFFISANTE.

On a pour ainsi dire de tout temps accordé une certaine importance à la diététique, et notamment à cette partie de la diététique qui s'occupe du régime des malades. Mais quant aux effets physiologiques et pathologiques de l'abstinence ou de l'alimentation insuffisante, les anciens médecins les ont à peu près complétement ignorés. Il faut arriver jusqu'au dix-huitième siècle pour trouver quelques faits intéressants sur ce sujet : encore n'ont-ils pas toujours toute la précision et l'exactitude désirables. Sans vouloir déprécier quelques mémoires afférents à cette question, publiés dans le premier tiers du dix-neuvième siècle, on peut dire que les remarquables *Recherches* de Chossat sur l'*Inanition* (1843), constituent le premier travail sérieux qui ait été publié sur ce point de la science. Les résultats que ce savant a déduits de ses expériences ont été depuis contrôlés et confirmés par plusieurs observateurs. M. Bouchardat, dans sa thèse de concours, a parfaitement résumé l'état de la science en 1852 : de plus, élargissant beaucoup l'horizon de son sujet, il a mis en relief une foule d'aperçus nouveaux, et montré les connexions étroites de cette question avec l'hygiène et la clinique. Enfin, grâce aux recherches originales de M. Parrot sur la stéatose viscérale, l'influence pathogénique de l'alimentation insuffisante a acquis un degré de précision qu'elle n'avait pas jusqu'à ce moment et qui permettra de poursuivre plus fructueusement cette étude.

Les lignes qui précèdent n'ont pas, bien entendu, la prétention d'offrir un historique de la question qui nous occupe, mais simplement de servir d'entrée en matière.

ARTICLE I. — CONDITIONS ÉTIOLOGIQUES DE L'ALIMENTATION INSUFFISANTE.

Avant de présenter un tableau des phénomènes morbides produits par l'alimentation insuffisante, il importe de passer en revue les principales circonstances dans lesquelles on peut dire qu'il y a alimentation insuffisante.

Parmi les *conditions physiologiques*, il faut distinguer l'insuffisance dans la *quantité* d'aliments, c'est-à-dire lorsque la ration d'entretien ou de travail est notablement au-dessous de la moyenne établie d'après les déperditions journalières ; et l'insuffisance par la *qualité* des aliments, quand ceux-ci sont peu digestibles ou que leur azote est peu assimilable. De plus, puisqu'il est admis qu'il faut, outre les matières azotées, une certaine dose de principes ternaires ou binaires, l'alimentation peut encore être défectueuse par insuffisance de matières hydrocarbonées et même minérales. Nous avons assez longuement insisté ailleurs sur le rôle de ces diverses substances dans la nutrition pour qu'il soit inutile d'expliquer comment leur absence ou leur insuffisance peut amener des troubles dans l'organisme. Pour le même motif, nous ne ferons également que signaler les causes d'alimentation insuffisante purement individuelles, celles qui résultent du genre de vie, du travail, du tempérament, du poids du corps, etc. Il est évident que telle ration alimentaire, suffisante pour un individu exerçant une profession sédentaire peu pénible, pourra très-bien être insuffisante si le même individu est soumis à un travail assez rude en plein air.

Les principales conditions *pathologiques*, susceptibles de produire les symptômes et lésions propres à l'alimentation insuffisante sont : 1° toutes les maladies fonctionnelles ou organiques du tube digestif (dyspepsies, dyscrasies diverses, ulcère et cancer, rétrécissements ou oblitérations, vomissements incoercibles; 2° quelques affections névropathiques telles que l'hystérie ou encore certaines formes de l'aliénation mentale. C'est surtout dans ces derniers cas qu'on a pu étudier la marche progressive de l'inanition et ses effets sur l'économie.

ARTICLE II. — SYMPTOMES ET LÉSIONS DE L'ALIMENTATION INSUFFISANTE.

Ainsi que cela résulte des conditions diverses dans lesquelles on observe l'inanition, celle-ci peut se manifester avec des degrés variés d'intensité ou plutôt de rapidité, suivant qu'il y a abstinence complète d'aliments ou de boissons, ou bien seulement alimentation insuffisante. La différence paraît profonde au premier abord entre ces deux états et semble exiger, pour chacun d'eux, une séparation tranchée dans la description des symptômes et des lésions: mais elle est plus apparente que réelle. Ce sont en somme des manifestations diverses d'une même cause pathogénique. Il y a en effet entre les phénomènes produits par l'abstinence complète et ceux dus à l'alimentation insuffisante, à peu près les mêmes rapports qu'entre une maladie aiguë et la même maladie, passée à l'état chronique. La différence est surtout une question d'échéance quant au terme fatal, ainsi que Chossat l'a déduit de ses expériences : en nourrissant un animal d'une manière insuffisante, au lieu de le priver totalement d'aliments, on retarde, il est vrai, plus ou moins l'époque de la mort, mais on n'altère en rien la loi d'après laquelle la mort arrive ; dans l'un et l'autre cas, la mort arrive dès que son poids a atteint la limite de diminution incompatible avec la vie, et qui est de quatre dixièmes.

Dans les cas d'abstinence complète, cette limite de diminution est assez rapidement atteinte pour ne pas donner le temps à des lésions compliquées de se produire : aussi l'anatomie pathologique a-t-elle peu à glaner dans ces cas, bien qu'il y ait à noter quelques faits caractéristiques. Mais que cette inanition se fasse lentement, presque insensiblement, comme dans le cas le plus fréquent d'alimentation insuffisante, et alors, sous l'influence de ce vice de nutrition, on voit naître une foule d'altérations fonctionnelles ou organiques mal définies d'abord ou plutôt mal débrouillées, et qui, finalement, aboutissent à quelque affection cachectique.

C'est parce que les symptômes et lésions propres à l'alimentation insuffisante ne se traduisent pas toujours d'une façon assez nette, qu'on peut légitimement s'éclairer des résultats fournis par les recherches faites sur l'abstinence complète; sans cela, ces derniers ne présenteraient, en dehors des circonstances particulières au milieu desquelles on les observe, qu'un intérêt de curiosité physiologique. Aussi allons-nous décrire, dans un même tableau, les effets produits par l'alimentation insuffisante avec ceux dus à l'abstinence complète, en ayant soin de faire ressortir les particularités qui se rapportent plus spécialement à chacun de ces états.

§ 1. — Appareil digestif.

Les premiers effets de l'abstinence consistent en mouvements vermiculaires ou convulsifs de l'intestin grêle, en sensation de tiraillements, puis d'angoisse douloureuse, qui ne sont que l'expression exagérée du besoin de la faim; plus tard, les sécrétions gastro-intestinales diminuent graduellement et finissent par tarir à peu près complétement. Aussi la digestion devient-elle de plus en plus difficile à mesure qu'on s'éloigne du début de l'abstinence. « Une diète rigoureuse, ainsi que le fait judicieusement observer le professeur G. Sée, présente donc ce premier danger ; elle en entraîne un autre, c'est la difficulté de l'absorption à une certaine période de l'inanition : en effet, chez les malades soumis à l'abstinence, les matériaux de résorption sont puisés pour ainsi dire exclusivement dans les tissus adipeux et musculaire ; si les suppurations diminuent, si les ulcères se tarissent, si les éruptions pâlissent, c'est que les sécrétions s'arrêtent, mais d'une manière temporaire ; en tous les cas, l'absorption est loin de s'exercer sur les produits morbides ; il suffit de citer les épanchements séreux et fibrineux, les inflammations parenchymateuses, que l'on voit résister aux diètes les plus absolues » (*Leç. de Pathol. expérim.*). Une autre conséquence de cette diminution des sécrétions intestinales, c'est la constipation. On l'a observée principalement chez les hystériques ou autres personnes se soumettant, par manie, à l'alimentation la plus insuffisante. M. Sales-Girons a rapporté, en 1859 (*Gaz. hebdom.*), le cas d'une jeune fille de dix-huit à dix-neuf ans, non réglée, qui, pendant trois mois, n'a pas mangé autre chose qu'une pomme par jour, et est restée tout ce temps sans aller à la garde-robe. M. Brierre de Boismont a fait observer, à ce propos, qu'il est assez fréquent que les hystériques n'aillent à la selle que tous les deux mois pour cause d'alimentation insuffisante.

Dans les derniers jours survient de la diarrhée : mais c'est alors sous l'influence d'une altération profonde de l'organisme et non par le fait seul de l'abstinence.

Les lésions de l'appareil digestif sont un peu marquées :

on trouve l'estomac, le péritoine et les intestins resserrés, ratatinés, les fibres musculaires paraissent raccourcies; quant aux ulcérations et inflammation de ces organes, rapportées par certains auteurs, elles sont très-contestables et, dans tous les cas, n'ont pas été généralement observées. Rappelons enfin que M. Mourgue (*Gaz. des Hôp.*, 1866) a mis, sur le compte de la diète trop longtemps prolongée ou trop sévère, l'apparition d'aphthes chez les individus affectés de fièvre typhoïde ou de quelque autre maladie fébrile. Il considère même l'apparition de ces aphthes comme un signe pathognomonique de l'autophagisme et comme un avertissement pour revenir à l'alimentation. Ce médecin cite à l'appui quelques faits qui justifieraient sa manière de voir; mais nous n'avons pas encore vu que d'autres observateurs l'aient confirmée.

§ 2. — Appareil respiratoire.

Dès le début de l'abstinence, le nombre des inspirations est diminué et la respiration se ralentit ainsi jusqu'à l'agonie; à ce moment elle peut s'activer, mais alors c'est sous l'influence de causes communes à plusieurs maladies. L'élimination de l'acide carbonique subit, au début de l'abstinence, une diminution considérable: dans les expériences de Smith (*Philos. Transact.*, 1859), l'acide carbonique exhalé sous l'influence d'un régime ordinaire ayant été évalué à 34 onces en moyenne, son excrétion est tombée à 22 onces à la suite d'une abstinence presque complète prolongée pendant plus de vingt-quatre heures. On a observé (Regnault et Reiset) que les animaux soumis à l'inanition, surtout les oiseaux, pouvaient absorber, s'assimiler une faible proportion de l'azote atmosphérique inspiré.

Une lésion très-intéressante et qui découle de la physiologie pathologique de l'inanition, c'est la gangrène du poumon, observée principalement chez les aliénés qui refusent absolument toute alimentation. Guislain a le premier insisté sur ce point en 1836 : sur treize autopsies d'aliénés morts d'inanition, il a constaté neuf fois cette gangrène pulmonaire que plusieurs autres observateurs, parmi lesquels nous citerons surtout Leuret, ont notée après lui. Les statistiques des hôpitaux et de la maison d'aliénés de Prague, pendant six années consécutives (de 1840 à 1846), publiées par le docteur Fischel, montrent que la gangrène pulmonaire est quatre fois et demie plus fréquente chez les aliénés que chez les autres individus. Il est évident qu'il faut, dans ce résultat, faire une large part aux modifications profondes et variées du système nerveux qui constituent le fond morbide de l'aliénation ; mais une part revient aussi, non moins évidemment, au fait de l'abstinence absolue à laquelle se soumettent fréquemment les aliénés. Guislain a même vu un cas de gangrène pulmonaire chez un aliéné sitiophobe guérir spontanément et très-vite par suite de la cessation de l'abstinence.

§ 3. — Appareil circulatoire.

Nous signalerons d'abord le ralentissement de la circulation jusqu'à l'agonie, et la modification éprouvée par le pouls, qui devient petit, dépressible. Mais les lésions du sang présentent plus d'intérêt. La quantité absolue du sang diminue progressivement pendant l'abstinence, mais dans les mêmes proportions à peu près que le corps entier, de sorte que la masse du sang reste la même par rapport au corps. Chossat avait, il est vrai, déduit de ses expériences, qu'à la suite de l'abstinence prolongée jusqu'à la mort, la masse sanguine était diminuée des trois quarts ; MM. Bidder et Schmidt, dans leurs expériences sur des chats, ont même trouvé une diminution plus considérable. Cependant les recherches de Magendie, de Fr. Simon et surtout celles publiées en 1864 par Panum, ont démontré que les pertes éprouvées par la masse sanguine sont proportionnelles à celles du corps considéré dans son ensemble ; d'après le dernier auteur cité, la *proportion* des globules, comparativement à la quantité de sang, resterait également la même, du moins jusque vers la dernière période de l'abstinence. Quant au sérum, il serait plus aqueux d'après Chossat, qu'il y ait ou non privation d'eau, en même temps que de nourriture. Du reste, (Denis de Commercy) l'a également constaté : sur une jeune fille tenue pendant quinze jours à une diète rigoureuse, ce savant a constaté que l'eau contenue dans le sérum s'était élevée de 787 (chiffre moyen) à 829. Ajoutons enfin que l'albumine diminue considérablement, jusqu'à être réduite de moitié, dans le sang des individus soumis à l'abstinence absolue.

La lymphe subit pendant les premiers jours une augmentation sensible ; mais elle ne tarde pas à diminuer et suit la même progression décroissante que le sang.

Nous parlerons du cœur et des vaisseaux en passant en revue les déperditions des organes.

§ 4. — Sécrétion urinaire.

La quantité absolue de l'urine rendue dans les vingt-quatre heures diminue beaucoup pendant les premiers jours de l'abstinence, et même dans une proportion plus forte que les pertes éprouvées par l'ensemble de l'organisme. Plus tard, l'excrétion urinaire reste en rapport avec le poids du corps. Les principes constituants de l'urine subissent des modifications importantes. L'*urée* diminue considérablement et d'emblée : ainsi au bout de vingt-quatre heures d'abstinence, elle est réduite d'un tiers au moins, et sans continuer à suivre une décroissance aussi rapide, sa proportion va s'affaiblissant graduellement, ce qui est une conséquence forcée de la lenteur et du peu d'énergie des combustions dans l'autophagie, c'est-à-dire quand le corps fournit, aux dépens de ses tissus, les matériaux d'oxydation. L'*acide urique* diminue également et à peu près dans les mêmes proportions. Quant à l'*acide hippurique*, il subirait au contraire une augmentation très-notable, s'il l'on s'en rapporte à un cas observé par O. Schultzen (*Archiv von Reichert und Du Bois Reymond*, 1863). Il s'agit d'une jeune fille de dix-neuf ans qui mourut d'inanition par suite d'un rétrécissement de l'œsophage produit par de l'acide sulfurique qu'elle avait pris pour s'empoisonner. La quantité d'acide hippurique trouvée dans les urines excrétées en vingt-quatre heures, s'est élevée à $1^{gr},16$, tandis que l'urine ordinaire n'en contenait que 5 décigrammes. Les *chlorures* contenus dans l'urine diminuent rapidement, si bien qu'au bout de quelques jours on ne trouve plus de chlorure de sodium dans l'urine ; mais les acides sulfurique et phosphorique persistent, ce qui fait que l'urine conserve sa réaction normale. Ajoutons enfin qu'on a noté dans certains cas d'abstinence absolue la présence de l'albumine dans l'urine. Ce phénomène est-il une conséquence directe de l'inanition, ou n'est-il simplement que le résultat d'une lésion des reins consécutive à l'altération du sang produite par l'inanition? Il est plus probable que c'est à cette dernière cause qu'est due l'albuminurie, observée d'ailleurs dans des circonstances assez analogues.

§ 5. — Calorification.

L'abaissement fatal de la température par l'effet de l'abstinence est un des faits les mieux connus. D'après les recherches de Chossat, cet abaissement serait d'environ huit dixièmes de degré par jour en moyenne, jusqu'à ce que la température soit descendue à 24 ou 25 degrés. La mort survient généralement : toutefois on a constaté un cas où la température s'est abaissée jusqu'à 18°,5.

§ 6.— Organes des sens et de l'innervation.

Pendant la durée de l'abstinence on observe divers troubles sensoriels qui, sans avoir le même degré d'importance que les phénomènes précédemment décrits, sont cependant dignes d'être notés. Ces troubles consistent en éblouissements, en vertiges, en hallucinations diverses; pendant le sommeil surviennent des rêves assez caractéristiques : le plus souvent, en effet, le patient se voit à une table opulente et croit satisfaire largement son appétit. Plus tard, le délire paraît, et déjà le besoin de la faim ne se fait plus sentir, en quelque sorte par suite d'épuisement nerveux. Mais ce qui indique bien l'étiologie et la nature de ce délire, c'est qu'en revenant prudemment à une alimentation modérée, on le ferait cesser immédiatement. Le professeur Trousseau avait en effet attiré l'attention des praticiens sur le délire qui survient dans le cours de certaines pyrexies et avait pensé que dans certain nombre de cas on pouvait l'imputer à l'inanition prolongée dans laquelle on maintient souvent les malades, de crainte d'augmenter leur fièvre. Voici, entre autres, un fait rapporté par le *Journal de médecine et de chirurgie pratiques* (septembre 1858). Un malade, entré dans le service de M. Trousseau avec un érysipèle de la face, avait du délire. M. Trousseau, dès que la fièvre a perdu de son intensité, lui a donné des aliments et du vin ; dès le lendemain, le délire a cessé. Il y a quelques années, M. Becquet (*Archives génér. de méd.*, 1863) a repris cette question et a mieux montré le rapport de causalité entre le délire de la plupart des maladies aiguës et l'inanition dans laquelle, par habitude, par tradition, on laisse généralement les malades.

Du côté des organes des sens, nous ne trouvons guère à signaler en fait de lésions — nous avons déjà parlé plus haut des troubles sensoriels — que l'ulcération et la perforation de la cornée, ainsi que l'augmentation de la sécrétion des glandes de Meibomius. Ces faits, constatés antérieurement par Magendie sur des animaux soumis à des régimes insuffisants, et réellement inanitiés, ont été observés également, dans des conditions analogues, par Brett sur des sujets indiens détenus dans les prisons de Moorabad, Shahjehanpore et Cawnpore. « Chez ces malheureux, dit le médecin anglais (*Med. Chirurg. Review*, 1841), les yeux présentaient un aspect vitreux ; bientôt survenait une inflammation de la conjonctive. Un ulcère se formait sur la cornée et attaquait en peu de temps toutes ses lames, phénomène suivi par l'évacuation des humeurs de l'œil. Ce qu'il y eut de remarquable dans *tous* les cas, c'est que les malades n'éprouvèrent *aucune* douleur. La sécrétion des glandes de Meibomius et de la glande lacrymale était augmentée, et la conjonctive suppurait. Après la sortie du cristallin, le globe oculaire revenait ordinairement sur lui-même. Les deux yeux se prenaient fréquemment l'un et l'autre, et le malade finissait par mourir dans un état avancé d'émaciation. »

Les lésions du système nerveux produites par l'inanition sont des plus importantes et ne sont connues que depuis peu de temps : elles consistent principalement en une métamorphose regressive (dégénérescence graisseuse) de la trame celluleuse de l'encéphale ; ce processus de dénutrition, sur lequel M. Parrot le premier a appelé l'attention, et qu'il a surtout rencontré chez les nouveau-nés, est d'autant plus intéressant à étudier que, d'après cet observateur distingué, on peut le suivre dans d'autres organes ; aussi M. Parrot a-t-il désigné ces lésions sous le nom de *stéatose viscérale par inanition* chez les nouveau-nés. Nous lui empruntons la description qui suit :

« Durant la vie, on ne constate d'autre localisation morbide importante que quelques troubles digestifs ; et de prime abord l'autopsie ne révèle aucune altération capable d'expliquer la mort. Si l'on se contentait d'examiner les viscères à l'œil nu, on pourrait croire à leur intégrité. Et cependant, presque tous ils portent la marque profonde d'une même altération. Certains éléments de leur tissu, toujours les mêmes, ont subi, à des degrés divers, la *dégénérescence graisseuse.* L'encéphale et les méninges, la moelle, les poumons, les reins, le foie et le cœur sont habituellement atteints.

« Voici un aperçu sommaire de ces différentes lésions :

« 1° Dans l'arachnoïde, ce sont de petites taches, irrégulièrement arrondies, habituellement opalines, plus rarement jaunâtres, que l'on trouve au niveau des confluents anfractueux. Elles sont dues à la métamorphose graisseuse des cellules de la couche connective de cette membrane.

« 2° Dans l'encéphale et la moelle, le siége du mal est analogue : il est dans la névroglie, dont les cellules, infiltrées à des degrés divers de granulations graisseuses, deviennent parfois de véritables corps granuleux. Lorsque ceux-ci s'accumulent sur certains points, la lésion, qui d'ordinaire est purement microscopique, devient visible à l'œil nu, sous forme de petites plaques blanches et dures, d'apparence crayeuse. De tous les organes encéphaliques, le corps calleux est le plus profondément atteint, surtout au niveau de ses bords latéraux. A mesure qu'on s'éloigne de cette région, la lésion décroît, et on n'en trouve aucune trace dans la couche corticale des circonvolutions. La dégénérescence des vaisseaux cérébraux est beaucoup plus rare que celle du réticulum. »

Nous passons ce qui est relatif aux autres viscères.

« A cette stéatose des viscères on ne peut trouver d'autre cause qu'une alimentation nulle ou tout au moins insuffisante, et l'expérimentation vient étayer de sa puissante autorité cette donnée étiologique, en nous montrant que de jeunes animaux soumis à l'inanition présentent des altérations identiques à celles qui viennent d'être décrites.

« Elles peuvent à leur tour jouer le rôle de causes, et l'on peut citer comme deux de leurs conséquences incontestables l'hémorrhagie cérébrale et l'emphysème pulmonaire.

« C'est chez le nouveau-né que l'insuffisance alimentaire produit le plus souvent et le plus rapidement la stéatose viscérale ; mais l'induction nous la montre comme devant agir bien au delà de cette période si restreinte de la vie, et l'observation directe sanctionne cette vue de l'esprit. Toutes les fois, en effet, que la nutrition a été profondément atteinte par la nature du mal ou sa durée, on constate, atténuées, il est vrai, mais incontestables, les lésions précédemment décrites. . . . .

« Nous pensons aussi que c'est par *inanition* que certains agents, tels que le phosphore et le plomb, déterminent la stéatose viscérale. » (*Compt. rend.*, *Acad. sc.*, 1868, t. II, p. 412.) Voir aussi pour plus de détails : *Archives de physiol.*, de Charcot et Brown-Séquard, 1868, *Stéatose interstitielle diffuse de l'encéphale.*

§ 7. — **Déperditions.**

Bien que l'élimination de l'acide carbonique et de l'urée soit considérablement diminuée, le corps n'en excrète pas moins, pendant l'abstinence, une certaine quantité de ces deux composés : c'est donc aux dépens de ses matières azotées et hydrocarburées que se fait cette excrétion. Toutes proportions gardées, les déperditions sont plus fortes chez les animaux supérieurs que chez les inférieurs. Mais toutes les parties du corps ne sont pas également atteintes par le dépérissement : le tissu adipeux est celui qui fournit le plus aux besoins de l'organisme soumis à l'autophagie ; on l'a trouvé maintes fois réduit de plus des neuf dixièmes de son état normal. Il ne s'ensuit pas qu'une alimentation insuffisante, et encore moins l'abstinence, soit le meilleur moyen pour faire diminuer l'embonpoint ; car, ainsi que le fait justement observer le professeur Bouchardat, « si l'insuffisance d'aliments protéiques se prolongeait outre mesure, comme le sang fait des pertes continuelles qui sont attestées par la présence de l'urée dans les urines, comme le sang pèche plutôt par défaut que par excès chez les individus chargés d'embonpoint, l'inanition pourrait survenir, le corps conservant encore de la graisse. C'est une remarque qui a la plus grande importance dans la pratique : il faut être très-circonspect pour ne pas affaiblir outre mesure par une alimentation protéique insuffisante, par des émissions sanguines, un malade surchargé d'embonpoint ; sans doute la graisse emmagasinée peut servir à l'alimentation, mais elle ne peut suffire à l'entretien de la vie. »

Après la graisse, ce sont les muscles qui perdent le plus de leur substance ; au moment de la mort par inanition le système musculaire est réduit environ des 50 à 60 centièmes de son poids primitif. Le poids du cœur diminue proportionnellement plus que celui des muscles ; c'est sur ce fait qu'est fondée la théorie du traitement des anévrysmes du cœur et des gros vaisseaux par la méthode de Valsalva. Il est vrai qu'à l'alimentation insuffisante on ajoutait des saignées assez fréquemment répétées et le repos au lit. Les saignées agissaient probablement en abaissant la tension vasculaire et en augmentant la plasticité du sang; et l'inanition, en diminuant l'énergie des contractions du cœur par atrophie de cet organe. A l'appui de ce dernier fait, nous rappellerons que Laënnec a observé un cas d'hypertrophie considérable du cœur guéri par l'abstinence. La malade, sujet de cette observation, mourut du choléra, et à son autopsie on trouva le cœur comme flétri et ridé, et notablement atrophié. C'est aussi sur la perte de poids subie par les muscles et surtout sur la diminution de la masse sanguine qu'était basé le traitement de la syphilis essayé par quelques praticiens allemands, et appelés *hungerkur* (cure par la faim).

Les os n'éprouvent pas une perte de poids bien notable, ce qui s'explique parce que la rénovation moléculaire y est relativement bien moins active que dans la plupart des autres organes.

Le système nerveux, d'après Chossat, ne subirait qu'une déperdition de matière insignifiante. Mais nous avons vu plus haut qu'il est affecté, du moins chez les enfants, d'une lésion autrement sérieuse.

Quoi qu'il en soit du degré d'exactitude apporté dans l'évaluation des déperditions particulières à chacun des systèmes organiques, il faut admettre que le corps ne peut perdre en moyenne que les 40 à 45 centièmes de son poids total. C'est un fait, et même presque une loi, qui résultent non-seulement des expériences de Chossat, mais aussi de celles tentées sur ce sujet par d'autres observateurs. Cette réduction des 40 à 45 centièmes est la limite extrême au delà de laquelle la vie ne paraît plus possible, et qu'on ne dépasse pas plus en y arrivant très-lentement, comme dans l'alimentation insuffisante, qu'en l'atteignant dans un bref délai, comme dans l'abstinence absolue. Dans bon nombre de cas, d'ailleurs, la mort survient bien avant que la limite extrême du dépérissement soit atteinte. Nous allons examiner quelles sont les causes qui, en pareil cas, peuvent hâter le terme fatal.

§ 8. — Durée de la vie pendant l'abstinence.

Soumis à la privation absolue d'aliments, l'homme ne résiste que pendant un temps assez limité. Si l'on tenait à établir une moyenne de la durée de la vie dans cette condition, on pourrait la fixer à environ huit jours. Mais tant de circonstances influent dans ce cas sur le degré de résistance que peut opposer l'organisme et le font varier si diversement, qu'on ne peut guère attacher d'importance à cette moyenne théorique.

Une condition qui prolonge beaucoup la durée de la vie, c'est la *non-privation d'eau.* Des chiens à qui l'on donnait de l'eau à discrétion, pendant l'abstinence complète d'aliments, ont vécu trois fois plus de temps que ceux qui étaient privés de liquides et de solides à la fois. Ce phénomène tient à ce que, dans ce dernier cas, le sang, obligé de fournir à ses dépens l'eau des diverses excrétions, arrive très-vite à un état de concentration qui rend de plus en plus difficile l'accomplissement des actes physico-chimiques dont il est la source et le milieu.

Le sexe n'a qu'une influence très-peu sensible sur la durée de la vie pendant l'inanition. Il n'en est pas de même de l'*âge* : tous les physiologistes sont d'accord pour admettre que dans le *jeune âge*, la nutrition se faisant avec beaucoup plus d'activité qu'en aucune autre période de la vie, l'abstinence absolue ne peut être portée guère au delà de trois ou quatre jours sans entraîner la mort. Aussi le nombre de victimes que fait l'inanition dans le bas âge est-il beaucoup plus considérable qu'on se l'imagine généralement. Les statistiques officielles sont même forcément un peu défectueuses à ce point de vue, en ce sens que dans bien des cas la vraie cause de la mort n'est pas désignée, et qu'elle est remplacée par le nom de la *lésion symptomatique*, censée cause directe de la mort. Ainsi, dans les hôpitaux spéciaux, on apporte assez fréquemment des enfants arrivés, sans maladie bien caractérisée, à un état de dépérissement si avancé que, le plus souvent, ils succombent au bout de peu de jours. Le médecin viendrait-il déclarer que ces enfants sont morts de faim, on s'empresserait de jeter la pierre à l'Assistance publique, sans prendre la peine de remarquer que le mal date de plus loin et que l'hôpital, où l'on fait, au contraire, les efforts les plus louables pour remédier à cet état, n'est, en pareil cas, qu'un lieu de débarras pour les mères nécessiteuses. Ces enfants sont donc censés mourir d'entérite. Il y a bien, si l'on veut, quelques symptômes de cette maladie, de sorte que la vérité scientifique n'est pas trop défigurée; mais la vraie et unique cause de la mort, c'est l'inanition. Si l'on en doute, qu'on lise plutôt les lignes suivantes dans lesquelles M. Parrot, qui a observé l'inanition au milieu des conditions que nous venons de spécifier, a tracé un tableau très-saisissant de l'appareil symptomatique présenté par ces enfants.

« Chez tous ces petits êtres, nous avons vu les fonctions s'affaiblir d'une manière très-rapide, bien que graduelle. La température, souvent plus basse dans le rectum que dans l'aisselle, est descendue au-dessous de 33 degrés et ne s'est jamais élevée au-dessus de 35 degrés. D'ordinaire on ne comptait pas plus de quatre-vingt-dix pulsations; une fois elles ont dépassé cent, mais par contre, dans un autre cas, elles sont tombées au-dessous de soixante-quatre. Les mouvements respiratoires étant moins nombreux qu'à l'état normal et souvent très-affaiblis. Le cri qui, chez quelques-uns, était d'abord assez intense et prolongé, s'éteignait peu à peu. Les sécrétions et les excrétions, toujours rares, finissaient par disparaître; il est arrivé plus d'une fois que les couches mises le matin ne présentaient le soir aucune trace de souillure, soit par les urines, soit par les matières fécales. La peau, rigide, sèche, froide, se laissait souvent infiltrer par de la sérosité, surtout aux parties déclives. Immobiles dans leur berceau et glacés, avec la face livide et squelettique, comme momifiés, ces enfants, qui vivent encore, ressemblent à des cadavres. On n'entend plus les battements du cœur, et n'était un vague mouvement de respiration qui se répète à des intervalles très-éloignés, on croirait avoir sous les yeux un corps inanimé depuis longtemps. C'est que, en réalité, la mort a déjà pris possession de leur organisme, lentement, il est vrai, et, pour ainsi dire, molécule à molécule, mais d'une manière sûre et fatale.

« . . . . . La mort de ces enfants survient donc par inanition, et les lésions que révèle l'autopsie, consécutives aux troubles fonctionnels des organes, doivent être envisagées non comme la cause première du mal, mais comme sa conséquence inévitable. » (*Arch. de physiol.*, de Brown-Séquard et Charcot, 1868.)

Parmi les conditions qui peuvent produire une certaine tolérance pour l'abstinence, il faut citer en première ligne les maladies en général. Nous verrons plus tard les rapports de chaque maladie en particulier, ou du moins des principales, avec l'alimentation ; pour le moment, il nous suffit de faire remarquer que dans l'état de maladie l'organisme est évidemment capable de supporter l'abstinence beaucoup plus longtemps qu'en bonne santé. Il a même été un temps, d'ailleurs peu éloigné de nous, sous le règne éphémère du physiologisme, où l'on était si bien pénétré de cette idée, que non-seulement l'alimentation était sévèrement proscrite dans le cours des maladies aiguës et des fièvres continues, mais encore on enlevait au malade, par des déplétions sanguines fréquemment répétées, de quoi subvenir à l'autophagisme fatal qui en résultait. Aujourd'hui on est heureusement revenu de ces idées, et bien qu'on admette cette tolérance relative de l'organisme pour l'abstinence, on n'en a pas moins considérablement restreint les indications de la diète absolue. Nous reviendrons du reste sur ce sujet.

L'état d'embonpoint influe également sur les effets de l'abstinence. Nous avons vu précédemment que le tissu adipeux était celui qui perdait le plus de sa substance pendant l'inanition ; or, comme la trame de ce tissu renferme de l'azote, il s'ensuit que la consommation du tissu adipeux peut subvenir pendant quelque temps aux besoins de l'organisme et ménager ainsi les tissus albuminoïdes.

Le repos au lit, une température tiède, une demi-obscurité, le sommeil, l'inactivité cérébrale sont autant de conditions susceptibles de faire supporter l'abstinence le plus longtemps possible.

Plus encore peut-être que toutes les conditions précédentes, certaines névropathies peuvent mettre l'organisme en état de résister aux effets de l'inanition d'une manière réellement étonnante. Sans remonter aux *Actes de l'Académie des curieux de la nature*, on trouve dans les recueils modernes de médecine nombre de faits d'abstinence absolue supportée pendant quinze, vingt, trente jours et même plus, ce qui est bien loin de la moyenne que nous donnions plus haut. Tous les cas de ce genre, rapportés même dans des ouvrages scientifiques, ne présentent peut-être pas un caractère d'authenticité indiscutable, mais plusieurs ont été observés par des savants peu enclins au merveilleux, et ont parfois même été constatés par des commissions nommées à cet effet. Il est d'ailleurs aujourd'hui parfaitement reconnu que les névropathies hystériformes sont susceptibles de modifier l'innervation de manière à produire un ralentissement considérable du processus nutritif, et, par suite, de diminuer beaucoup les besoins de réparation de l'organisme. C'est ainsi, par exemple, que sous l'empire de la monomanie religieuse, et sans le secours d'aucune puissance surnaturelle, certains individus ont pu donner le spectacle d'une abstinence absolue prolongée bien au delà des limites ordinaires, ou bien vivre pendant des années, et sans en souffrir beaucoup, avec une alimentation on ne peut plus insuffisante.

L'habitude d'ailleurs aide beaucoup pour faire supporter un régime précaire, surtout quand à cette circonstance se joignent des conditions de milieu favorables à ce genre de régime. Nous avons signalé plus haut, parmi ces conditions, une température chaude ou au moins modérée : c'est, en effet, dans les pays méridionaux que l'ascétisme a eu le plus de prosélytes; le froid rigoureux s'accommode mal de la privation de nourriture. Il est évident que l'alimentation étant la source la plus puissante de la chaleur animale, le corps soumis à l'abstinence résistera bien moins au milieu d'une température froide que dans une atmosphère tempérée, parce que, pour lutter contre le refroidissement résultant de l'inégalité de température entre le corps et l'air extérieur, il sera obligé de consumer une plus forte proportion de ses tissus.

C'est précisément en vue de lutter contre les progrès du refroidissement, qui amène fatalement la mort vers 24 ou 25 degrés, que M. Anselmier a eu l'idée d'essayer sur des animaux ce qu'il a appelé *l'autophagie artificielle*, par opposition avec l'autophagie spontanée qui se produit quand on abandonne l'animal à l'inanition. M. Anselmier a pensé qu'en pratiquant de petites saignées journalières à l'animal soumis à l'abstinence et en lui faisant manger ce sang extrait de son propre corps, la digestion de cette nourriture développant une certaine quantité de chaleur, on pourrait ainsi amoindrir la perte de calorique éprouvée chaque jour par l'animal dans l'abstinence ordinaire, et par conséquent prolonger son existence. C'est en effet ce qui a eu lieu, et M. Anselmier a constaté, dans ses expériences, que l'amaigrissement pouvait être poussé jusqu'aux six dixièmes, c'est-à-dire deux dixièmes plus loin que dans l'abstinence absolue. Pour arriver à ce résultat, dit M. Anselmier, les saignées et les rations qu'elles fournissent doivent être d'autant plus faibles que l'on s'éloigne davantage du début de l'expérience, et la digestion s'en fait d'autant plus complétement et vite que l'on est plus avancé dans l'expérience. A mesure qu'elles deviennent plus nombreuses, l'épuisement de tout l'organisme, l'irritation nerveuse, la diminution des sécrétions gastro-intestinales nécessaires à la digestion, la monotonie alimentaire, l'abaissement de la température, enfin la putréfaction de cet aliment finissent par mettre obstacle à ce mode de nutrition. La calorification, pendant l'autophagie artificielle, ne décroît plus que de 1 dixième de degré en moyenne par vingt-quatre heures. La conséquence de ce genre d'inanition, c'est que la vie des animaux est ainsi prolongée de près de moitié, c'est-à-dire que si, pendant l'abstinence absolue, la mort survient au bout de dix jours, avec l'autophagie artificielle elle serait reculée jusqu'au quatorzième ou quinzième jour.

ARTICLE III. — INFLUENCE PATHOGÉNIQUE DE L'ALIMENTATION INSUFFISANTE.

Jusqu'ici nous avons surtout parlé des effets de l'abstinence complète ou incomplète, mais entraînant sûrement la mort dans un court délai. Le tableau que nous venons de présenter des lésions observées en pareil cas nous montre principalement une action désassimilatrice générale, sous l'influence de laquelle la plupart des fonctions sont troublées ou supprimées assez rapidement. L'alimentation insuffisante, comme il est facile de le prévoir, agit dans le même sens, quoique avec une intensité beaucoup moindre; c'est même parce que l'alimentation insuffisante exerce une action pathogénique plus lente et moins intense, qu'elle donne lieu à des lésions autrement compliquées.

§ 1. — Dépopulation.

En nous plaçant au point de vue le plus général, nous pouvons voir l'influence de la cherté des subsistances — notamment du blé, qui est la plus importante — sur la mortalité d'une nation. Messance a montré, en effet, dans ses *Recherches sur la population*, que toutes les fois que le prix du blé a augmenté, la mortalité est devenue plus forte, et *vice versa*. Mêlier, qui a continué le même genre de recherches, a pu également déduire des statistiques officielles les mêmes conclusions; il a fait remarquer en même temps que l'influence de la diminution des subsistances sur les maladies et la mortalité se prolongeait pendant une période allant de la naissance à la fin de l'adolescence, parce que c'est durant cette période de la vie qu'une nourriture insuffisante peut amener les troubles les plus sérieux dans l'économie. Casper de Berlin, voulant montrer le tribut que la misère paye à la mortalité, a calculé que sur 1,000 individus nés dans l'aisance 911 atteignent l'âge de quinze ans, tandis que sur 1,000 individus pris dans la classe pauvre 584 seulement arrivent à cet âge. Bien que dans un pareil résultat il faille faire la part indiscutable qui revient aux autres mauvaises conditions hygiéniques (air vicié dans les ateliers ou logements trop étroits, excès de travail, etc., etc.), il est évident que l'alimentation insuffisante est la plus déprimante, la plus délétère de toutes.

Lorsque la dépense journalière de force n'est pas compensée par une ration équivalente en éléments réparateurs, il en résulte que l'individu consume ses propres tissus, et il se trouve dans le cas d'abstinence relative. Cette usure anormale de sa substance diminue sa puissance musculaire, et si l'ouvrier est, malgré cela, tenu de produire la même quantité de travail, l'autophagie fait des progrès, et l'état d'affaiblissement général qu'elle amène fait de ce malheureux la proie de la première épidémie qui survient.

§ 2. — Diarrhée.

Dans cette insuffisance alimentaire qui affecte surtout la classe ouvrière il y a une distinction à faire : ce n'est peut-être pas tant l'insuffisance quantitative qui doit être mise en cause, mais bien la défectuosité, la mauvaise qualité des aliments. Cette dernière n'agit pas, du reste, tout à fait de la même façon. Dans la classe ouvrière on est forcé d'ingérer une dose assez copieuse de nourriture; en effet, comme le prix des substances alimentaires est, en général, d'autant plus élevé qu'elles renferment plus de matière alibile sous le plus petit volume possible, on se résigne à n'avoir qu'une nourriture un peu grossière d'autant plus volontiers qu'on peut aisément l'avoir abondante et qu'elle semble, selon une expression vulgaire, *tenir plus longtemps au corps* et lui donner plus de force, mais seulement en apparence. Ce qu'il y a de certain, c'est qu'une trop forte dose journalière de nourriture difficile à digérer, répare moins bien les forces qu'une alimentation moins abondante mais plus choisie et plus digestible; qu'elle fatigue l'estomac et amène à la longue des dyspepsies ou des dyscrasies gastro-intestinales. Aussi, en pareil cas, n'est-ce pas de la constipation qui se produit, comme lorsqu'il y a alimentation insuffisante simplement en quantité ou abstinence absolue, mais bien de la diarrhée, et une diarrhée parfois au-dessus des ressources de l'art si l'organisme a trop longtemps été en souffrance. Le fait de dyscrasie intestinale survenue sous l'influence prolongée d'une mauvaise nourriture et terminée par la mort n'est sans doute pas commun. Le professeur Trousseau en a observé un cas, trop intéressant pour n'être pas rapporté, chez une femme de son service, à l'Hôtel-Dieu. Chez cette femme, la diarrhée existait en l'absence de toute autre maladie et avait été causée par la misère, par l'alimentation insuffisante, comme chez les animaux qui meurent d'inanition. « On aurait pu penser, dit Trousseau, qu'un régime réparateur, qu'une alimentation substantielle viendraient forcément à bout de ces accidents. Malheureusement, la question était loin de pouvoir être jugée aussi simplement. Il était arrivé ici ce qui arrive dans toutes les circonstances analogues. Le défaut d'alimentation avait eu pour résultat l'appauvrissement du sang. L'appauvrissement du sang avait entraîné à son tour l'altération des sécrétions gastrique et intestinale, hépatique et pancréatique, et conséquemment la digestion ne pouvait plus s'accomplir qu'imparfaitement, alors même qu'une riche alimentation lui aurait fourni les matériaux les plus parfaits. Nous nous voyions donc enfermés dans un cercle vicieux : il fallait alimenter la malade, mais les aliments, quelque bons qu'ils fussent, allaient devenir cause d'indigestions répétées. Non-seulement la diarrhée persistait, mais encore des vomissements suivaient l'ingestion de la plus petite quantité de nourriture. Nous essayâmes de venir en aide à la nature, tantôt en donnant de l'acide chlorhydrique, tantôt avec l'opium, seul ou mélangé aux préparations astringentes; nous administrâmes des ferrugineux, les alcalins; nous épuisâmes, en un mot, un grand nombre de médications. Nos efforts furent inutiles; la fièvre hectique ne tarda pas à s'allumer et la malade mourut. A l'autopsie, nous ne trouvions aucune lésion organique appréciable, sauf quelques petites érosions superficielles dans le gros intestin. La rate, le foie, les poumons n'offraient de notable que leur décoloration. » (*Clinique médicale de l'Hôtel-Dieu.* Paris, 1868, t. III, p. 121, 3e édit.)

Quand les deux genres d'insuffisance alimentaire (quantitative et qualitative) agissent à la fois, alors l'organisme arrive assez vite à cet état de cachexie ou de misère physiologique qui est une des causes prédisposantes les plus efficaces de la scrofule, du tubercule et du cancer. De fait, l'anatomie pathologique nous a nettement montré la dégénérescence graisseuse produite chez l'enfant sous l'influence de l'inanition; par conséquent on ne peut guère s'aventurer en mettant au compte de la même cause d'autres dégénérescences plus complexes, il est vrai, mais aussi à plus longue échéance.

§ 3. — Rachitisme.

Si l'on doit faire quelques réserves relativement à ces dernières, si l'on n'a pas des faits assez précis ni assez nombreux pour compléter la démonstration, il n'en est pas de même d'une autre maladie consistant principalement en un vice de nutrition et dans la production de laquelle l'alimentation insuffisante joue un grand rôle : je veux parler du *rachitisme*. Ici encore, je laisse la parole au professeur Trousseau[1] qui a exposé, avec sa netteté habituelle, les résultats des remarquables recherches de M. Jules Guérin sur cette question.

« De toutes les causes, la plus puissante assurément pour la production du rachitisme est l'alimentation insuffisante.

« Dans ses premiers travaux, M. Jules Guérin avait adopté cette idée généralement admise, qu'une nourriture insuffisante (et par là le préjugé vulgaire entendait l'alimentation lactée, l'allaitement trop longtemps prolongé) occasionnait le rachitis et la scrofule. Avec son talent habituel d'observation, il ne tarda pas à s'apercevoir que, tout à l'inverse de cette opinion, les enfants qui devenaient rachitiques étaient, non pas ceux qui étaient restés longtemps à l'allaitement naturel, mais ceux au contraire qui avaient été sevrés prématurément. C'était bien en effet sous l'influence d'une alimentation insuffisante que la maladie se développait, mais par alimentation insuffisante il fallait entendre tout autre chose que ce qu'on entendait.

[1] Trousseau, *Clinique médicale de l'Hôtel-Dieu*, 3e édit. Paris, 1868, t. III, p. 484.

Des expériences instituées sur les animaux élucidèrent parfaitement la question. Dans ces expériences, M. Jules Guérin se proposait de rechercher s'il était possible de produire à volonté le rachitis. Il prit un certain nombre de jeunes chiens de la même portée; et après les avoir laissé teter leur mère pendant quelque temps, il en sevra brusquement la moitié qu'il nourrit avec de la viande crue, nourriture qui, au premier abord, devait sembler la plus avantageuse pour ces animaux carnassiers. Cependant après un temps court, ceux qui avaient continué de prendre le lait maternel étaient devenus forts et vigoureux, tandis que ceux qui avaient été sevrés pour être soumis à un régime en apparence plus substantiel devinrent tristes, furent pris de vomissements, puis leurs membres se déformèrent, et, au bout de quatre à cinq mois, ces animaux présentaient tous les symptômes du rachitis confirmé. De ces expériences il fallait conclure, comme l'a fait M. Jules Guérin, que le rachitis dépendait, en grande partie, des troubles de la nutrition, reconnaissant eux-mêmes pour cause une alimentation vicieuse. Or, une alimentation vicieuse est celle qui arrive hors de son temps. Pour les animaux carnassiers, c'est l'alimentation par la viande tant que ces animaux n'ont pas passé l'âge de teter ; pour des animaux herbivores, et l'expérience en a été faite sur des cochons, c'est l'alimentation végétale, lorsqu'on les y soumet avant le temps, alors qu'ils devraient encore être à la mamelle de leur mère. Chez l'homme les choses ne se passent pas différemment. Le rachitis n'est jamais plus commun que chez les enfants sevrés avant que la dentition soit assez avancée et que l'on nourrit de soupes au pain, de légumes, de viandes même. »

Après ce que nous avons dit des effets meurtriers de l'inanition dans le premier âge et de l'influence prédominante d'une alimentation défectueuse pour la production du rachitis, on doit être convaincu de la part considérable qui revient à l'alimentation insuffisante dans la mortalité des enfants. L'on voit aussi avec quelle attention minutieuse le médecin doit veiller sur le régime qu'on fait suivre aux enfants et s'assurer régulièrement, par des pesées exactes et autres moyens indiqués ailleurs (p. 263 et suiv.), si la nutrition se fait toujours normalement.

§ 4. — Béribéri.

Pour terminer ce que nous avions à dire de l'influence pathogénique de l'alimentation insuffisante, — bien que nous n'ayons pas la prétention d'avoir épuisé ce sujet — nous devons signaler une maladie exotique, le *béribéri*, espèce d'anémie générale avec anasarque, particulière aux Indiens, mais observée également sur les nègres du Gabon, et qui sévit sous forme épidémique dans des circonstances au nombre desquelles l'alimentation paraît exercer une action prépondérante. Le béribéri a été, en effet, constaté principalement sur des coolies transportés dans nos possessions d'Afrique ou d'Amérique et qui se sont trouvés, par suite de la longueur de la traversée, manquer de vivres frais et réduits à ne manger que du riz cuit à l'eau pendant un temps parfois très-long. Les médecins de la marine, qui ont été témoins de ces cas de béribéri ou qui ont écrit sur cette question (J. Rochard, *Nouv. Diction. de méd. et de chir. prat.*, t. IV, Paris, 1866, et Le Roy de Méricourt, *Dictionn.*

encycl. des sc. méd., t. IX) sont assez d'accord pour les attribuer principalement à l'alimentation très-défectueuse de ces Indiens. Du reste, ces faits concorderaient parfaitement avec les résultats des expériences de Tiedemann, sur les effets d'une diète exclusivement féculente. Ce physiologiste a constaté, sur les animaux soumis à ce régime, une anémie générale très-caractérisée, des épanchements séreux, le gonflement des ganglions lymphatiques, enfin la plupart des symptômes observés dans les cas de bériberi. On avait bien songé à incriminer le riz de tous ces accidents et à admettre, sous l'influence d'une altération de cette céréale, la possibilité d'une intoxication spéciale dans le genre de la pellagre ou de l'ergotisme; mais on a vite reconnu qu'il ne s'agissait réellement, dans le bériberi, que d'une cachexie par alimentation insuffisante et par régime exclusif.

On a invoqué l'alimentation insuffisante comme étant capable de produire la *pellagre* dans certaines conditions de milieu favorable (insolation, etc.). Cette étiologie ne nous paraît pas acceptable après les recherches si précises de M. Th. Roussel[1] et surtout celles de M. Costallat. C'est tout ce que nous pouvons dire ici, puisque nous aurons plus loin l'occasion de nous étendre sur ce sujet en traitant des accidents produits par les céréales altérées.

[1] Roussel, *Traité de la Pellagre et des Pseudopellagres*. Paris, 1866.

CHAPITRE II.

ALIMENTATION SURABONDANTE.

Nous avons essayé de montrer dans le chapitre précédent quels effets pernicieux peut produire l'alimentation insuffisante. Nous allons voir maintenant, en nous plaçant à un point de vue tout à fait opposé, que l'excès de nourriture, sans amener des troubles aussi fréquents ni aussi graves, est néanmoins susceptible de donner lieu à diverses manifestations morbides d'un aspect sans doute moins redoutable, mais qui font tout de même de nombreuses victimes. *Plures occidit gula quam gladius*, a dit Juvénal à une époque où les Romains montraient plus de vaillance à table que sur les champs de bataille. Ces termes pittoresques et énergiques, qui effarouchaient le prude Boileau, seraient certainement aussi vrais de notre temps, du moins quand les grandes guerres chôment. Mais, pour en établir la justesse aussi scientifiquement que possible, il nous manque bien des documents; ou plutôt, nous sommes obligé d'avouer qu'il est bien difficile de débrouiller dans ces affections complexes qui atteignent plus particulièrement la classe riche (goutte, gravelle, dyspepsies, etc.) la part exacte qui revient à l'alimentation surabondante. Il est cependant une maladie dans la production de laquelle les excès de table jouent un rôle des plus manifestes, nous voulons parler de la goutte.

ARTICLE I. — GOUTTE.

L'influence de la bonne chère en général sur la production de la goutte n'avait pas échappé aux anciens auteurs qui ont écrit sur cette maladie (Cœlius Aurelianus, Pepagomène, etc.) ; les auteurs plus récents qui ont traité le même sujet (Sydenham, Coste, Scudamore et autres) ont fait la même observation, et ont noté en particulier l'action de certaines boissons fermentées. Enfin, après avoir lu le livre le plus remarquable qu'on ait publié sur la goutte, le traité de M. Garrod (Londres, 2me édit., 1862 ; trad. par A. Ollivier, 1867), on peut croire que l'influence pathogénique de certaines boissons fermentées est beaucoup plus efficace que celle de la nourriture animale en excès, et de toutes les autres causes capables de produire la maladie en question. Garrod a été on ne peut plus affirmatif sur ce point : de toutes les causes, dit-il, qui disposent à contracter la goutte, l'usage des boissons fermentées est, sans contredit, la plus puissante ; c'est là, peut-être, une des vérités les mieux établies en médecine, et l'on est en droit de se demander si l'homme privé de ces boissons eût jamais connu la goutte (p. 286, traduct.)

Il est à remarquer tout d'abord que l'usage et l'abus des liqueurs distillées ne prédisposent nullement à la goutte : Magnus Huss, qui a étudié l'action de ces boissons en Suède où l'alcoolisme lui a fourni de si nombreux sujets d'étude, n'a recontré que très-rarement des cas de goutte parmi les individus faisant abus, même largement, de ces boissons. En Ecosse et en Irlande où l'on fait une si grande consommation de gin et de wiskey, en Russie et en Pologne où l'ivrognerie est si commune, l'affection goutteuse est très-rare, excepté cependant dans la haute société, qui consomme plus de boissons fermentées que de boissons distillées. Deux faits très-curieux rapportés par Scudamore mettent en relief cette différence d'action des deux espèces de boissons relativement à la goutte. Dans le premier il s'agit d'un homme qui, pendant quatre à cinq ans, avait eu l'habitude de boire journellement un litre à un litre et demi de genièvre de Hollande et qui, à la suite d'un changement survenu dans sa position, ne fit plus que des excès de vin et de *porter*. Deux ans après ce changement d'habitudes, notre homme était goutteux sans avoir aucune prédisposition héréditaire. L'autre cas est tout à fait analogue.

« Mes propres recherches, dit M. Garrod à qui nous empruntons sur ce sujet une foule de détails intéressants sur la puissance respective des diverses boissons alcooliques, relativement à la production de la goutte, m'ont conduit aux résultats suivants : au premier rang il faut placer les vins dont on fait le plus communément usage en Angleterre, à savoir, le porto, le xérès et quelques autres vins spiritueux ; mais on ne doit pas perdre de vue que ceux qui font de ces vins un usage habituel, peuvent se procurer en même temps d'autres jouissances et en particulier le luxe de la table ; or ce sont là des circonstances additionnelles bien propres à aider au développement de la goutte. Quoi qu'il en soit, l'abus du porto et du xérès, prolongé pendant quelques années seulement, suffit quelquefois à lui seul et et sans l'intervention d'autres influences pour produire la goutte, alors même qu'on n'est nullement prédisposé par l'hérédité à contracter cette maladie. C'est ce qu'on peut voir, par exemple, à Londres, chez certains individus de la classe ouvrière qui, par la nature de leurs occupations, sont à même de boire de grandes quantités de vins spiritueux.

« Les vins légers, tels que le bordeaux, le vin du Rhin et celui de la Moselle, le champagne, enfin, ont souvent pour effet de provoquer les accès chez les sujets goutteux ; mais, pourvu qu'ils soient pris avec modération, ils ne sauraient produire la maladie de toutes pièces, et à ce point de vue ils doivent être placés sur le même rang que les bières légères.

Dans la série des boissons qui prédisposent à contracter la goutte, le *stout* et le *porter* doivent être placés au second rang, immédiatement après les vins spiritueux. » Relativement à ces deux espèces de bière, nous ferons remarquer avec M. Charcot (Notes de la traduction de Garrod et *Leçons sur les maladies chroniques*) qu'à Londres l'usage habituel et trop souvent l'abus de ces boissons placent la population ouvrière dans des conditions hygiéniques toutes spéciales et qui doivent expliquer, en grande partie, pourquoi la population dont il s'agit se montre affectée de goutte assez fréquemment, bien plus fréquemment que cela n'a lieu partout ailleurs. C'était déjà l'opinion de Scumadore : « Je suis disposé à penser, a-t-il dit, qu'en Angleterre, et particulièrement à Londres, la goutte est devenue bien plus fréquente dans la basse classe de la société, depuis l'usage très-général et très-abondant du *porter*. C'est un liquide très-nutritif qui, joint aux spiritueux, et même à une quantité modérée d'aliments solides, peut être regardé comme très-propre à amener cette pléthore inflammatoire qui dispose à la goutte. » Toutes les personnes, dit Todd (*Leçons sur les maladies des organes urinaires*), qui font abus du porter souffrent tôt ou tard de la goutte. La bière est par excellence l'aliment de la goutte. Rappelons enfin le fait des nombreux cas de goutte observés par Budd chez les ouvriers employés à extraire le sable de la Tamise, et qui, en raison de leur rude besogne, consommaient de 9 à 13 litres de porter par jour, sans compter une bonne dose de spiritueux.

En face de cette aptitude presque égale à produire la goutte que présentent des boissons assez différentes par leur composition, telles, par exemple, que le xérès et le porter, Garrod se demande quel est le principe, commun à ces liquides, auquel est due l'action pathogénique goutteuse? L'alcool ne lui paraît pas devoir être incriminé par suite de l'innocuité à peu près complète (à ce point de vue) du wiskey, du gin et autres liqueurs. L'acidité, pas davantage, car le xérès et le porto sont rangés parmi les vins les moins acides. Le sucre ne doit pas non plus être mis en cause, selon Garrod, parce que des boissons également aptes à produire la goutte, en contiennent des proportions très-différentes. C'est dans l'association de l'alcool avec d'autres substances que l'auteur anglais trouve la condition la plus favorable au développement de la goutte, sans spécifier laquelle de ces substances (sucre, acide, etc.) lui paraît aider le mieux à cet effet.

C'est là une simple assertion, car M. Garrod ne nous montre nullement comment cette association de l'alcool avec d'autres substances peut produire la goutte. Il faut dire toutefois que les résultats de l'expérimentation directe semblent donner raison à l'auteur anglais, ainsi que le fait remarquer M. Charcot. En effet, suivant Bœcker et Hammond, l'alcool (et cela s'applique sans doute également à la plupart des boissons distillées) aurait pour effet de diminuer remarquablement la portion d'urée rendue dans les vingt-quatre heures, et aussi, mais à la vérité d'une manière bien moins sensible, celle de l'acide urique. Encore d'après Bœcker, la bière, celle du moins qui renferme de 4,7 à 5,4 pour 100 d'alcool, augmente au contraire le taux de l'acide urique, tandis que celui de l'urée est considérablement amoindri. Suivant Liebig, il faudrait en dire autant du vin, du moins en ce qui concerne l'acide urique : il est vrai que Moleschot prétend le contraire. Le thé et le café, suivant Bœcker, agiraient dans le même sens que l'alcool, c'est-à-dire en diminuant l'excrétion de l'acide urique en même temps que celle de l'urée. Enfin M. Charcot, à qui nous empruntons les faits précédents, paraît se ranger à l'avis de M. Garrod.

Nous renvoyons à quelques pages plus loin ce que nous aurions à faire valoir en faveur de l'influence de l'élément acide sur la production de la goutte.

Quant à nous, sans prétendre donner une explication tout à fait satisfaisante, nous croyons plutôt que ce n'est ni l'alcool, ni le sucre, ni l'acide qui jouent le rôle principal dans cette influence pathogénique des boissons fermentées, mais bien la consommation exagérée de matières azotées qu'implique l'excès de boisson, en tant que prédisposant à la goutte. En effet, remarquons que les cas les plus fréquents de goutte s'observent dans la classe riche, chez des gens qui vivent bien, comme on dit, c'est-à-dire qui font un usage assez large de vins fins et bonne chère habituellement, chez des gens, enfin, dont la ration alimentaire journalière s'élève de beaucoup au-dessus de celle nécessitée par les déperditions organiques. Ce régime trop fortement azoté produit un excès de matériaux oxydables, lesquels ne peuvent tous arriver au dernier terme de leurs transformations, l'urée, et font augmenter ainsi considérablement la proportion d'acide urique contenue normalement dans l'organisme : d'où le dépôt de cet acide, sous forme d'urate de soude, ce qui est le signe, la lésion caractéristique de la goutte. Quant à l'influence si manifeste du *porter* sur la production de cette maladie chez les ouvriers de Londres, on se l'expliquera aisément de la même façon si l'on remarque que ces individus en consommant une douzaine de litres de cette boisson absorbent déjà par ce seul fait près de 10 grammes d'azote, c'est-à-dire plus de la moitié de la quantité contenue dans une ration ordinaire; et si l'on ajoute à cela la dose considérable de viande et de poisson que consomment ces ouvriers, on comprendra que la dépense de forces qu'occasionne le travail soit cependant de beaucoup inférieure à la proportion des matériaux nutritifs ingérés. A cette cause prédisposante s'en joignent d'autres dont il faut probablement aussi tenir compte, à savoir les conditions hygiéniques spéciales au milieu desquelles travaillent ces ouvriers (froid humide très-fréquent et humidité constante, amenant des troubles de la respiration cutanée, excès de fatigues de toutes sortes, etc,) et dont il est difficile de préciser la part d'action.

Sans doute la science ne possède pas encore des données suffisamment exactes pour bien établir le degré d'influence de l'alimentation azotée en excès sur la production de la goutte, mais nous croyons néanmoins que les faits que nous venons de rapporter permettent d'y voir assez nettement une relation générale de cause à effet qu'il nous importait de mettre en relief dans notre ouvrage. Nous n'entendons pas par là ne voir dans la goutte qu'une formation plus abondante d'acide urique ou des dépôts d'urate de soude dans les tissus fibreux; nous réservons complétement cette question de nosologie, qui n'entre pas d'ailleurs dans le cadre de ce travail.

Les excès de boissons fermentées peuvent donc, dans une certaine mesure, être directement ou indirectement une cause prédisposante de la goutte; mais c'est surtout comme cause excitante, c'est-à-dire pour provoquer des accès chez des goutteux que leur influence est remarquable. « L'effet de quelques sortes de vins est tellement puissant, dit Garrod, que certains goutteux ne peuvent prendre un seul verre de champagne sans qu'il s'ensuive immédiatement un accès. » Il cite à l'appui les faits suivants : « Un gentleman, sujet à la goutte, fut pris en plein été d'un accès pour avoir bu six ou sept verres de vin de Champagne. Jamais la goutte ne lui était survenue dans cette saison de l'année. Un autre, sous l'influence du même vin, ressentit les atteintes de la goutte avant même de quitter la table. Un troisième fut saisi d'une attaque violente après avoir fait usage des vins de France pendant quelques jours. Un quatrième, enfin, voyait un de ses gros orteils devenir chaud, rouge et douloureux toutes les fois qu'il buvait du vin de Porto, même avec modération, pendant plus d'une semaine.

Je pourrais citer encore le cas d'un malade atteint de la goutte à un faible degré, et qui avait éprouvé des douleurs lancinantes dans l'articulation métatarso-phalangienne d'un des gros orteils immédiatement après avoir bu deux verres de ce même vin. »

Mais ce sont là des exemples que pourraient facilement multiplier tous les médecins qui ont l'occasion d'observer un grand nombre de goutteux. La connaissance de cette propriété qu'ont les boissons alcooliques de provoquer immédiatement l'apparition des accès de goutte n'est pas sans importance au point de vue du diagnostic. Je crois pouvoir avancer que *toutes les fois que chez un individu quelconque il suffit de quelques verres de vin, d'ale ou de porter pour déterminer rapidement et d'une manière invariable l'inflammation d'une jointure, cette inflammation est certainement de nature goutteuse.* C'est en ce sens, ajoute en note le commentateur de Garrod, que Scudamore a pu dire : « L'hermitage rouge et le bourgogne, le dernier de ces vins surtout, renferment la goutte dans chaque verre. » Nous ne savons si, en incriminant ainsi le bourgogne, Scudamore avait en vue la richesse de ce vin en acides ou en sels acides, mais il nous semble que c'est la seule raison probable de son influence sur la manifestation goutteuse. Zimmermann a fait la même remarque à propos de vins ayant ces principes à l'état prédominant : parlant des vins acides qu'on récolte le long de l'Aar, de la Reuss et de la Limat, il assure qu'ils engendrent la podagre, tandis qu'il a trouvé la gravelle et la pierre assez rares dans ces mêmes contrées pour se croire autorisé à douter que les vins acides engendrent jamais l'affection calculeuse.

Nous donnons ces résultats fournis par l'empirisme pour ce qu'ils valent, faute de mieux, car nos connaissances actuelles sur la composition chimique exacte des diverses espèces de vins ne sont pas assez positives pour pouvoir en déduire l'action spéciale de chacun d'eux au point de vue qui nous occupe. Aussi ne serait-il nullement étonnant de trouver, relativement à l'influence de la qualité du vin sur la production, ou sur les manifestations de la goutte, des idées diamétralement opposées à celles que nous avons exposées, émises par des savants également recommandables. Pareille chose va se présenter pour les questions suivantes.

ARTICLE II. — GRAVELLE ET AFFECTION CALCULEUSE.

La gravelle et l'affection calculeuse paraissent être étroitement liées avec la goutte, du moins par l'étiologie, de sorte que ces trois affections seraient des manifestations différentes d'un même état morbide, auquel on a donné le nom de *diathèse urique*. La théorie est séduisante, et la chimie pathologique lui a donné un puissant secours; mais les objections ne manquent pas, et, pour ne parler que de la plus importante, rappelons qu'on est loin d'avoir expliqué d'une façon satisfaisante comment la même cause produit chez les uns la goutte, chez d'autres la gravelle ou, enfin, l'affection calculeuse.

Laissant de côté les questions de doctrine, nous avons à rechercher, relativement à la gravelle et aux calculs, la part que peut avoir le régime dans la production de ces maladies qui, au fond, ne sont qu'une seule et même maladie. Avec le professeur Bouchardat, nous distinguerons trois modalités différentes de cette maladie : 1° la *polyurique*, caractérisée par l'excès d'acide urique et d'urates dans le sang et dans les urines; 2° l'*oxalurie*, produite par une trop grande formation d'acide oxalique et d'oxalates; 3° la *phosphypostase*, nom donné au dépôt anormal de phosphate de chaux ou de magnésie, et surtout de phosphate ammoniaco-magnésien. Nous omettons à dessein de parler de la *cystinurie*, à cause de sa rareté.

§ 1. — Polyurique.

« Manger plus qu'il ne faut, dit le professeur Bouchardat, plus qu'on ne dépense, voilà la grande cause de la polyurique. L'influence du régime animal sur la production de l'acide urique est évidente; les individus qui mangent de la viande plus qu'il ne convient produisent un excès d'acide urique; il n'est pas douteux que, dans plus d'une condition, cette alimentation animale exagérée ne soit fâcheuse, mais c'est une erreur de croire qu'elle est la cause dominante. Suivant Lehmann, une nourriture exclusivement animale donnerait 1^{gr},40 d'acide urique, une nourriture mixte 1^{gr},10, et une nourriture végétale 1 gramme.

« Les alcooliques sont des agents bien plus dangereux dans l'alimentation, au point de vue de la production de l'acide urique. Les excès de vin, de liqueurs et d'eau-de-vie doivent être, sous ce rapport, soigneusement évités. Les vins mousseux sont surtout à redouter pour les personnes affectées de polyurique. Sous leur influence, on voit la quantité des dépôts uriques augmenter dans les urines.

Chacun peut répéter cette observation : qu'il examine l'urine rendue la nuit qui suit un festin où le champagne a été pris en abondance, dans ce cas on remarque presque constamment un dépôt d'acide urique.

« A côté des alcooliques se placent les corps gras qui, pris en trop grande quantité, favorisent à la longue la formation de l'acide urique en excès. Sous l'influence des alcooliques cette formation est beaucoup plus rapide.

« Les sucres ingérés en grande quantité ont aussi une influence fâcheuse. Il ne faut pas oublier, en effet, que les glycosuriques bien nourris produisent beaucoup d'acide urique, et, de plus, on observe encore assez fréquemment que la polyurique succède à la glycosurie. Ce résultat est plus net quand elle l'accompagne déjà et que le glycosurique mange trop.

« Enfin, certains aliments herbacés sont encore mis en cause. Quelques auteurs attribuent assez d'influence aux asperges, aux haricots verts. Ce sont des questions qui méritent d'être sévèrement contrôlées par l'observation. » (*Annuaire de thérap. pour* 1867, p. 254, sqq.)

§ 2. — **Oxalurie.**

Nous empruntons encore au savant professeur d'hygiène de la Faculté de Paris ce que nous avons à dire du régime considéré comme cause de l'oxalurie : « Les aliments contenant un oxalate acide, comme l'oseille, les tomates, favorisent évidemment la production de l'oxalate de chaux dans l'économie; il n'est pas besoin d'insister sur ce point : l'observation démontre en outre que certains acides organiques peuvent, dans des circonstances qu'on n'a pas encore bien déterminées, subir, partiellement au moins, la transformation en acide oxalique; ainsi, les fruits acides, pommes, poires, contenant des citrates et des malates alcalins, le régime herbacé, déterminent la présence de l'oxalate de chaux dans les urines. C'est ce qui explique la fréquence de ces calculs chez les enfants et chez les habitants des campagnes.

« J'insiste sur la première cause, car elle joue un rôle considérable et peut-être exclusif. Il suffit, en effet, de manger de l'oseille, des tomates pour avoir, peu de temps après, de l'oxalate de chaux dans les urines. Les fruits acides, pommes, poires, contiennent de l'acide citrique, de l'acide malique, qui, chez les personnes faibles, malades ou prédisposées, se transforment en acide oxalique et augmentent alors, ainsi que certaines herbes, la quantité d'oxalate de chaux contenue dans les urines. Il en est de même des vrilles de raisins que les jeunes paysans mangent avec plaisir. » (*Loc. cit.*)

§ 3. — Gravelle et calculs phosphatiques.

D'après le même auteur, l'usage et surtout l'abus des alcalins, bicarbonates de soude, de potasse, de sels de potasse ou de soude à acide organique, des eaux alcalines telles que Vichy et Vals, favorisent le dépôt de phosphates dans la vessie. Une nourriture dans laquelle il entre beaucoup de fruits, d'herbes, de pommes de terre, de fraises, produit le même effet en rendant les urines alcalines. Si, dans ce cas, la vessie ne se vide pas, il peut se déposer et il se dépose toujours du phosphate de magnésie, du carbonate de chaux, du phosphate de chaux.

ARTICLE III. — ALBUMINURIE ET DIABÈTE.

Nous ne pensons pas que l'alimentation seule puisse produire l'albuminurie *pathologique*, c'est-à-dire celle qu'on observe concurremment avec d'autres symptômes corrélatifs, mais elle est susceptible d'amener une albuminurie passagère, en quelque sorte *physiologique*, c'est-à-dire sans retentissement profond sur l'économie. M. Cl. Bernard a constaté la présence de l'albumine dans l'urine après avoir mangé plusieurs œufs durs à la suite d'une diète assez prolongée. Cette expérience a été répétée par plusieurs savants et a généralement réussi suivant le degré divers de susceptibilité de chaque organisme, ou plutôt suivant que les reins se prêtent plus ou moins bien à cette dyscrasie. Il ne s'ensuit pas que tous ceux qui se nourriraient d'œufs deviendraient albuminuriques ; mais on a observé que si le sang renferme un excès d'albumine, la fonction rénale est suractivée et la conséquence de cette hyperémie locale est le passage de l'albumine dans l'urine. Gubler ayant soumis trois catégories de malades albuminuriques à des régimes différents, a constaté que ceux nourris principalement avec des œufs excrétaient le plus d'albumine, et que ceux soumis à la diète végétale en excrétaient le moins ; quant à ceux qui suivaient un régime mixte, ils rendaient une quantité moyenne d'albumine.

D'après une théorie que nous allons résumer, l'albuminurie se rattacherait étiologiquement aux affections dont nous avons parlé plus haut (gravelle, goutte), ainsi qu'au diabète ; par conséquent, l'influence de l'alimentation sur l'albuminurie se trouverait notablement élargie. D'après cette théorie, due en grande partie à M. Roubaud, l'albuminurie serait due à la présence de l'acide urique en excès dans le sang ; voici comment on expliquerait le phénomène. Comparant l'action de l'acide urique sur l'albumine du sang, dans l'état normal, à l'action bien connue de l'acide nitrique, on admet que si la proportion d'acide nitrique vient à augmenter, au lieu de la décomposition lente de l'albumine en fibrine et en urée, il se formera des précipités albumineux, qui en engorgeant les tissus produiront l'anasarque. L'acide urique continuant à augmenter, ces précipités pourront être redissous à mesure qu'ils se formeront ; mais l'albumine étant passée à l'état insoluble, ne se décompose plus en fibrine, par suite ne sert plus à la nutrition : aussi la retrouve-t-on telle quelle dans les urines, tantôt saturée d'acide, tantôt déjà débarrassée de son acide pendant son passage à travers les reins ou son séjour dans la vessie. Cette théorie repose sur des données chimiques assez exactes ; mais l'observation clinique ne l'a pas suffisamment contrôlée pour qu'on soit édifié sur sa justesse.

Passons au *diabète*. M. Mialhe ayant remarqué que la glycose ne se décompose aisément qu'en présence des alcalins, surtout des carbonates, était arrivé à établir que le diabète est produit directement ou indirectement par la diminution de l'alcalinité du sang. M. Marchal (de Calvi) est allé plus loin : pour lui, l'insuffisance de l'alcalinité du sang capable d'empêcher la décomposition de la glycose est due à la présence de l'acide urique en excès. En effet, cet acide augmentant, tend à transformer en urates une plus grande quantité d'alcalis libres dans le sang : d'où la diminution d'alcalinité de ce liquide. Le même effet se produirait, d'après M. Marchal, par l'ingestion des acides, l'acide citrique, l'acide malique, l'acide oxalique.

Ainsi donc, d'après cette théorie, la goutte, la gravelle, l'albuminurie, le diabète et même le rhumatisme, seraient des manifestations variées d'une même diathèse la diathèse urique, sur la production de laquelle l'alimentation a une influence incontestable.

ARTICLE IV. — ALCOOLISME.

Après les excès de bonne chère et leurs mauvais effets, nous devons dire un mot de l'abus des spiritueux ; et comme il va être question d'un empoisonnement, ce sera une transition toute naturelle au chapitre suivant.

L'abus des boissons distillées est une des plus tristes plaies de notre société : chaque année voit augmenter la consommation des liqueurs alcooliques et aussi le nombre des victimes que fait la funeste passion pour les spiritueux. Il n'entre pas dans notre plan de faire une étude clinique de l'alcoolisme, ni même d'esquisser les principaux traits de cette maladie : nous nous bornerons à montrer dans quelles proportions s'élève la consommation alcoolique et quelles en sont les conséquences au point de vue de l'hygiène générale et privée. Nous avons aussi à démêler la question étiologique, c'est-à-dire l'influence spéciale qu'exerce chaque boisson spiritueuse en particulier.

Les derniers travaux faits sur l'action physiologique de l'alcool ont fortement ébranlé, avons-nous dit plus haut, la doctrine de Liebig sur la combustion de l'alcool dans l'organisme, et ont profondément modifié l'interprétation de l'influence spéciale de cet agent, qui se rapprocherait dès lors beaucoup de certains poisons. Les recherches thérapeutiques entreprises sur l'alcool, notamment celles de Todd, de Trastour, de Béhier, et celles plus récentes de Gubler[1], confirmeraient assez bien cette manière de voir.

Quoi qu'il en soit d'ailleurs et quelque théorie qu'on admette, on est forcé de reconnaître que l'alcoolisme est une maladie essentiellement moderne, et produite principalement par l'abus des boissons distillées. En cherchant dans les anciens auteurs, on trouverait bien moyen de reconstituer des cas indubitables d'alcoolisme; mais on aurait probablement de la peine à en trouver où les lésions aient subi une évolution aussi complète que dans les cas observés de nos jours. Il a fallu la découverte de l'alcool, il a fallu surtout cette consommation toujours croissante de boissons fortement alcooliques pour amener des troubles morbides profonds et donner lieu à des observations sur une large échelle.

La quantité d'eau-de-vie consommée en France est devenue, dans l'espace d'un siècle, de quinze à vingt fois plus considérable et pourtant le chiffre de la population a tout au plus doublé durant ce laps de temps. A Paris notamment, dans ces vingt-cinq dernières années, la consommation d'eau-de-vie a quadruplé, en tenant compte de l'aug-

[1] Gubler, *Commentaires thérapeutiques du Codex medicamentarius*. Paris, 1868.

mentation de la population. En 1866, la quantité d'alcool consommé, dans Paris, s'est élevée à 117,893 hectolitres, la quantité de vin à 3,322,544 hectolitres et la bière à 317,818. L'influence de cet abus de spiritueux se traduit par une proportion toujours croissante de maladies à origine alcoolique. Pour ne citer qu'un exemple, rappelons que dans l'espace de six ans le nombre des individus admis à l'hospice de Bicêtre, pour folie alcoolique, a plus que doublé. La conséquence inévitable de ces faits, c'est la mortalité considérable due à cette cause : ainsi, on a enregistré en 1866, à Londres, 205 cas de mort par alcoolisme.

Un des effets les plus pernicieux de l'abus des spiritueux, c'est la prédisposition morbide héréditaire qu'ils amènent presque fatalement. Les recherches de Demeaux sur ce sujet, appuyées par plusieurs autres observateurs, montrent combien l'alcoolisme des parents favorise, chez les descendants de la première ou de la seconde génération, la production des névroses les plus graves, telle que l'épilepsie ou l'éclampsie, de la dégénération intellectuelle jusqu'à l'idiotie, ou encore des malformations congénitales.

Relativement à l'influence spéciale de chaque boisson spiritueuse, nous ferons remarquer que les effets pathologiques tiennent à la fois à deux circonstances : 1° aux matières premières employées dans leur préparation ; 2° au degré de concentration alcoolique qu'elles présentent.

Pour ce qui est des substances entrant dans la composition des diverses espèces de boissons alcooliques, il est évident d'abord que les falsifications qu'on leur fait subir ne peuvent avoir qu'une très-mauvaise influence sur la santé, et si par elles-mêmes elles n'exercent aucune action délétère, du moins elles favorisent l'intoxication alcoolique par l'irritation qu'elles produisent sur le tube digestif. Il faut faire observer toutefois que certaines falsifications peuvent déterminer de véritables empoisonnements : ainsi l'adultération de l'absinthe par le sulfate de cuivre, celle de la bière par l'acide picrique, du vin par la litharge, etc, Les impuretés provenant des matières premières, pour ce qui est des boissons distillées, consistent principalement en substances (huiles, essences ou extraits) empyreumatiques qui exercent également une action irritante sur l'estomac.

Le degré de concentration des boissons alcooliques paraît être la cause principale des troubles morbides variés auxquels elles peuvent donner lieu. C'est pour cette raison qu'en traitant précédemment (voir p. 238 et suiv.) de la liqueur d'absinthe, nous avons mis sur le compte du degré élevé de concentration alcoolique de cette liqueur les nombreux accidents qu'on lui attribue avec raison d'ailleurs. En faisant la part de l'abus plus largement pratiqué de cette liqueur, de préférence aux autres, de l'habitude qu'on a de la boire avant le repas, ce qui facilite singulièrement l'action locale et l'absorption de l'alcool, et enfin de l'excitation incontestable produite par les essences diverses qui s'y trouvent (essence d'anis, de badiane, d'absinthe, etc.), nous avons cru y voir des raisons suffisantes pour rendre compte de la fréquence plus grande, de la forme ou plutôt du cachet spécial et du caractère plus grave des cas d'alcoolisme dus à la liqueur d'absinthe. Nous avons fait cependant quelques réserves, en vue des informations ultérieures. Or voici ce que M. Magnan, médecin résident de l'asile Saint-Anne, a observé relativement à l'action comparée de l'alcool et de l'essence d'absinthe sur des chiens. « L'alcool détermine des tremblements et de la paralysie, celle-ci plus marquée dans les membres postérieurs ; l'absinthe, à dose assez élevée, fait naître immédiatement des crises épileptiformes. Pour démontrer ce fait, M. Magnan donne 5 grammes d'essence d'absinthe à un chien, qui successivement présente plusieurs crises d'épilepsie (chute subite, convulsions toniques avec courbure en arc de la partie latérale du corps, puis convulsions cloniques, ronflement, écume sanguinolente, morsure de la langue, évacuations alvines). Dans l'intervalle des crises, l'animal offre de véritables hallucinations. Par moments, il se dresse sur les pattes, effaré, les yeux injectés et brillants, aboie avec fureur, et, les yeux fixés dans la même direction, il avance et recule comme devant un ennemi. A dose plus faible, l'essence d'absinthe provoque un état vertigineux avec des secousses brusques dans la tête et dans les pattes antérieures. D'autre part, en combinant l'alcool à l'essence d'absinthe, on voit se développer d'abord du tremblement des membres et de la paraplégie dus à l'action de l'alcool, puis des accidents épileptiformes qu'il faut rapporter à l'absinthe. Par conséquent, les effets de ces deux stupéfiants s'ajoutent et ne se contrarient pas. Les observations qui ont été faites sur l'homme montrent que l'ivresse produite par la liqueur d'absinthe diffère de l'ivresse des autres liqueurs alcooliques par sa forme plus bruyante et plus agressive, par une période d'excitation plus longue, suivie d'une sensation de fatigue et d'accablement que le sommeil ne dissipe que difficilement. » (Hébert, *Encycl.*

génér., 1869, *art.* ABSINTHE). Ajoutons que l'essence d'anis, qui entre dans la composition de la liqueur d'absinthe et surtout de l'anisette, expérimentée par M. Magnan sur un chien, à la dose énorme de 22 grammes, n'a pu produire aucun accident sérieux.

Les résultats obtenus par M. Magnan, dans ses expériences sur l'essence d'absinthe, ont une valeur incontestable et, si de nouvelles recherches expérimentales émanées d'autres observateurs viennent à les confirmer, nul doute que cette question du degré de nocuité de l'absinthe ne soit complétement élucidée.

CHAPITRE III.

TROUBLES MORBIDES DÉTERMINÉS PAR LES ALIMENTS NUISIBLES

Avant de passer en revue les accidents produits par les substances alimentaires altérées, nous devons déclarer que nous ne comprenons pas dans cette étude les effets pathologiques que des aliments parfaitement sains peuvent provoquer, en vertu d'une intolérance spéciale des organes digestifs. Toutefois, nous devons au moins mentionner ces faits assez bizarres de tel ou tel aliment très-sain et très-bien toléré par tout le monde, qui détermine toujours, chez la même personne, des efforts de vomissements, suivis de l'expulsion de cet aliment. Ainsi on a cité (*Gaz. méd.*, 1842) le cas d'un jeune soldat français qui, habitué dès son jeune âge à se nourrir exclusivement de pommes de terre et de lait, ne pouvait manger une bouchée de pain soit sec, soit à l'état de soupe, sans le rendre. Après avoir gardé cet individu pendant plusieurs mois en observation pour s'assurer que chez lui il n'y avait pas simulation, on fut obligé de le renvoyer dans ses foyers. « J'ai connu, dit M. Fonssagrives[1], une malade qui était prise de crampes d'estomac, de vomissements et de diarrhée, toutes les fois qu'elle ingérait la plus petite parcelle de farine de sarrazin; une sauce, préparée à son insu avec cette farine, amena les mêmes accidents. Une famille tout entière m'a présenté,

[1] Fonssagrives, *Hygiène alimentaire des malades*, 2e édit. Paris, 1867.

il y a peu de temps, cette particularité que les œufs, sous quelque forme qu'ils fussent servis, amenaient chez chacun de ses membres des accidents d'indigestion cholériforme. L'imagination joue sans doute parfois un certain rôle dans ces répugnances idiosyncrasiques; mais, dans le plus grand nombre des cas, elle doit être mise hors de cause; ce sont des incompatibilités digestives dont il serait aussi superflu de rechercher l'explication qu'il serait inopportun de les méconnaître et de passer outre. » Sans avoir la prétention d'expliquer ces faits mieux que le savant professeur de Montpellier, nous croyons que l'imagination entre pour une plus large part dans leur production; dans tous les cas, il ne nous paraîtrait pas tout à fait superflu, quelque peu d'importance qu'ils aient, de chercher à s'en rendre compte.

Nous pouvons passer maintenant à la question qui fait l'objet de ce chapitre.

En présence de la variété et de la quantité d'accidents produits par l'ingestion de substances alimentaires nuisibles, on éprouve quelque embarras pour les classer d'une façon un peu méthodique. Toutefois, il nous a semblé que le plus grand nombre, sinon la totalité de ces accidents, pouvaient être rapportés à trois principaux éléments étiologiques, ce qui nous a porté à établir la classification suivante :

Les aliments peuvent être nuisibles :

1° par ALTÉRATION SPONTANÉE;

2° par ADULTÉRATION;

3° par ACTION TOXIQUE.

Dans l'ALTÉRATION SPONTANÉE on grouperait :

A. L'état plus ou moins avancé de *fermentation* acide, putride, etc.

B. Les *maladies* qui peuvent affecter la matière organisée destinée à servir d'aliment : 1° les maladies proprement dites, telles que la *morve*, le *farcin*, la *peripneumonie*, la *phthisie*, la *clavelée*, etc.; 2° les parasites animaux, tels que le *cysticerque ladrique*, la *trichine*, etc. ; 3° enfin les parasites végétaux, *verdet*, *carie*, *ergot*.

C. Les changements survenus dans l'état physiologique de quelques animaux et qui font que ces animaux peuvent devenir nuisibles quand on les consomme dans certaines conditions (mollusques, crustacés).

Sous le titre ADULTÉRATIONS, on étudierait les accidents produits par le mélange des aliments avec des substances nuisibles et on diviserait cet article en adultération *provoquée* ou *falsification* et adultération *accidentelle*, cette dernière résultant de la présence fortuite d'une substance nuisible mêlée ou combinée avec les aliments (cuivre ou plomb des ustensiles de cuisine mal étamés).

Enfin, dans l'INTOXICATION on rangerait les accidents produits : 1° par les aliments dans lesquels peut se trouver incorporée quelque matière toxique (lait ou miel d'animaux ayant ingéré des plantes vénéneuses); 2° par des substances toxiques prises par mégarde pour des aliments (champignons).

Bien que cette classification soit passible de plusieurs objections, sur lesquelles il est inutile d'insister, elle serait peut-être plus logique, plus scientifique que toute autre, et permettrait de grouper dans un même ensemble des accidents analogues produits par diverses substances alimentaires; mais elle rapprocherait également des troubles morbides très-dissemblables. Il nous a paru plus simple et plus pratique à la fois, tout en tenant compte de la classification et des subdivisions que nous avons établies plus haut, de passer en revue les substances alimentaires dans le même ordre que nous avons suivi dans la première partie de l'ouvrage et d'examiner les accidents auxquels elles peuvent donner lieu dans certaines conditions.

ARTICLE I. — VIANDES.

§ 1. — Altération spontanée.

Il est assez fréquent de voir des viandes, en apparence parfaitement saines, provoquer des accidents, tels que nausées, vomissements, diarrhée, le tout précédé d'une céphalalgie plus ou moins intense et se terminant assez vite. Plus rarement on n'observe que de la diarrhée ou des vomissements, ou bien une simple éruption cutanée assez éphémère. D'autres fois les accidents revêtent une forme plus sérieuse : ils peuvent simuler une atteinte de choléra et réclamer alors un traitement assez énergique. Enfin, dans plusieurs circonstances, on a vu un état typhoïde se manifester à la suite de l'ingestion de certaines viandes, et cet état se prolonger absolument comme une fièvre continue et avoir même plus d'une fois une terminaison funeste. Tels sont — en laissant de côté les symptômes produits par la ladrerie et la trichinose — les principaux groupes d'accidents déterminés par l'altération des viandes livrées à la consommation.

A quel genre d'altération correspondent les divers groupes d'accidents énumérés tout à l'heure? C'est ce que nous allons essayer de préciser un peu, bien que cette question ne soit encore que très-imparfaitement élucidée.

Les symptômes les plus légers, ceux qui ne paraissent indiquer qu'une simple intolérance du côté de l'estomac ou de l'intestin, peuvent être produits par une altération tout à fait superficielle de la viande : ainsi, en compulsant bon nombre de cas de ce genre, il est aisé de voir que très-souvent les accidents les plus bénins ont été occasionnés par des viandes *froides*, offrant toutes les apparences d'une parfaite salubrité. En pareil cas, nous admettrions volontiers que la surface de la viande, généralement conservée dans des buffets où l'air est confiné, a subi un commencement d'altération, sur la nature de laquelle nous ne pouvons fournir de document précis, mais qui serait probablement une espèce de fermentation acide ou putride. Cette altération est favorisée par l'habitude qu'on a d'arroser d'un peu de jus ou de sauce la viande que l'on veut mettre de côté pour la manger froide : ce jus ou cette sauce, étendus en couches très-minces, seraient ainsi dans les meilleures conditions pour subir un commencement de décomposition, encore inappréciable à nos sens, mais capable d'influencer un organe aussi susceptible que peut l'être l'estomac dans certaines circonstances. Le vomissement des aliments, ou bien deux ou trois selles semi-liquides, tels sont le plus souvent les symptômes observés en pareil cas, trop légers, on le voit, pour mériter d'être rapportés en détail, mais qui n'en sont pas moins des faits de la pratique journalière.

Que cette altération dont nous venons de parler fasse des progrès, que la fermentation acide ou putride soit déjà très-bien établie, et alors se produisent des accidents plus sérieux, suivant le degré de susceptibilité de chacun, depuis la simple indigestion jusqu'aux symptômes cholériformes. C'est à ce genre d'altération que sont le plus souvent dus les troubles morbides consécutifs à l'ingestion de saucisses suspectes, d'œufs pourris, de viandes faisandées. Le *Journal d'Hufeland* pour 1841 en rapporte un exemple des plus curieux, dans lequel les accidents se présentèrent avec tous leurs degrés d'intensité, grâce à la multitude de gens affectés. A une fête populaire dans le canton de Zurich, au mois de juin 1839, environ six cents personnes font un repas de veau rôti froid et de jambons. Dès le lendemain, dès le soir même, bon nombre étaient indisposées, et au bout de dix jours cinq cents avaient déjà été malades. Chez neuf d'entre elles, la mort survint à la suite de symptômes typhoïdes graves que beaucoup d'autres, d'ailleurs, présentèrent, mais à un moindre degré. L'expertise médico-légale qui s'ensuivit mit ces accidents sur le compte d'un empoisonnement par un commencement de décomposition des viandes rôties et des jambons.

L'empoisonnement par les saucisses et les boudins, si fréquent, du moins il y a une trentaine d'années, dans le Wurtemberg et les pays limitrophes de la forêt Noire, a souvent été aussi grave que les cas rapportés plus haut : le professeur Paulus et Bodenmüller en ont observé des exemples terribles. Dans la plupart des faits publiés, on a pu s'assurer que les aliments en question présentaient un degré assez avancé de fermentation acide ou putride.

Quant au mode d'action de ces viandes gâtées pour produire les accidents dont nous venons de parler, il est permis de l'expliquer par la présence de champignons microscopiques qui se rencontrent dans la plupart des fermentations, et qui agiraient par des huiles volatiles sécrétées à l'état de gouttelettes adhérentes à l'extérieur de leurs filaments ou à leurs pores. Cette influence pathogénique des mucédinées est d'autant plus vraisemblable, que d'autres espèces de champignons sont susceptibles de produire des accidents analogues, quoique d'intensité plus notable, ainsi que nous le montrerons dans le cours de ce chapitre.

§ 2. — Viandes provenant d'animaux malades.

Nous ferons remarquer que, dans la plupart des cas où il s'est agi d'accidents par des viandes gâtées, les consommateurs ont été à même de juger jusqu'à un certain point du degré de salubrité de l'aliment suspect d'après son odeur, sa saveur, son aspect même, généralement assez significatifs. Il n'en est plus de même lorsqu'on a affaire à des viandes provenant d'animaux malades, lesquelles pourraient très-bien être malsaines, bien qu'aucune apparence extérieure ne trahît leur état suspect, surtout si elles sont convenablement cuites et consommées immédiatement. Il importe de bien établir quelles sont parmi ces viandes celles que l'on doit rejeter, quelles, au contraire, on peut permettre comme aliment.

Cette question du degré de nocuité des viandes provenant d'animaux malades est certainement une des plus intéressantes qui se soient présentées à l'examen des hygiénistes ; aussi a-t-elle été l'objet de nombreuses études. En 1847, elle a été portée devant l'Académie de médecine de Belgique, et le remarquable rapport qu'a fait à ce propos un des membres les plus compétents en pareille matière, M. Verheyen, a fourni l'occasion de discuter à fond les points importants de ce sujet. C'est principalement d'après ces documents que nous allons résumer la question posée tout à l'heure.

Les chevaux affaiblis par l'âge, que les travaux ont épuisés, qui sont voués à la mort par suite de fractures osseuses, de claudications, qu'un coup de sang fait périr; ceux que la pousse et le cornage outrés, l'immobilité, le mal caduc mettent hors de service, peuvent, sans le moindre inconvénient, être utilisés pour l'entretien de l'homme.

Les maladies inflammatoires que l'on jugerait absolument mortelles ne seraient pas un obstacle à la consommation, pourvu qu'on prît la précaution de saigner ces chevaux. Ce genre d'affection ne compromettrait pas plus la santé de l'homme que celle des bêtes bovines auxquelles on applique le même procédé.

Il faut exclure de la consommation les cadavres des chevaux qui ont succombé à une maladie quelconque. Du moment que le sang séjourne dans le corps après que la vie est éteinte, la putréfaction ne tarde pas à s'en emparer, et l'odeur que répand le cadavre est trop repoussante pour que l'on songe à en faire la nourriture de l'espèce humaine. Nous appliquons la même proscription aux chevaux atteints d'affections gangréneuses, typhoïdes, charbonneuses, en un mot, de toutes ces maladies qui se caractérisent par une profonde altération du sang et une tendance de ce liquide à la septose. Nous rangeons aussi parmi les motifs d'exclusion l'intoxication, la rage, la morve et le farcin. L'homme, il est vrai, pourrait se nourrir impunément de viande provenant d'animaux morveux abattus : sous la Révolution de 1789, on tua à Saint-Germain plus de trois cents chevaux morveux qui furent tous enlevés et mangés par les pauvres de la ville, sans dommages pour ses derniers. A Vincennes et dans les villages voisins, pareil fait se reproduisit à la même époque, sans qu'on ait eu à constater d'accident. Le motif de la proscription repose donc non pas tant sur les dangers de l'ingestion de ces viandes, mais sur la crainte de l'inoculation de la morve ou du farcin par le contact de ces chairs avec quelque solution de continuité de la peau.

Ce que nous venons de dire de la morve et du farcin s'applique de tout point au typhus, et même au charbon. Pour ce qui est du typhus et de l'innocuité de la chair provenant des animaux atteints de cette maladie, on peut rappeler que dans nos campagnes, sous l'Empire, on a vu souvent nos soldats manger des chevaux abattus pour cause d'affection typhoïde et n'en éprouver aucun dérangement sérieux. Quant au charbon, on s'est trouvé moins d'accord pour admettre que la chair qui en avait été atteinte pût être inoffensive. Meyer a bien observé soixante individus qui ont mangé de la viande provenant d'un animal charbonneux sans en ressentir aucun effet fâcheux, tandis que deux autres individus qui avaient écorché la bête et n'en avaient pas mangé ont contracté la pustule maligne; mais des faits contradictoires ont aussi été constatés, de sorte que le doute serait bien permis en pareille matière. Toutefois les expériences de Renault et celles tout à fait récentes de

M. Colin[1] tendent à faire prévaloir l'opinion de Meyer et de Parent-Duchâtelet.

On n'entend pas évidemment prétendre par là qu'il soit indifférent de manger de la chair d'un animal atteint de charbon ou d'un animal parfaitement sain : lors même qu'une foule d'autres expériences ou observations montreraient qu'on a pu ingérer une chair malsaine sans en être incommodé, il n'en est pas moins vrai et même vraisemblable qu'un pareil aliment doit être détestable. Duméril, ayant soumis des chiens au régime de la viande corrompue, a vu ces animaux dépérir assez vite et finalement mourir au bout de peu de temps après avoir présenté des symptômes typhoïdes. Ces expériences ne prouvent nullement ce qu'on a voulu leur faire prouver : il ne s'ensuit pas en effet que cette viande soit nécessairement délétère, mais plutôt qu'un pareil aliment n'est nullement hygiénique et que des animaux soumis à un régime uniforme d'abord, et de plus notoirement insuffisant par la qualité alimentaire, ne peuvent pas mieux se sustenter que ceux qu'on a essayé de nourrir avec de la gélatine.

Ces expériences de Duméril, nullement concluantes pour le fait de la transmission d'une maladie par l'ingestion de viande affectée de cette maladie, concordent très-bien avec ce qu'on observe sur les effets d'un pareil régime chez l'homme. Il est évident que les mauvaises conditions hygiéniques entrent pour une bonne part dans la production des affections typhiques ; l'alimentation par des viandes non essentiellement délétères, mais simplement malsaines,

[1] Colin, *Bulletin de l'Académie de médecine*, 1868, t. XXXIII, p. 1020.

suffira pour favoriser et même à la longue provoquer la manifestation de quelque fièvre continue épidémique.

Toutes les exceptions générales que nous avons faites à l'égard du cheval, la précaution que nous avons recommandée quant à la saignée sont applicables au bœuf et au mouton. Nous devons ajouter pour cette dernière espèce la clavelée. Quoique la viande des bêtes claveleuses soit inoffensive, elle ne pourrait dans aucun cas servir d'aliment, car elle est empreinte d'une odeur fade, douceâtre, des plus repoussantes ; puis elle conserve fort longtemps le germe contagieux, et il y aurait un véritable danger pour les troupeaux à en permettre la circulation.

La cachexie aqueuse donne, lorsqu'elle a fait des progrès, une chair filandreuse, sans saveur, indigeste, provoquant des diarrhées chez ceux qui en font usage.

Quant à la phthisie, que les travaux de Reyer ont montrée identique anatomiquement chez l'homme et chez les animaux, il n'est pas bien certain que cette maladie ne puisse se transmettre de l'animal à l'homme par l'ingestion longtemps continuée de chair provenant, par exemple, de vaches phthisiques. Les recherches de M. Villemin [1] sur l'inoculabilité de la tuberculose, en soulevant cette grosse question de la pathogénie de la phthisie, ont porté quelques médecins à croire qu'il y avait peut-être dans cette quantité de vaches phthisiques, consommées à Paris surtout, une condition étiologique latente avec laquelle il faudrait compter sérieusement. Il n'y a là heureusement rien de positif; ces craintes peuvent même, à la rigueur, être trai-

[1] Villemin, *Études sur la tuberculose*. Paris, 1868.

tées de chimères; il est bon toutefois de les signaler pour attirer l'attention sur cet intéressant sujet et provoquer de nouvelles recherches.

Nous ferons momentanément nos réserves quant au lait provenant d'animaux malades : nous en parlerons ultérieurement.

§ 3. — Parasites.

Les deux espèces de parasites dont nous avons à nous occuper ici sont le cysticerque ladrique, qui engendre le tænia, et puis la trichine. Nous laisserons de côté les détails purement zoologiques concernant la genèse, le développement et les transformations de ces helminthes pour nous renfermer autant que possible dans les limites de notre sujet.

Le tænia de l'homme — tout le monde le sait aujourd'hui — est produit par un cysticerque (*cysticercus cellulosæ*) dont l'habitat normal est le porc. Nous verrons plus loin que ce n'est pas le seul animal affecté de ce cysticerque. Cet helminthe se présente sous forme de petites vésicules blanches de volume variable, depuis celui d'un grain de millet jusqu'à la grosseur d'un petit haricot, quelquefois isolées, plus souvent agglomérées et affectant presque toujours le tissu cellulaire intermusculaire. D'après M. Delpech, qui a publié une excellente monographie sur cette question (*Annales d'hygiène*, 2e série, t. XXI, 1864 et *Dict. encycl. des scienc. méd.*, art. LADRERIE, 1868) et à qui nous empruntons la plupart de nos documents, les muscles que l'on trouve le plus fréquemment et le plus puissamment envahis sont ceux de la langue, du cou et des épaules. Puis viennent, et d'après leur ordre de fréquence, les muscles intercostaux, les psoas, les muscles de la cuisse et enfin ceux de la région vertébrale postérieure. On les rencontre encore très-souvent dans le tissu cellulaire sous-muqueux de la face inférieure de la langue, et plus particulièrement sur les parties latérales du frein, où la saillie que font ces vésicules peut assez facilement être appréciée avec le doigt pour en faire un des lieux d'élection pour le diagnostic de la ladrerie. Le tissu cellulaire sous-conjonctival, quoique moins fréquemment envahi par les parasites, l'est cependant assez pour que l'examen en soit assez important au même point de vue.

Pendant la vie de l'animal affecté de ladrerie, on ne constate la plupart du temps aucun symptôme réellement caractéristique : tous ceux qu'on a signalés peuvent faire défaut, et il est rare que les signes qui ont le plus de valeur se rencontrent à la fois chez le même sujet. Le seul moyen positif de constater la ladrerie consiste dans la pratique du *langueyage*, c'est-à-dire l'examen direct, la palpation de la face inférieure de la langue de l'animal. La comparaison de la chair de porc ladre avec celle d'un porc parfaitement sain peut fournir d'assez bons renseignements : la première est plus pâle, plus molle, plus aqueuse que l'autre ; elle est aussi moins savoureuse. Toutefois il serait difficile d'après les seules différences de se prononcer, sans constater la présence des vésicules dont les marchands savent très-habilement débarrasser la viande infectée.

Le mode de propagation du cysticerque ladrique du porc à l'espèce humaine se comprend aisément par l'habitude qu'ont beaucoup de personnes de manger de la viande de porc crue ou à peine chauffée. On voit des bouchers, des charcutiers et autres manger des tranches de porc tout à fait cru ou étendre sur du pain du hachis de chair également crue. Avec la viande cuite, tout danger disparaît : mais il faut une cuisson complète, prolongée ; il faut que toutes les parties de la viande aient été portées à une température d'au moins 80 degrés. La fumure n'exerce sur la viande de porc, pour la destruction du cysticerque, qu'une action très-variable, très-infidèle, parce qu'elle n'a pas la puissance de pénétrer assez profondément. La salaison mériterait plus de confiance, si elle est opérée largement : encore manque-t-on de renseignements suffisamment précis.

Les accidents occasionnés par la chair de porc ladre consistent principalement, ainsi que nous l'avons déjà dit, dans la production du *tænia solium*, vulgairement appelé *ver solitaire* : la présence de cet helminthe chez l'homme peut sans doute déterminer des symptômes très-graves, même des accès épileptiformes ; mais souvent aussi elle ne se manifeste par aucun trouble apparent. Il est en effet parfaitement avéré que nombre de personnes consomment presque tous les jours de la viande de porc ladre sans en être incommodées. Aussi croyons-nous qu'il ne faut pas mettre sur le compte de la ladrerie ces accidents graves d'empoisonnement immédiat consécutifs à l'ingestion de porc. Colligan et Mac Kinlay ont rapporté (*The Glascow med. Journ.*, 1863) un cas d'empoisonnement aigu par du porc ladre sur un enfant de quatorze mois ; la mort eut lieu au bout d'une douzaine d'heures. Deux autres personnes furent indisposées, mais légèrement. On constata les signes de la ladrerie sur la portion non encore mangée de la viande. Malgré cette constatation formelle, ou même plutôt à cause de cette circonstance, nous serions plus porté à admettre que dans ce cas il s'est agi de viande ayant déjà subi un commencement de décomposition, état favorisé d'ailleurs singulièrement par l'altération parasitaire.

Voici maintenant les principales dispositions prises par l'autorité pour éviter autant que possible l'introduction de la viande de porc ladre dans la consommation.

« Les viandes sont inspectées après l'abatage et l'habillage. Celles qu'on reconnaît impropres à la consommation sont saisies et envoyées à la ménagerie du Jardin des plantes par les soins de l'inspecteur de police, qui dresse procès-verbal de la saisie. Les graisses de l'animal saisi sont laissées au propriétaire.

« Le langueyage a disparu des prescriptions de l'autorité. Il est toutefois très-habituellement pratiqué, mais uniquement comme une base de contrôle dans les transactions entre vendeur et acheteurs. Le langueyeur est tenu de déclarer à l'inspecteur du marché les porcs qu'il a reconnus ladres. Ceux-ci, marqués d'un signe distinctif, sont l'objet d'un examen tout spécial à l'abattoir où ils sont transportés.

« Tous les porcs y sont d'ailleurs examinés. L'inspecteur chargé de ce service visite surtout la langue, la tranche des muscles pectoraux et l'origine des muscles de l'épaule, la section transversale du cou, la surface des plèvres, les psoas iliaques et le cœur.

« Trois degrés de ladrerie sont admis : dans le premier, quelques cysticerques rares existent dans les muscles de l'épaule et de la poitrine ; dans le second, les cysticerques sont plus abondants et plus généralisés ; dans le troisième, la viande de l'animal en est semée en abondance. Dans le premier cas, on se contente d'enlever les masses musculaires chargées de parasites, et le reste du porc est livré à la consommation. Dans le dernier, l'animal est saisi et livré à des usages industriels. Mais rien n'est vague comme l'appréciation du second degré. L'inspecteur saisit ou livre à la consommation les porcs ladres à ce degré intermédiaire suivant qu'il croit ou non pouvoir faire disparaître à peu près complétement, en les retranchant, les parties atteintes par les parasites. Un vétérinaire nommé par l'administration décide de la valeur des réclamations qui peuvent s'élever de la part des marchands, et lève ou maintient la saisie. » (Delpech, *loc. cit.*)

Nous avons dit précédemment que le porc était l'habitat ordinaire du cysticerque ladrique, mais que ce dernier pouvait se rencontrer chez d'autres espèces. Il résulte en effet des recherches faites à ce sujet que l'espèce bovine est susceptible d'être infectée de cysticerque ladrique : l'usage de la viande bœuf crue en Russie dans le traitement de certaines maladies des enfants est beaucoup plus répandu que chez nous, et l'on a fréquemment observé le tænia à la suite de cette médication. En Abyssinie, où l'usage du bœuf cru est général, le tænia est l'affection la plus commune. En Algérie, pareille chose est observée, quoique à un degré moindre. Il est cependant infiniment probable que dans nos pays le bœuf doit être très-rarement infecté de cysticerques, si même il l'est jamais, vu la quantité considérable de gens qui mangent habituellement de la viande de bœuf à peine cuite sans jamais présenter les signes de la présence du tænia dans l'organisme. Ajoutons enfin que le cysticerque du bœuf ne produit pas le *tænia solium*, ou tænia vulgaire, mais une espèce qui se distingue de la précédente par l'absence de crochet et appelée *tænia mediocanellata*.

Le second parasite sur lequel nous avons à nous arrêter est la *trichine*, dont les ravages, un peu exagérés peut-être, ont tant ému pendant ces huit dernières années le monde médical et surtout le monde extramédical.

En 1832, Wilton remarqua dans des muscles de petits kystes qu'il crut contenir des cysticerques. En 1834, Paget, faisant l'autopsie d'un Italien mort à l'hôpital Saint-Barthélemy à la suite d'une longue maladie mal caractérisée, fut frappé par une foule de petites taches blanchâtres que présentaient les muscles et constata qu'elles étaient produites par des vers pour la détermination exacte desquels on eut recours à Richard Owen, qui établit les caractères zoologiques de ce ver èt lui donna le nom de *trichina spiralis* pour désigner sa grosseur et sa forme. Depuis cette époque jusque vers 1860, on ne put être pleinement édifié sur l'origine, la nature, les transformations et les migrations de cet helminthe; c'est surtout à partir de 1860 que les recherches de Leuckart, de Zenker, de Virchow et Küchenmeister ont fourni des documents précis et fixé la science sur ce point.

La trichine peut se présenter sous deux états : à l'état adulte, ou de maturité complète, et alors elle habite l'intestin ; ou bien sous forme de chrysalide, et alors elle s'enkyste dans les muscles. La femelle des trichines intestinales a une longueur de 1 à 3 millimètres; le mâle a de $0^{mm},8$ à $1^{mm},5$; les embryons de 8 à 12 centièmes de millimètre ;

quant aux jeunes trichines enkystées, elles mesurent en moyenne $0^{mm},6$ à $0^{mm},7$ et peuvent atteindre 1 millimètre.

Disons un mot maintenant sur le mode d'introduction des trichines chez l'homme et sur les migrations qu'elles opèrent dans notre organisme.

Bien qu'on ait rencontré cet helminthe nématoïde chez une foule d'espèces animales domestiques, celles-ci n'en sont infectées que rarement. L'habitat normal est le porc, d'où, par la consommation de la chair de cet animal crue ou mal cuite, elle passe chez l'homme. Arrivés dans l'estomac, les petits kystes renfermant les trichines sont dissociés par l'action du suc gastrique, et les nématoïdes mis en liberté se fixent sur l'intestin. Au bout de quatre à cinq jours, les trichines ont atteint leur maturité sexuelle, et des embryons prennent naissance. D'après les professeurs J. Fuchs et Alex. Pagenstecher, qui ont publié un excellent mémoire sur les trichines (Leipzig, 1865), pour arriver dans l'intimité des tissus les embryons des trichines ne cheminent pas dans le sang, où on ne les rencontre en effet que très-rarement. Ces auteurs admettent que les embryons s'insinuent à travers le tissu cellulaire et de là dans les muscles, où ils commencent à s'enkyster une dizaine de jours après qu'ils y sont arrivés. Leur migration de l'intestin dans les muscles s'opère très-rapidement : en effet, au bout de deux ou trois jours après leur éclosion, on n'en rencontre plus dans l'intestin ni dans la muqueuse intestinale. Une fois enkystés, ces vers sont susceptibles de persister à l'état de larves pendant un temps qu'on n'a pu exactement déterminer, mais de toute façon très-long, à moins que le muscle qui les renferme ne soit ingéré par l'homme ou quelque animal dans l'intestin duquel la trichine puisse trouver un milieu favorable à son complet développement, c'est-à-dire sa maturité sexuelle. Les parois des kystes sont susceptibles de se revêtir d'une couche calcaire au bout de deux ou trois mois d'existence. Chaque kyste ne renferme, ordinairement qu'une trichine, quelquefois deux, rarement davantage ; ses dimensions sont un peu plus considérables, outre le volume occupé par les parois, que celles de l'animal qu'il renferme à cause des mouvements que ce dernier y exécute. Quant à la fibre musculaire, voici les modifications qu'elle éprouve, d'après les deux auteurs cités plus haut : autour du ver qui en occupe le centre, les stries ont disparu ; le contenu s'est décomposé en fines molécules accumulées autour des noyaux musculaires, qui se sont considérablement multipliés; quand on déchire la fibre, ce contenu s'écoule. Lorsque le ver s'enroule, les éléments que renferme la fibre s'écartent de manière à laisser autour de ce ver un espace transparent. Le sarcolemme s'est épaissi ; les vaisseaux qui l'entourent se sont extrêmement développés. Les vers ainsi emprisonnés exercent des mouvements en spirale très-faibles. Peu à peu le sarcolemme se rapproche et se ferme aux deux bouts autour de la capsule qui loge le ver, d'où il suit que ce dernier est entouré de deux enveloppes, le kyste et le sarcolemme.

La trichine ne présente pas le même degré de vitalité à ses différentes phases de développement : on sait que peu après son passage à l'état adulte dans l'intestin, et après qu'elle a donné naissance aux embryons, elle ne vit que peu de temps et dans tous les cas est sans danger. Ses embryons non plus n'ont pas une grande vitalité, et ceux qu'on a pu recueillir dans l'intestin n'ont pu résister longtemps à l'action des agents extérieurs. Il n'en est pas de même des larves : celles-ci survivent parfaitement à l'animal dans lequel elles ont séjourné; c'est même le plus souvent ainsi qu'elles sont ingérées. Elles résistent aussi à un degré de putréfaction assez avancé, à l'action de l'acide chromique étendu, de l'alcool, du froid qui paraît les engourdir sans les tuer, à moins d'une température très-basse. Le moyen le plus sûr de les tuer, c'est de soumettre la viande qui les renferme à une chaleur intense *pendant assez longtemps*. Cette dernière circonstance est très-importante : en effet, Hertwig a vu des trichines renfermées dans un morceau de viande de deux pouces cubes environ plongé dans l'eau bouillante, vivre encore après une cuisson prolongée pendant vingt-deux minutes. Après trente minutes, elles paraissaient toutes mortes. On pense toutefois que si l'action d'une haute température ne suffit pas toujours pour tuer ces vers à coup sûr, on a au moins détruit en eux le pouvoir de se reproduire.

De même que c'est en mangeant, au milieu des détritus de toutes sortes dont on encombre les basses-cours, des proglottis de tænia que le porc devient ladre, ainsi en ingérant dans les mêmes circonstances des larves de trichine cet animal se trouve infecté de ces vers. Par suite également de cette mauvaise habitude de consommer souvent du porc cru ou à peine cuit, à l'état de saucisses, de jambon et autres préparations, on *peut* être atteint de *trichinose*, nom donné à la maladie déterminée par les trichines.

On a un peu exagéré, dans le public extramédical, le

nombre et la gravité des cas d'empoisonnement par les trichines. Il est certain cependant qu'on a pu constater bon nombre de cas de mort par cette maladie, principalement en Allemagne, où elle a pris parfois les proportions d'une épidémie. Voici quels sont les symptômes les plus caractéristiques présentés par les individus atteints de trichinose.

Les symptômes du début correspondent à la naissance des embryons dans l'intestin et à leur travail d'acheminement à travers la muqueuse intestinale : il se produit de la diarrhée, du ballonnement, des douleurs abdominales, ce qui avec un peu de stupeur a pu dans bien des cas faire croire à une invasion de fièvre typhoïde. Quelquefois, suivant la constitution et le tempérament des sujets, ces symptômes sont peu marqués et peuvent passer à peu près inaperçus. Les troubles morbides ultérieurs se passent surtout dans les muscles et traduisent le passage des trichines dans ces organes : ce sont des douleurs vives siégeant dans les membres et augmentant dans l'extension ; aussi a-t-on pris souvent des cas de trichinose pour du rhumatisme musculaire. On a noté parfois une éruption miliaire accompagnée ou non de sueurs profuses. Si la maladie doit avoir une terminaison heureuse, au bout d'un temps variable (un ou deux mois) les symptômes musculaires diminuent d'intensité et bientôt disparaissent complètement. Cela ne signifie pas que les helminthes ont cessé d'exister, mais seulement qu'ils n'ont pas été en nombre suffisant pour produire de graves lésions, ou bien que l'organisme a été assez puissant pour lutter avec avantage contre cette cause de désorganisation. En effet, dans un cas rapporté par Friedreich, on a pu extraire, à l'aide du harpon de Middeldorpff, une trichine encore vivante des muscles d'un individu guéri. Dans les cas suivis de mort, la plupart des symptômes augmentent d'intensité, il s'y joint souvent de l'œdème, de l'ascite, parfois même une péritonite.

Quant aux cas les plus légers, un peu de diarrhée et de météorisme, quelques douleurs musculaires et une légère courbature, tels sont les symptômes communs à une foule de maladies qui pourraient les signaler; à cela et même à moins peut se réduire l'infection trichinaire, d'autant plus que dès qu'elles sont enkystées, et surtout quand les kystes sont plus ou moins revêtus de sels calcaires, les trichines, sans cesser de vivre, sont devenues inoffensives. Virchow, Zenker et autres ont trouvé des trichines en bon nombre chez des individus qui n'avaient pas présenté de symptômes de ce genre d'infection.

On comprend qu'en face d'un appareil de troubles morbides aussi peu caractéristiques que ceux que nous avons énumérés, le diagnostic soit extrêmement difficile, si même il est rationnellement possible. Le moyen de lever tous les doutes, c'est de faire usage du harpon de Middeldorpff, et de retirer d'un muscle quelque trichine vivante, ainsi qu'on l'a fait dans le cas rapporté par Friedrich. On peut aussi bien pratiquer tout simplement une petite incision pour examiner un faisceau musculaire.

Le traitement n'a rien de spécifique et doit être assujetti aux indications qui se présentent. Quant à la prophylaxie, la meilleure, la seule même, c'est ou de ne pas manger de porc ni de charcuterie, ou bien de ne les consommer qu'après leur avoir fait subir une cuisson prolongée.

Nous terminons ce que nous avions à dire sur les accidents consécutifs à l'ingestion des trichines, en rappelant le rapprochement inattendu que M. Leroy de Méricourt a cherché à établir entre l'acrodynie et la trichinose (Comptes rendus de l'Académie de médecine, 1865). On ne peut contester qu'il n'y ait quelques points de communs entre ces deux affections ; mais on trouverait au moins autant de caractères distinctifs. Ce rapprochement, dont l'exactitude n'a pas été ultérieurement confirmée que nous sachions, servirait tout au plus à montrer combien sont encore vagues les données que possède la science sur l'étiologie et la nature de l'acrodynie.

§ 4. — Substances toxiques incorporées dans la viande.

Les cas rentrant dans la catégorie que nous venons de désigner sont en somme assez rares. Ils se rapportent la plupart à l'ingestion d'animaux qui avaient mangé des substances toxiques. Nous trouvons dans la *Revue de thérapeutique médico-chirurgicale* de Martin-Lauzer pour 1859, la relation d'un fait d'empoisonnement par la chair de faisans qui avaient mangé en abondance des baies d'une espèce de laurier de l'Amérique du Nord. Sept personnes succombèrent quelques heures après le repas ; un grand nombre de baies de laurier furent trouvées dans les intestins de ces animaux. Ces fruits peuvent fournir une quantité notable d'acide prussique, ce qui expliquerait suffisamment la rapidité de la mort dans ce malheureux accident.

Nous ne trouvons pas noté dans le cas précédent, si les

animaux avaient été trouvés morts, ni dans quel état; du reste, il n'est pas impossible que ces faisans n'aient subi de la part du poison qu'une influence insignifiante. On sait bien que certains herbivores sont, eux aussi, réfractaires à l'action de quelques poisons très-énergiques pour l'homme : la belladone est presque sans effet sur le lapin ; mais le lapin qui aurait ingéré une bonne dose de feuilles d'atropa pourrait bien n'être pas sans effet sur l'homme.

ARTICLE II. — POISSONS, MOLLUSQUES ET CRUSTACÉS.

La première qualité que doit présenter la chair de ces divers animaux pour pouvoir être consommée sans danger, c'est une grande fraîcheur; en effet, en vertu de son faible degré de fermeté, peut-être de sa vitalité moindre, et aussi des conditions extérieures différentes dans lesquelles elle se trouve, elle est beaucoup plus susceptible de s'altérer que celle des oiseaux et des mammifères. C'est principalement pour cette raison que les accidents produits par l'ingestion de poissons, mollusques ou crustacés sont relativement plus fréquents que ceux occasionnés par les autres viandes.

§ 1. — Altération spontanée.

Il n'y a pas de différence bien notable entre les troubles morbides déterminés par un commencement de décomposition de la chair des poissons, et ceux occasionnés en pareille circonstance par les viandes; aussi nous ne reviendrons pas sur ce que nous avons dit plus haut à propos de ces dernières. Les mollusques et les crustacés paraîtraient avoir une action plus caractéristique. Ainsi on a publié, et nous avons nous-même observé plusieurs cas soit de miliaire, soit d'urticaire, à la suite de l'ingestion de moules qui semblaient très-saines, et dont les effets n'avaient été ressentis que par une ou deux personnes, sur plusieurs qui se trouvaient dans les mêmes conditions. Pour expliquer ces faits, on a admis une intolérance de l'estomac pour cet aliment, intolérance qui, en vertu de la relation physiologique existant entre l'estomac et le système cutané, se traduirait par une éruption plus ou moins passagère, avec ou sans symptômes intestinaux, suivant l'intensité de la cause et le degré de susceptibilité du sujet.

Quant à la cause de ces troubles morbides déterminés par ces aliments, il faut avouer que l'on est très-mal fixé sur ce point. On admet qu'à l'époque de la fécondation et de la ponte des œufs, les poissons, les mollusques et les crustacés se trouvent dans un état physiologique spécial qui les rend un peu malsains. C'est ainsi qu'on recommande de ne pas manger de moules ni des huîtres pendant certains mois de l'année. Cette recommandation n'est peut-être pas fondée sur des faits bien précis, bien rigoureux : cependant, comme elle doit reposer en grande partie sur l'empirisme, elle mérite sinon qu'on la suive aveuglément, au moins qu'on cherche à en contrôler la valeur.

Nous mentionnions plus haut comme un des phénomènes les moins sérieux consécutifs à l'ingestion des aliments dont nous parlons, une éruption ortiée, rarement accompagnée de légers vomissements, plus souvent d'un peu de diarrhée. Ces troubles, généralement éphémères, peuvent cependant prendre un caractère beaucoup plus sérieux, et simuler une invasion de choléra. Au mois d'août 1868, dans un intervalle de trois semaines, nous avons observé trois cas de ce genre, à la suite de l'ingestion de homard. Dans un de ces cas notamment, les neuf personnes qui avaient mangé du homard ont toutes été affectées à des degrés divers : toutes ont eu une diarrhée abondante pendant vingt-quatre heures ; la plupart ont eu des vomissements, des coliques très-fortes et des crampes. Dans aucun cas, la chair du homard n'avait présenté aucune apparence d'insalubrité. On a rapporté d'autres cas de même nature occasionnés par du thon, de l'anguille, etc.

§ 2. — Adultérations.

Dans les cas précédents, on aurait pu croire au mélange fortuit de quelque substance nuisible avec les aliments en question, le cuivre des ustensiles de cuisine, par exemple. Nos investigations dirigées en ce sens ne nous ont fait découvrir aucune espèce d'adultération soit fortuite, soit provoquée. Il est certain cependant que, même en dehors de l'attirail de la cuisine, les mollusques peuvent contenir quelque principe nuisible parfaitement palpable. Il suffit de rappeler les cas d'empoisonnement par les moules rapportés par Bédor (de Troyes) et dans lesquels les accidents avaient paru analogues à ceux déterminés par le cuivre, et les faits analogues, mais beaucoup plus concluants, dus au professeur Bouchardat, qui put analyser les moules et en retirer le cuivre. On comprend que les moules, de même que les huîtres, se fixant sur l'armature extérieure d'un vaisseau, puissent en absorber soit des parcelles de cuivre, soit quelque composé cuivrique, ou s'en imprégner, s'en revêtir par simple contact, et plus tard produire ainsi les accidents particuliers à la substance dont elles sont en quelque sorte le véhicule.

M. Cuzent a communiqué en 1863, à l'Académie des sciences, deux procédés très-simples pour découvrir la présence du cuivre dans ces mollusques. Le premier consiste à employer l'ammoniaque pure. Si l'huître contient du cuivre, sa teinte au lieu d'être d'un *vert bleuâtre* plus ou moins foncé, est d'un vert clair (*vert d'herbe*), et le mollusque laisse parfois suinter des lobes de son manteau une matière visqueuse qui ressemble à un précipité de vert-de-gris. Versée sur la chair de l'huître, l'ammoniaque, par son contact, produit la couleur bleue foncée qui caractérise le sel de cuivre ammoniacal, et l'on peut alors suivre la trace du poison jusque dans les vaisseaux les plus déliés du foie de l'animal.

Le second procédé a pour but d'isoler le cuivre à l'état métallique. Il consiste à piquer une aiguille à coudre dans les parties vertes de l'huître, à verser ensuite sur le mollusque une quantité de vinaigre suffisante pour l'immerger, et à laisser le tout en contact pendant quelques secondes.

Il ne faut pas une minute pour que la partie de l'aiguille enfouie se recouvre d'un enduit rouge de cuivre métallique. On devra préalablement s'assurer de la pureté du vinaigre.

Ces procédés sont tellement sensibles, que M. Cuzent a pu

isoler le cuivre de plusieurs de ces mollusques qui n'en contenaient que de faibles quantités. Il suffit, dans ce cas, lorsqu'on opère avec les aiguilles, de prolonger plus ou moins le temps de leur contact avec la partie verte soumise à l'expérience.

Une autre adultération, mais provoquée, est celle qui a été faite quelquefois sur des salicoques qu'on a peintes avec du minium. M. Guérard en a rapporté un cas en 1861 dans les *Annales d'hygiène*. Il est inutile d'insister sur les accidents saturnins qu'une semblable falsification peut produire.

§ 3. — Poissons toxiques.

Les poissons peuvent être toxiques, soit par eux-mêmes et par suite de conditions qui nous échappent, soit par l'effet de substances qu'ils ont ingérées comme appât, et qu'on a pu retrouver dans leur corps.

Les renseignements que la science possède sur les poissons toxiques sont encore bien vagues : on sait bien que telles espèces sont généralement vénéneuses, mais on ignore en quoi réside leur nocuité, et beaucoup d'autres le sont vraisemblement sans qu'on ait de signes qui puissent les faire reconnaître.

En l'absence de données plus précises, nous allons réunir quelques-uns des documents les plus intéressants sur cette question.

« La chair de l'anguille d'Otahiti (*puhhe pirre route*) produit après son ingestion une éruption scarlatiniforme très-abondante, suivie d'une tuméfaction subite de l'abdomen et d'un gonflement des mains et des pieds; les malades éprouvent en outre, dans les membres, de si vives douleurs, qu'ils deviennent pour ainsi dire furieux. L'usage de ce poisson comme aliment amène très-rapidement la paralysie des extrémités; ce qui est également le fait de plusieurs autres espèces qui agissent sur l'économie comme de véritables poisons. Dans un compte rendu de l'ouvrage du docteur Chisholm, sur les propriétés toxiques des poissons (*Edinburgh med. and surg. Journ.* vol. IV, p. 396), et à propos du *Murœna conger*, on peut lire le passage suivant : « Dans la nuit, tous ceux qui avaient mangé de ce poisson furent pris de coliques violentes et de symptômes cholériformes ; ils éprouvaient en même temps des sensations extraordinaires dans les membres inférieurs, des tressaillements convulsifs, et ils avaient des syncopes. Tous se plaignaient d'avoir dans la bouche un goût de de cuivre, et de ressentir dans l'œsophage une espèce de raclement, comme si ce canal eût été excorié. Ces nègres présentèrent pendant une quinzaine de jours ces mêmes phénomènes, puis ils furent pris de paralysie des extrémités inférieures. Après quelques mois ils finirent par guérir, non sans de grandes difficultés. Werlhoff a vu un cas dans lequel l'usage du *gadus œglefinus asellus* a produit des symptômes gastro-intestinaux très-intenses et une éruption d'urticaire. D'après Autenrieth, l'urticaire, la diarrhée, la dysenterie et la paraplégie sont très-souvent la conséquence de l'ingestion du *gray snapper*. Forster a vu le *sparus porgus* amener les mêmes accidents. » (Graves, *Clinique méd.*, trad. Jaccoud, 1re édit., t. I, p. 572).

Bien que le célèbre clinicien de Dublin ait rapporté les faits précédents pour montrer les connexions étroites qui peuvent exister entre l'urticaire et les symptômes gastro-intestinaux, il n'en est pas moins vrai que les poissons dont il y est question doivent être rangés dans la catégorie des espèces dangereuses, sinon toxiques. MM. Fonssagrives et Leroy de Méricourt ont publié dans les *Annales d'hygiène*, 1861, des recherches intéressantes sur les poissons toxicophores exotiques des pays chauds. Les résultats auxquels sont arrivés ces savants médecins confirment et surtout complètent beaucoup les renseignements fournis par Graves. Voici les noms, avec synonymie variée, des principales espèces que ces auteurs ont reconnues toxiques :

1° Les *perches* (mérou arara, mérou petit nègre, anthias jocu ou sarde, sphyrène bécune proprement dite, grosse sphyrène, sphyrène jello);

2° Les *trigles* (scorpène à longs tentacules, ou crapaud de mer);

3° Les *carangues* (fausse carangue);

4° Les *spares* ou *pagres* (de nouvelles recherches sont nécessaires pour s'assurer de la toxicité du *sparus pagrus* ou pagre vrai, et du perroquet ou gueule-pavée de l'île de France);

5° Le *lethrimus* (*lethrimus mambo*);

6° Les *gobioïdes* (gobie à soie, *gobius criniger*) ;

7° Les *clupées* ou *sardines* (sardine dorée, melette vénéneuse);

8° Les *diodons*, (diodons épineux de la Nouvelle-Calédonie);

9° Les *tetrodons* (*geneion maculatum* ou tetrodon du Cap, *tetrodon maculatum* de la Nouvelle-Calédonie).

Quant à la prophylaxie des accidents déterminés par ces poissons, voici ce que conseillent les auteurs précédemment cités : dans les cas suspects, faire, avant toute consommation, des expériences sur des animaux, principalement sur les chats et les poules, en ayant soin de leur faire ingérer surtout le tube intestinal, le foie et les œufs; en toutes circonstances, dans les pays chauds, ne jamais manger de poisson qui n'ait été préalablement vidé et surtout débarrassé avec soin des moindres parcelles de frai.

Nous avons encore à signaler comme toxique une espèce poisson qui, dans nos pays, paraît très-inoffensive ; ce sont ces petits poissons rouges que l'on conserve dans des bocaux, par curiosité. D'après M. le docteur Armand (*Lettres sur l'expédition de Chine*), ces poissons seraient très-vénéneux en Chine et en Cochinchine, au point qu'il suffirait d'en piler quelques-uns et, après avoir délayé cette pâte avec un peu d'eau, avaler le tout, pour être certain de mourir.

Pour terminer ce que nous avons à dire, concernant les poissons toxiques, nous mentionnerons les accidents d'empoisonnement produits par les poissons qui ont ingéré des substances vénéneuses servant d'appât. C'est surtout Goupil (de Nemours) qui a attiré l'attention sur ce sujet. Après avoir observé des faits d'empoisonnement consécutifs à l'ingestion de barbeaux de rivière, il reconnut que ces poissons avaient mangé de la coque du Levant ; et l'expérience directe de cette substance sur d'autres barbeaux lui montra qu'elle exerçait une action toxique très-énergique.

Il est inutile, après ces faits, de faire remarquer le danger qu'il y aurait à employer pour appât des matières douées de propriétés toxiques.

Mais, en dehors des cas, relativement rares, où l'on jette aux poissons, pour les prendre, des substances telles que la coque du Levant, combien de fois ne doit-il pas arriver dans les pays chauds, où abondent avec profusion les végétaux les plus vénéneux, que les poissons ingèrent les fruits tombés des arbres, herbes ou arbrisseaux qui bordent les rives et deviennent ainsi *toxicophores* par hasard? Nous ne voudrions pas affirmer qu'il n'existe pas de poisson dont la chair soit naturellement, spontanément vénéneuse; mais nous admettrions plus volontiers que les accidents d'empoisonnement produits par les poissons tiennent plutôt soit à des conditions physiologiques mal déterminées peut-être, soit à des substances toxiques ingérées fortuitement par ces poissons.

ARTICLE III. — CÉRÉALES, POMMES DE TERRE ET FRUITS.

Il est peu de questions pathologiques qui aient été autant controversées que celles des maladies produites par l'altération des céréales. Il est inutile de refaire ici un historique complet des vicissitudes nombreuses qu'a subies la question de la pellagre; mais on sait que d'opinions diverses a soulevées pendant ces trente dernières années la discussion de ce sujet, et parfois quelle ardeur dans les convictions, quelle vivacité dans la polémique on a montré de part et d'autre en cette occasion ! L'ergotisme a longtemps aussi été méconnu et reçu des dénominations diverses ; d'autres affections encore, ayant sévi sous forme épidémique, sont vraisemblablement dues à des altérations présentées par d'autres céréales.

Cette question, du reste, bien que débrouillée en partie, est encore loin d'être suffisamment élucidée, et nulle peut-être ne mérite davantage de l'être. On comprend en effet l'immense intérêt attaché à ce point d'hygiène publique, quand on songe que les céréales sont la base de l'alimentation de la plupart des peuples, la nourriture presque exclusive d'un certain nombre, et que le maïs en particulier est l'aliment principal de plus de 50 millions d'individus. C'est de cette dernière céréale que nous allons nous occuper tout d'abord.

§ 1. — Pellagre.

Après ce que nous venons de dire, on voit qu'en proposant, il y a quelques années, la question de la pellagre pour le prix annuel de médecine, l'Académie des sciences ne pouvait diriger les recherches des travailleurs sur un sujet à la fois plus utile et plus discuté. Du reste, des travaux considérables existaient déjà sur cette question, et le concours ouvert par l'Institut a eu surtout pour objet de démêler, au milieu de plusieurs opinions contradictoires, du côté de laquelle se trouvaient les plus grandes apparences de vérité. La Commission, par l'organe de son illustre rapporteur, Rayer, limitait de la façon suivante son rôle dans la question en litige, et son degré de compétence pour la juger : « Le problème de la pellagre n'est pas comme une expérience de physique ou de chimie qu'on peut répéter dans le laboratoire et juger à l'aide d'une vérification. C'est une de ces maladies confinées en certains lieux et qu'il faut aller voir sur place. Votre Commission n'hésite pas à déclarer que la connaissance de la pellagre, autrement que par les livres et les documents, lui fait défaut. Elle a donc dû se borner à un rôle de critique, c'est-à-dire à celui de l'érudit, de l'historien, qui, avec des pièces en main, cherche à déterminer la réalité d'un fait, la certitude d'un événement. Ce procédé, qui reste seul ouvert quand la vérification directe est impossible, a ses règles auxquelles nous nous sommes efforcés de ne pas manquer. »

Cette déclaration du savant rapporteur nous est précieuse; on comprendra que, n'ayant pas eu plus que lui les faits sous les yeux, nous soyons très-réservé pour en donner une appréciation personnelle. Mais d'abord, il est bon de présenter, en quelques lignes que nous empruntons à M. Costallat, les principaux caractères de la pellagre.

On l'observe chez des individus de tout âge, appartenant aux classes les plus pauvres et se nourrissant presque exclusivement de maïs. Au début, le malade éprouve de la faiblesse générale, de la lassitude, de la tristesse, des vertiges, des étourdissements, de la chaleur et de la cuisson à la langue et au gosier, avec salive salée et dégoût plus ou moins prononcé pour la bouillie et les autres préparations de maïs. Bientôt, au printemps, la peau des parties exposées à l'air, à la lumière, surtout celle du dos des mains et des pieds, devient rouge, luisante ; l'épiderme se dessèche, tombe en écailles. Cet érythème, toujours suivi de desquamation, se reproduit une ou plusieurs fois successivement et disparaît entièrement en automne ou aux approches de l'hiver. En même temps la langue est rouge, fendillée, douloureuse, avec soif plus ou moins ardente et diarrhée ; les lèvres sont gercées, la salive abondante et épaisse. Le malade a de la peine à se tenir debout et tombe souvent en avant sur ses genoux ou tout de son long. Plus tard, l'état général s'aggravant, l'érythème et les sillons de la langue ne se montrent plus régulièrement, tendent à disparaître ou même s'effacent pour toujours. La diarrhée ne cesse plus et s'accompagne de coliques, de grouillements continuels du ventre. La maigreur est extrême, le malade est obligé de rester couché ; souvent ses membres et son tronc s'enflent, sa vue se trouble. Il tombe dans le découragement, le désespoir, l'imbécillité, le délire, la folie. Il désire la mort, l'appelle et se la donne par divers moyens, le plus souvent en se noyant.

Après avoir laissé un des plus fidèles historiens de la pellagre tracer un tableau très-concis de cette maladie, il s'agit d'examiner les nombreuses objections faites contre la pellagre par le maïs. Avant tout, précisons la nature du débat. La question principale à résoudre est celle-ci : *L'altération du maïs par le verdet est-elle la seule cause capable de donner naissance à la pellagre ?*

Plusieurs sortes de preuves peuvent être invoquées pour répondre affirmativement : elles sont fournies par l'histoire, par la géographie médicale, par l'hygiène prophylactique et par la thérapeutique, pour ne parler que des plus positives.

La pellagre n'a pas été observée en Italie, ou au moins mentionnée dans les livres, avant le milieu du dix-huitième siècle. En effet, que l'on consulte les œuvres des médecins italiens les plus renommés, depuis le moyen âge jusqu'à cette époque, nulle part il n'est question de cette maladie. Guillaume de Salicet au quatorzième siècle, Michel Savonarole au quinzième siècle, Benedetti, Fracastor, Mercurialis, et enfin Ramazzini dans les siècles suivants, ne parlent point de la pellagre. Ce dernier auteur notamment, à qui les questions d'hygiène publique étaient familières, et qui s'occupait spécialement des maladies populaires, n'aurait pas manqué de décrire la pellagre s'il s'en fût produit quelques cas de son temps, à la fin du dix-septième et au commencement du dix-huitième siècle. Dire que cette maladie aurait pu rester méconnue jusqu'à nos jours, serait une allégation de pure fantaisie, car lorsqu'on a su reconnaître une foule de maladies plus ou moins défigurées, on aurait aisément débrouillé celle-là, dont les caractères principaux sont assez saillants.

Cette absence complète de documents historiques jusque vers le milieu du dix-huitième siècle concorde trop bien avec l'époque de l'introduction du maïs dans la haute Italie, comme céréale de grande culture, pour n'y voir qu'une simple coïncidence.

Un document statistique qui a une portée immense dans la question que nous traitons, c'est la multiplication étonnante des cas de pellagre à partir d'une certaine époque, correspondant avec l'extension considérable donnée à la culture du maïs et avec la consommation presque exclusive de cette céréale, du moins comme base de l'alimentation de la classe ouvrière et des campagnes. Au commencement du dix-huitième siècle, il n'y avait peut-être pas un cas de pellagre en Lombardie, ou du moins n'en existait-il qu'en bien petit nombre, puisque les auteurs contemporains ne les mentionnaient pas ; en 1830, par conséquent environ un siècle plus tard, la statistique comptait un effectif de 20,000 pellagreux dans cette contrée, et en 1856 plus de 37,000 ! Pour donner plus de valeur à cet argument statistique, il faut ajouter que les années où la récolte du maïs dans ces contrées a été mauvaise, où par suite d'une trop grande humidité pendant le temps de la maturité du grain, ou de pluies trop abondantes au moment et pendant la récolte, les grains s'avariaient et étaient affectés de verdet, ces années, disons-nous, étaient suivies d'exacerbation dans l'intensité de l'endémie pellagreuse. Ces faits, observés par Balardini, par Pellizzari, et autres médecins italiens, ont été vérifiés dans nos pays par plusieurs praticiens, notamment par M. Costallat.

Les documents qui précèdent ont déjà, à nos yeux, une importance, telle que nous ne comprenons pas comment M. Billod, qui, dans son *Traité de la pellagre*, a donné plus d'une preuve d'impartialité scientifique et d'esprit de conciliation, a pu écrire dans son livre les lignes suivantes : « La misère et l'insolation sans le maïs produisent la pellagre ; le maïs sans la misère et l'insolation ne peut produire la pellagre. » Mais n'anticipons pas sur la discussion des objections faites à l'étiologie exclusive de la pellagre soutenue principalement par Balardini, Roussel, Costallat, et que nous essayons aussi de faire valoir.

La prophylaxie et la thérapeutique de la pellagre vont nous fournir encore des arguments puissants. On a remarqué depuis longtemps que l'endémie pellagreuse est relativement très-rare en Bourgogne et dans la Franche-Comté, et pourtant les populations de la campagne, dans ces contrées, font du maïs la base de leur nourriture. Le grillage préliminaire qu'ils font subir au maïs avant de le consommer explique l'immunité dont jouissent ces pays. Les épis une fois passés au four, la farine se conserve presque indéfiniment, pourvu qu'elle soit gardée dans un endroit bien sec ; par l'action de la haute température à laquelle les grains ont été soumis, tous les germes de mucédinées se trouvent détruits.

Pareille immunité s'observe en Amérique où l'usage habituel du maïs est des plus répandus, puisqu'il s'étend à plus de 20 millions d'individus, mais où l'on emploie des procédés efficaces de conservation de cette céréale. « Au Mexique et dans toute l'Amérique, dit M. le docteur Salas (*Thèses de Paris*, 1863), on égrène le maïs immédiatement après la récolte et on expose au soleil les grains séparés de leurs épis jusqu'à ce que la dessiccation soit très-avancée ; puis on les garde dans des greniers bien fermés, pour les employer ensuite aux usages domestiques. Cette dessiccation par le soleil n'est pas toujours complète : ainsi, dans les années pluvieuses, le maïs, qui est en contact avec le sol humide ou avec le toit des greniers mal fermés, qui laissent pénétrer l'eau pluviale, est assez souvent affecté de verdet, et on en trouve de grandes quantités, surtout à la fin de l'hiver, dans le nord du Mexique. Mais la partie du maïs ainsi altérée est réservée d'ordinaire à la nourriture des chevaux ; d'ailleurs, s'il se mêlait une faible partie de ce maïs altéré à celui qui sert d'aliment aux indigènes, le champignon vénéneux serait détruit, à coup sûr, par les préparations auxquelles on soumet le maïs avant de le manger. Ces préparations consistent dans la torréfaction du maïs, si l'on veut le mettre en farine, comme en Bourgogne, ou bien dans la cuisson, prolongée pendant douze heures, des grains de maïs dans une eau saturée d'un alcali tel que la chaux, la potasse et la soude, si l'on veut faire de la bouillie ou tout autre aliment. Une chaleur au-dessus de 100 degrés et l'action d'un alcali sont bien des conditions capables de s'opposer à toute végétation parasitaire, ou de détruire le parasite, s'il a été déjà formé. »

Passons à la thérapeutique. Il y a un fait constant dans l'histoire de la pellagre endémique, ainsi que Rayer l'a justement remarqué dans son rapport : c'est que quand la maladie n'est pas parvenue à ses derniers stades, on la guérit en changeant le régime des pellagreux, c'est-à-dire en substituant une bonne et solide alimentation à l'alimentation chétive dont ils faisaient usage. L'expérience de G. Cerri est capitale : chargé, en 1795, par le gouvernement de Milan, de recherches sur la cause de la pellagre, il fit nourrir pendant un an dix pellagreux, dans un état de maladie bien caractérisé, avec de bons aliments empruntés en partie au règne animal et avec de bon pain, au lieu du pain de maïs et de la polenta dont ces individus se nourrissaient auparavant : il vit leur état s'améliorer rapidement, et l'année suivante l'éruption cutanée et les autres accidents ne reparurent pas. Cette expérience, faite à dessein, a été répétée sans dessein et avec une efficacité semblable, en beaucoup de cas où les habitants de certaines localités furent obligés, pour une cause quelconque, de renoncer à leur aliment habituel, le maïs ; on peut voir ces cas rapportés dans l'ouvrage de M. Roussel. Ainsi on a remarqué que les gens qui, devenant domestiques, entrent dans de bonnes maisons, guérissent de la pellagre ; on a remarqué encore que les conscrits pellagreux regagnent la santé au régiment ; il faut noter surtout que l'administration militaire a cessé de voir dans la pellagre une cause d'exemption ; ce qu'elle n'aurait point fait, elle qui n'a point de théorie sur la cause, si l'observation ne lui avait enseigné la certitude de la guérison par le changement de régime.

Ces cas qui appartiennent à l'endémie italienne, ajoute Rayer, ont la plus haute importance, car ils sont décisifs. Ils prouvent péremptoirement que cette endémie n'a sa cause ni dans l'air, ni dans l'eau, ni dans le logement, ni dans le vêtement, mais qu'elle l'a dans l'alimentation. Ils changent donc le champ vaste de l'endémie en un champ restreint et circonscrivent la recherche.

Des objections sérieuses ont cependant été faites à la pathogénie de la pellagre que nous venons d'exposer : la plupart tirent leur origine de ce qu'on a cru observer de vrais cas de pellagre sur des sujets qui n'avaient jamais mangé de maïs. Certains auteurs ont vu dans cette maladie le résultat de l'action complexe et simultanée de l'insolation et de la misère ; d'autres l'ont rapportée à l'influence prolongée d'une alimentation insuffisante ; d'autres à un vice herpétique héréditaire, à la lypémanie, etc.; enfin quelques-uns n'ont vu dans cette affection qu'un assemblage fictif de symptômes communs à plusieurs maladies et produits par des causes tout à fait différentes, et par suite ont nié la spécificité de la pellagre. Il y a là évidemment une exagération à laquelle les diatribes suscitées par une question où plusieurs personnalités étaient en jeu n'ont pas été étrangères. Il y a en effet aujourd'hui un point parfaitement acquis à la science, et qui ne paraît plus discutable : c'est celui de l'existence de la pellagre comme entité morbide, se reproduisant constamment avec ses trois séries de symptômes caractéristiques, les accidents cutanés érythémateux, les troubles digestifs et enfin les troubles nerveux et cérébraux.

Pour juger la valeur des causes signalées plus haut (misère, insolation, affaissement moral, alimentation insuffisante), il suffit d'examiner si là où elles exercent librement leur influence, on les voit déterminer la pellagre. Or voici ce que répond à ce sujet M. Salas : « On ne pourra pas nous dire que la misère n'existe pas au Mexique ; car, dans ce pays, l'indigence a pour abri le creux des rochers à côté de l'or en filons, et il suffit de se rappeler que, pendant la domination espagnole, on a hésité à considérer les indigènes comme des êtres raisonnables, jusqu'au point de se croire autorisé à leur faire subir les conditions de l'existence la plus rabaissée dans l'échelle des êtres humains ; la plus grande misère, la plus complète nudité, les infractions les plus flagrantes aux lois de l'hygiène, tel était le sort réservé aux Indiens par leurs dominateurs. Malgré tout cela, malgré l'alimentation exclusive par le maïs, point de pellagre dans le nouveau monde ; malgré le soleil brûlant qui frappe non-seulement les pieds et les mains des Indiens, mais tout leur corps, pas d'érythème dans ce pays ! Et que l'on ne tire pas prétexte des influences secrètes et des conditions climatériques de ces pays, car on sait bien que, depuis le climat brûlant jusqu'au climat glacé, toutes les températures intermédiaires s'y observent. » (*Loc. cit.*) Ce qui vient d'être dit du Mexique s'applique avec autant de raison à la Bourgogne et à la Franche-Comté, où l'alimentation par le maïs, même chez les plus malheureux, ne produit pas la pellagre.

Quant à la pellagre sporadique de M. Landouzy, de M. Billod, de M. Bouchard et autres auteurs, elle ne présente pas les caractères essentiels de l'affection spécifique déterminée par le verdet ; ou du moins elle s'en distingue assez nettement pour qu'on puisse lui attribuer une tout autre origine.

On est forcé de reconnaître comme assez analogue à l'endémie italienne l'affection décrite par M. Henri Gintrac, de Bordeaux, et dont ce médecin a observé de nombreux cas dans les Landes, où elle est d'ailleurs depuis très-longtemps endémique, bien que le maïs ne soit guère utilisé dans ce pays pour l'alimentation de l'homme. Mais l'analogie ne va pas jusqu'à l'identité : en effet, la maladie observée et décrite par le savant professeur de Bordeaux sous le nom de pellagre ne serait pas tout-à-fait la même que celle qui règne dans le Piémont et le Milanais : ce serait bien une intoxication par les parasites des céréales, mais du blé ou du millet, au lieu du maïs. Ce n'est pas seulement l'interprétation de M. Costallat que nous rapportons ici, c'est aussi l'opinion de juges aussi compétents qu'éclairés, notamment de MM. Tardieu, Rayer, Bouchardat, Ch. Robin. Cette prétendue pellagre sans maïs avait été une des objections les plus fortes contre la non-spécificité de l'endémie italienne ; aujourd'hui elle devient un des meilleurs arguments en faveur des idées de M. Balardini et de M. Costallat ; on comprend en effet que puisque le maïs altéré est susceptible de déterminer une intoxication spéciale, le blé affecté de parasite soit aussi capable de produire des accidents analogues. Pour donner à cette induction la valeur d'un fait démontré, il suffit de rappeler l'affection endémique qui sévit dans le royaume d'Aragon et la Vieille-Castille, et qui est désignée dans ces pays, où l'on n'use pas habituellement du maïs, sous le nom de *flema salada*. Cette maladie, qu'on avait cru d'abord identique au *mal de la rose*, endémique dans les Asturies, où l'usage du maïs est très-répandu, aujourd'hui on admet généralement qu'elle est due à l'altération parasitaire du blé, et qu'elle doit être par suite rapprochée plutôt de l'acrodynie que de la pellagre, si tant est que la maladie épidémique qui a régné à Paris en 1828 et 1829, et décrite sous le nom d'*acrodynie*, ait été produite par la présence d'épiphytes vénéneux dans le blé.

§ 2. — Acrodynie ou pellagre par la carie.

On ne peut douter que l'altération du froment par un champignon parasite ne produise une intoxication spéciale assez analogue à celle déterminée par le verdet du maïs : les nombreuses observations faites en Espagne par M. Costallat permettent d'établir ce fait, car il n'est guère à présumer qu'un savant aussi versé dans ces questions se soit mépris sur la nature et l'étiologie de l'affection endémique dans les provinces d'Aragon et de Castille et aussi dans les Landes. Quant à assimiler complétement cette maladie à l'acrodynie observée à Paris, en Belgique, ainsi qu'en Crimée lors de la guerre d'Orient, c'est faire une hypothèse que certaines analogies frappantes justifient en partie, mais sur laquelle il est impossible de se prononcer définitivement dans l'état actuel de la science.

« La pellagre par la carie, dit M. Costallat, existe en Espagne dans plusieurs parties des Castilles et de l'Aragon et très-probablement partout où le pain renferme habituellement une certaine quantité de carie. On l'observe dans toutes les conditions de la vie, mais le plus souvent dans la classe ouvrière, et elle épargne l'enfance et la première jeunesse, tandis que la pellagre des pays à maïs est le lot exclusif du pauvre et se montre à tout âge, même chez l'enfant à la mamelle. Contrairement à ce qu'on observe dans la pellagre par le verdet, les individus ne manquant de rien, mangeant de la viande tous les jours, buvant du vin en abondance et jusqu'à l'ivrognerie, n'en sont pas exempts. — Les sillons de la langue n'existent pas ou sont peu marqués. — L'érythème s'étend souvent aux avant-bras et aux jambes ; quelquefois, au contraire, il se concentre dans l'espace compris entre les deux os de la main ou du pied qui supportent les deux premiers doigts et prend l'aspect d'un ulcère superficiel, sanieux et bordé de croûtes épaisses. Il devient permanent en toute saison à la dernière période de la maladie, et, plus rarement, au début. — Parfois il gagne la plante des pieds, et alors ces parties sont le siége d'un fourmillement habituel, la desquamation se fait par larges plaques de l'étendue d'une pièce de cinq francs. — Certains malades, quand ils posent le pied sur le plancher, éprouvent une sensation particulière, comme s'ils marchaient, disent-ils, nu-pieds sur des cailloux anguleux. D'autres présentent aux membres et au tronc de larges tâches brunes qu'on a vues, mais très-rarement, envahir la totalité de la peau. Enfin, chez quelques malades il y a un larmoiement continuel, avec pâleur et gonflement de la paupière inférieure et excoriation de la peau au-dessus du grand angle de l'œil.

La marche de la pellagre par la carie est généralement plus rapide que celle de la pellagre par le verdet, et les cas de tendance au suicide par submersion y sont comparativement très-rares. Partout où on la trouve, le froment renferme une plus ou moins grande quantité de carie.

La *carie* est un champignon parasite qui pénètre dans la plante du froment, près de sa racine, et convertit la fécule du grain en une poussière noire, semblable à du noir de fumée, et ayant une forte odeur de poisson gâté. Cette odeur caractéristique ne permet pas de confondre la carie avec le *charbon*, autre champignon parasite à spores noires. Porté au moulin, le blé carié empâte les meules, noircit les bluteaux et donne une farine grise et sale.

Il y a des années où la carie est si rare, qu'elle passe inaperçue ; d'autres, au contraire, où elle frappe le quart, le tiers, la moitié et même les trois quarts des épis. Elle cause à l'agriculture des pertes réelles, considérables ; et cependant de toutes les altérations de grains que l'homme a cherché à combattre, la carie est celle qui s'est montrée la moins rebelle. On a donc pu dire avec raison que l'ignorance et l'incurie peuvent seules expliquer sa désastreuse propagation. Au point de vue de l'hygiène et de la santé publique, le rôle de la carie est encore plus grave; car outre que le pain qui en contient une certaine proportion est plus ou moins noir et d'une odeur et d'un goût détestables, nous avons aujourd'hui la certitude que la carie est l'unique cause d'une des plus affreuses maladies qui affligent l'humanité.

On se débarrasse de la carie soit en l'empêchant de se reproduire, soit en la séparant du grain.

La carie se reproduit par les spores tombées sur le sol avant ou pendant la moisson, par celles qui y ont été apportées avec le fumier dans la confection duquel on a employé les pailles des blés cariés, et surtout par les spores qui adhèrent au blé de semence. En conséquence, l'agriculteur intelligent devra détruire les pailles des blés cariés ou les enfouir dans une fosse profonde et les y laisser pendant deux ou trois ans, plutôt que d'en faire de la litière, et en outre soumettre à un chaulage efficace les grains de semence, afin d'enlever aux spores qu'ils peuvent entraîner la faculté de germer. (*Etiol. et prophyl. de la pellagre*, 2e édit., p. **210**.)

§ 3. — Ergotisme.

Les accidents produits par l'usage du pain dans lequel l'ergot de seigle entre pour une certaine proportion ont été, ainsi que nous l'avons dit plus haut, pendant très-longtemps méconnus. Il est probable qu'ils ont dû se produire dans l'antiquité, mais qu'on n'a pas su les rapporter à leur véritable origine. Au moyen âge, plusieurs épidémies désignées sous des noms différents doivent très-vraisemblablement être rapportées à l'ergotisme : telles sont celles désignées sous le nom de *mal des ardents*, *feu Saint-Antoine*, et autres dénominations plus ou moins vagues. Cependant, à partir du seizième siècle on commence à connaître les effets pernicieux du seigle ergoté mêlé à la nourriture et à rattacher à son action plusieurs manifestations épidémiques inexpliquées jusque-là. C'est dans la Hesse, la Silésie, la Bavière, l'Orléanais, la Sologne, qu'on a vu l'ergotisme faire le plus de ravages ; on l'a également observé dans le midi de la France : c'est en effet dans le Dauphiné qu'a été constatée une des dernières épidémies d'ergotisme que la science ait enregistrées, et dont Barrier (de Lyon) a décrit les accidents gangréneux en 1855.

Malgré le nombre de relations qu'on possède sur les épidémies d'ergotisme, cette maladie est encore mal connue, aussi avons-nous cru utile d'entrer dans quelques développements sur ce sujet.

Un mot d'abord sur la cause même du mal, l'ergot de seigle.

L'ergot de seigle, dit M. Tardy, auteur d'une bonne monographie sur l'*ergotisme* (thèses de Paris, 1858, n° 183), arrivé à son entier développement, est d'un gris noirâtre, quelquefois un peu violet ; sa longueur est de 1 à 5 centimètres sur 1 à 6 millimètres de largeur. Il a la forme d'un prisme triangulaire, présentant une cannelure sur chaque face ; ce sillon se prolonge jusqu'à l'extrémité du grain altéré. A la partie supérieure et terminale, l'ergot de seigle se recourbe assez fortement, ce qui lui donne une certaine ressemblance avec l'ergot du coq.

Le blé, l'orge et l'avoine et même le maïs peuvent être affectés d'ergot, ce qui élargit un peu le champ étiologique de l'ergotisme.

De nombreuses expériences ont été faites sur les animaux, en vue de comparer les effets attribués à l'ergotisme épidémique avec ceux provoqués par l'administration méthodique de l'ergot de seigle. On a vu ainsi qu'il fallait des doses assez fortes pour produire des accidents graves et qu'alors ces derniers présentaient quelque analogie avec ceux observés chez l'homme : le fait capital de l'ergotisme, la gangrène des extrémités, a été constaté aussi bien sur les animaux que chez l'homme.

L'ergot de seigle administré dans un but thérapeutique, mais à dose un peu élevée, a également déterminé parfois des symptômes assez analogues à ceux qu'on a donnés comme caractéristiques des épidémies d'ergotisme et sur lesquels nous insisterons tout à l'heure. Aussi comprenons-nous difficilement que des auteurs sérieux aient pu mettre en doute la réalité de l'étiologie alimentaire de l'ergotisme.

Nous dirons plus loin les principales objections qu'on a soulevées à ce sujet. Pour le moment, il nous paraît plus utile de présenter un tableau aussi fidèle que possible de cette maladie : nous l'empruntons à l'excellente description de l'épidémie observée en 1855-56 dans la haute Hesse, par le docteur Heusinger, et d'après la traduction qu'en a donnée le professeur Lasègue. (*Arch. génér. de méd.*, mai 1857.)

En général, la maladie débute par du vertige, des troubles de la vue, des bourdonnements d'oreille ; puis, plus tôt ou plus tard, suivant les circonstances, surviennent les fourmillements d'abord aux doigts et aux orteils, et de là à peu près à tout le corps. Les contractures ne tardent pas à se manifester ; les doigts se rétractent vers la paume de la main et ne peuvent être étendus qu'avec un violent effort, l'avant-bras se retire vers le bras, et les deux mains se serrent contre la poitrine, les orteils se rétractent également vers la plante des pieds ; le cou-de-pied, les genoux, sont fortement infléchis. Les muscles thoraciques et abdominaux, le diaphragme même sont contractés, et le malade respire avec peine ; les muscles mêmes du larynx paraissent participer par accès à ce spasme, et il en résulte une sorte d'accès d'asthme thymique ; on observe des contractions diverses des muscles de la face. Le système musculaire indépendant de la volonté n'est pas soustrait à l'action convulsive ; plusieurs malades se plaignent de coliques, sans qu'on ait eu une seule fois à constater des contractures utérines, que l'utérus fût à l'état de gestation ou de vacuité.

Le pouls est petit, ramassé ; jamais il n'existe de mouvement fébrile ; la digestion est lente, le ventre paresseux, l'appétit presque toujours bon, rarement exagéré ; les urines sont normales, quoique un peu foncées.

Un fait important à signaler et qui n'avait été noté jusqu'ici que superficiellement, c'est l'existence d'une anesthésie manifeste, surtout aux extrémités des doigts et des orteils, mais occupant parfois de plus grandes surfaces et pouvant envahir tout le corps. Cette anesthésie succédait toujours aux contractures à un degré plus ou moins avancé, tantôt consistant en une simple obtusion de la sensibilité, tantôt arrivant à l'insensibilité la plus complète, quel que fût l'agent douloureux qu'on essayât, tantôt persistante, tantôt fugace ou intermittente. C'est chez les malades ainsi soumis à une anesthésie profonde que les gangrènes partielles, d'ailleurs rares et peu étendues, se produisirent. La vivacité des douleurs était très-variable ; les malades se plaignaient de sentir constamment comme des fourmis qui cheminaient sous la peau, justifiant ainsi la dénomination classique de ce mode de sensation. Pendant les contractures, les souffrances s'exagéraient en proportion avec le degré de la convulsion et leur arrachaient des cris.

Les organes des sens étaient aussi affectés : aveuglement subit et passager, perte de l'odorat, surdité, perte du goût, revenant par accès plus ou moins prolongés et ayant une seule fois affecté la forme hémiplégique. Les pupilles étaient ordinairement dilatées, rarement inégales.

La maladie marchait habituellement par crises séparées par des intervalles plus ou moins longs ; l'attaque allait croissant d'intensité, et à son paroxysme on observait des roideurs tétaniques, des convulsions épileptiformes, de la perte absolue de conscience, du délire d'une durée variable.

Le cours de la maladie et sa marche proprement dite n'obéissaient pas à nos lois saisissables ; les accidents s'aggravaient graduellement ou débutaient avec violence. La durée échappait de même à toute règle ; on peut dire seulement que, chez peu de malades, les symptômes durèrent moins de plusieurs mois. Quoique la mort fût l'exception, comme on l'a vu plus haut; la guérison était lente, entravée par de fréquentes récidives. La mort eut toujours lieu pendant un accès convulsif et par asphyxie.

En parcourant la description nosologique qui précède, il est aisé de voir que l'élément gangréneux n'occupe qu'une place assez secondaire dans l'appareil symptomatique de cette maladie : c'est là en effet ce qu'on a appelé l'*ergotisme convulsif*, principalement observé en Allemagne, par opposition avec les faits constatés surtout en France, dans lesquels la gangrène se montrait plus fréquemment et beaucoup plus étendue, entraînant avec elle une mortalité plus considérable. Cette différence, plus apparente que réelle dans la forme de la maladie, a porté quelques auteurs à nier l'origine purement céréale de l'ergotisme ; mais il est évident que cette prétendue diversité des formes de la maladie doit être imputée plutôt aux observateurs qu'à l'affection elle-même, et que l'ergotisme convulsif et l'ergotisme gangréneux ne sont qu'une même maladie à un degré différent d'intensité. Cette opinion ne nous est pas d'ailleurs exclusivement personnelle : elle est partagée par M. Lasègue (*loc. cit.*), ainsi que par M. Tardieu.

Il est très-présumable que les céréales dont nous avons parlé jusqu'à présent ne sont pas les seules susceptibles d'être ainsi affectées de champignons parasites. Nous avons du reste fait remarquer précédemment que l'ergot peut attaquer le blé, l'avoine, l'orge ; d'autres parasites se rencontrent probablement sur ces dernières céréales, mais peut-être pas en proportion suffisante pour produire des accidents. Dans tous les cas, on manque de documents pour établir ces faits.

A côté des maladies parasitaires des céréales que nous

venons d'exposer à grands traits, les altérations que peut subir le pain par d'autres cryptogames présentent évidemment bien moins d'intérêt au point de vue de l'hygiène générale ; nous leur devons néanmoins une mention.

Tout le monde sait que, sous l'influence de l'humidité, le pain est susceptible, surtout lorsqu'il a été mal cuit, de se recouvrir de moisissures vertes, bleues ou grises, qui ne sont autres que des mucédinées. Dans cet état, le pain ingéré en quantité variable, de un quart de livre à une livre, peut produire des accidents assez sérieux, depuis une simple indigestion avec quelques symptômes d'irritation gastro-intestinale, jusqu'à un empoisonnement grave, et même la mort. Nous ne pouvons affirmer que des cas nombreux d'intoxication par les moisissures du pain se soient terminés par la mort, chez l'homme, parce qu'il doit être rare qu'on se risque à consommer du pain franchement moisi : mois le docteur de Faber (de Schorndorf) a observé plusieurs faits de ce genre chez le cheval. Un animal, entre autres, qui avait mangé douze livres de pain moisi, fut trouvé étendu sur le sol, avec les yeux fixes, la bouche sèche, la langue pendante, la peau froide, la respiration courte, le pouls insensible ; il y avait aussi l'écoulement involontaire de l'urine et des signes de douleurs abdominales. L'animal mourut dans la journée. (*Gaz. méd.*, 1863.)

Nous ne faisons que signaler en passant les nombreuses adultérations qu'on peut faire subir au pain (addition d'alun, de plâtre, de sulfate de cuivre, etc., etc.), qui ont pour but de donner à ce produit plus de poids, de blancheur, etc., et pour résultat de déterminer des troubles morbides variés chez les consommateurs.

Il n'y a pas que les céréales dont l'altération puisse avoir pour les consommateurs des inconvénients sérieux : la pomme de terre, qui pour une multitude d'ouvriers forme la base principale de la nourriture journalière, peut aussi être affectée d'une maladie spéciale, que l'on regarde comme de nature parasitaire. « On a dû souvent se demander, dit M. Tardieu, à quel degré d'altération ces tubercules peuvent causer des accidents, lorsqu'ils sont employés, ainsi envahis, pour la nourriture de l'homme. On n'a pas encore de solution précise sur ces questions qui intéressent pourtant au plus haut degré l'hygiène publique ; néanmoins, d'après les premiers essais de M. le docteur Rayer, ils ont occasionné chez les animaux un dérangement sensible des fonctions digestives dans un état d'altération assez considérable. » (*Dict. d'hyg.*, 2e édit., art. EPIPHYTES.)

En dehors de toute altération par des cryptogames, les pommes de terre peuvent encore produire des accidents quand elles sont consommées dans un état de maturité insuffisante. Ce sont surtout les premières pommes de terre de l'année, dites *pommes de terre nouvelles*, qui sont susceptibles de produire des symptômes d'empoisonnement si on les mange trop tôt et en quantité considérable. Tel est le cas rapporté par le docteur Munche dans les *Medicinische Annalen* et reproduit dans la *Gazette médicale* (1845). L'ensemble des symptômes présentés par la malade indiquait parfaitement un empoisonnement par une substance stupéfiante. Après avoir rappelé des faits analogues publiés par E. L. Heim et par Bourgeois, l'auteur se demande si ce n'est pas par la solanine que les accidents en question ont été produits. Nos recherches ne nous ont apporté aucun éclaircissement sur ce point.

Enfin les *légumes* et les *fruits* peuvent aussi être infectés de mucédinées et devenir ainsi la source d'empoisonnements plus ou moins sérieux. On ne sait que trop combien l'oïdium a ravagé les vignes, il y a surtout quelques années : plusieurs savants ont pensé que l'ingestion de raisins attaqués par ce champignon n'était suivie d'aucune espèce d'accidents; le professeur Bouchardat entre autres, qui s'est beaucoup occupé de cette maladie de la vigne, a cru longtemps à l'innocuité complète de l'oïdium pour l'homme. Cependant on a rapporté dans ces dernières années plusieurs cas authentiques d'accidents assez sérieux occasionnés par des raisins atteints d'oïdium, sans qu'il y ait eu toutefois danger grave pour les malades.

Pareille chose a été observée pour d'autres fruits : ainsi le docteur Perrochet cite le cas d'un jeune enfant qui, après avoir mangé des groseilles à maquereau couvertes d'*érysiphe*, fut pris de coliques violentes, de frissons, de maux de tête, d'anxiété et de mouvements convulsifs suivis de prostration. M. Boudier, qui rapporte dans son livre le fait précédent, a observé des accidents analogues en 1860 sur une famille de cultivateurs. « La mère et les deux enfants furent pris simultanément de douleurs violentes dans l'estomac et les intestins, avec vomissements, crampes, selles blanches abondantes et refroidissement des extrémités, en un mot, de tous les symptômes de la cholérine, après avoir mangé des cerises qui, au dire de ces malades, avaient le *vert-de-gris*. Tout le monde se rappelle cette année pluvieuse où les fruits gorgés d'eau se fendaient pour la plupart et se couvraient sur les fentes d'une moisissure verdâtre, qui n'était, dans tous ceux que j'ai examinés, ni un *penicillium* ni un *aspergillus*, mais bien une des nombreuses variétés du *cladosporium herbarum*, mucédinée vulgaire, dont la couleur verdâtre avait fait donner le nom de *vert-de-gris* à cette altération. » (*Op. cit.*, p. 129.)

ARTICLE IV. — CHAMPIGNONS.

La fréquence des accidents produits par les champignons, fréquence qu'attestent les innombrables faits d'empoisonnement publiés dans les recueils de médecine, démontre combien il est peu aisé de vulgariser des notions scientifiques à l'usage de toutes les intelligences, et surtout la difficulté — pour ne pas dire l'impossibilité — dans l'état actuel de la science, d'établir des caractères généraux servant à reconnaître les espèces nuisibles des espèces comestibles. Du reste, comment établir nettement des caractères distinctifs lorsqu'on voit des auteurs très-compétents émettre sur la même espèce des opinions tout à fait contradictoires. Aussi plusieurs mycologistes des plus recommandables y ont-ils renoncé et se contentent-ils d'étudier à fond et de faire connaître de la manière la plus précise le plus grand nombre possible des espèces rencontrées dans leurs localités respectives. Toutefois nous avons cru utile de reproduire les conseils très-pratiques donnés par M. Boudier, pharmacien à Montmorency, pour aider à faire reconnaître les espèces dangereuses capables de produire les accidents dont nous allons nous occuper tout à l'heure :

« Si vous ne connaissez pas les champignons et que vous vouliez en récolter, délaissez les espèces à chair coriace, ou qui ont déjà un commencement d'altération soit par la pourriture, soit par le développement de moisissures. Ne touchez jamais non plus aux champignons qui, avec une taille élancée, ont une collerette tombant à la tige sous le chapeau, et celui-ci visqueux lorsqu'il est mouillé ou par un temps humide, garni au-dessous de lames blanches et parsemé en dessus de petites verrues ou de débris de membranes; que celles-ci soient rares ou nombreuses, grandes ou petites, blanches ou jaunâtres ; que la couleur du dessus du chapeau soit blanche, d'un jaune plus ou moins blanc ou soufré, ou d'un vert olive plus ou moins foncé, ou encore d'un beau rouge qui tourne au jaune dans les vieux individus, car certaines des espèces qui présentent ces caractères sont des plus délétères. Rejetez encore les champignons qui, garnis en dessous de petits trous, comme une éponge, bleuissent ou verdissent quand on les coupe ou qu'on les casse. Méfiez-vous des espèces qui ont un goût poivré très-fort quand on les mâche crues, ou qui rendent un lait blanc quand on les brise ; et si vous voyez des personnes qui en mangent sans en être incommodées, ne mangez jamais les mêmes espèces sans les avoir fait cuire longtemps. De plus, si la nécessité vous force à manger des champignons, et que vous n'ayez aucune idée de leur nature, ne les mangez qu'après les avoir fait macérer vingt minutes au moins dans de l'eau additionnée de quelques cuillerées de vinaigre, les avoir retirés de cette eau, puis bien lavés à l'eau fraîche, blanchis et essuyés avant de les assaisonner.

« D'après ces simples conseils, bien que j'éloigne certainement quelques espèces salubres que l'expérience apprendra à connaître, j'élimine les espèces indigestes ou avariées, la plupart des amanites vénéneuses, les bolets pernicieux, et j'appelle l'attention du consommateur sur les russules et les lactaires, qui ne sont, je crois, réellement dangereux que lorsqu'ils ne sont pas assez cuits. Ce sont les espèces qui causent presque tous les accidents. Mais je ne me lasserai pas toutefois de le répéter, il faut pour sa sécurité personnelle faire vérifier sa récolte par une personne exercée, jusqu'à ce que la grande habitude de leur recherche les ait fait connaître avec assez de certitude. »

Les accidents causés par les champignons vénéneux se présentent sous différentes formes suivant le mode de préparation qu'on a fait subir à cet aliment. Il est prouvé que certaines espèces parfaitement dangereuses peuvent, après une macération suffisamment prolongée dans le vinaigre, être impunément mangées ; mais si elles ne déterminent pas des accidents toxiques, elles n'en sont pas moins des substances très-indigestes et d'ailleurs très-peu alibiles, ainsi que nous l'avons déjà fait remarquer (p. 145 et suiv.); aussi provoquent-elles presque constamment des symptômes d'intolérance de la part de l'estomac et de l'intestin. D'autres fois, la préparation préventive ayant été mal exécutée ou s'adressant à une espèce plus vénéneuse, les symptômes peuvent être plus marqués et constituer un empoisonnement peu intense ; car bien que Gérard ait affirmé après expérience personnelle qu'aucune espèce de champignon, quelque toxique qu'elle fût, n'était susceptible d'empoisonner après avoir subi la manipulation qu'il a conseillée et que nous avons indiquée (*loc. cit.*), il ne faudrait pas s'y fier aveuglément; et sans douter le moins du monde de la bonne foi de l'auteur et de la véracité de ses expériences, on peut bien admettre que, grâce à une longue habitude, il était devenu un peu réfractaire à l'action particulière de ce poison, absolument comme l'histoire le rapporte au sujet de Mithridate, et que par suite son estomac trop tolérant était un mauvais réactif pour cet agent toxique.

Passons maintenant aux accidents toxiques produits par les champignons. Nous empruntons la plupart des détails qui suivent au mémoire de M. Boudier, couronné en 1864 par l'Académie de médecine.

L'action prolongée de l'eau bouillante altère moins que le vinaigre le goût et la matière alibile des champignons dangereux ; mais elle est aussi un moyen préventif bien moins efficace. Toutefois M. Boudier admet comme très-probable l'innocuité de la plupart des russules et des lactaires après une coction complète.

Des recherches analytiques nombreuses et des expériences sur les animaux ont conduit à ranger sous trois groupes distincts les symptômes d'empoisonnement par les champignons. Les cas les plus nombreux forment la première catégorie et sont produits par l'*amanite bulbeuse*, qui comprend les variétés ou genres suivants : oronge-ciguë verte de Paulet (*amanita phalloïdes* de Bulliard), oronge-ciguë jaunâtre (*amanita citrina*), et l'oronge-ciguë blanche (*amanita verna*) ; ces deux dernières sont d'autant plus à redouter qu'on peut les confondre avec l'agaric de couche.

Ce qui caractérise particulièrement l'action toxique de l'*amanite bulbeuse*, c'est la lenteur avec laquelle apparaissent les premiers accidents. Ce n'est guère que neuf à dix heures après l'ingestion de ce champignon que se manifestent les effets du poison. On observe d'abord de la gastralgie, des nausées, puis des vomissements, des coliques, de la diarrhée, la prostration des forces, la petitesse du pouls, de la stupeur, un abaissement de la température générale, la cyanose des extrémités, etc.; l'intelligence reste généralement assez nette. Ces symptômes vont en augmentant d'intensité pendant vingt-quatre ou quarante-huit heures et souvent la mort survient au bout de ce temps. S'il se produit une réaction favorable, soit par suite d'une grande résistance du sujet, soit par suite de l'ingestion d'une faible dose de poison, la convalescence est toujours assez longue.

D'après les relevés statistiques de M. Boudier, les deux tiers des personnes empoisonnées par cette espèce d'amanite succomberaient : ce chiffre montre assez quel danger redoutable présente ce champignon, d'autant plus que, d'après le même auteur, la majorité des cas d'empoisonnement sont produits par cette amanite, soit seule, soit mélangée avec d'autres espèces.

Les symptômes toxiques produits par la *fausse oronge* (*amanita muscaria*) se manifestent beaucoup plus promptement que ceux dus à l'amanite bulbeuse ; ils éclatent de trois à six heures après l'ingestion de la substance; et ne présentent pas le même degré de gravité. Le principe toxique, non encore suffisamment connu, est peut-être aussi dangereux dans une espèce que dans l'autre ; mais comme la fausse oronge provoque des vomissements avant qu'elle ait eu le temps d'être digérée, son action délétère se trouve amoindrie de toute la quantité qui est rejetée.

La plus grande rapidité d'action de la fausse oronge n'est pas le seul caractère qui la distingue de l'amanite bulbeuse : les symptômes que produit la première (âcreté vive de la gorge, sensation de brûlures dans l'estomac, selles sanguinolentes) dénotent une irritation plus intense du tube digestif ; il se produit en même temps une poussée inflammatoire ou congestive vers les centres nerveux, qui se traduit par du délire, souvent très-violent, et qu'on n'observe pas dans l'empoisonnement par l'amanite bulbeuse. De ces faits il est permis d'induire que le principe toxique est différent dans les deux espèces.

Les *lactaires* et les *russules*, avons-nous dit plus haut, sont pour la plupart inoffensifs, pourvu qu'on leur ait fait subir une cuisson complète. Les accidents qu'on leur impute proviennent vraisemblablement de ce qu'ils ont été consommés ou crus ou incomplétement cuits. Ces accidents ont beaucoup de rapports avec ceux produits par les deux espèces d'amanites dont nous venons de nous occuper, sauf une moindre intensité et une bien plus grande rapidité dans leur apparition (une demi-heure ou une heure environ après l'ingestion du champignon), ce qui implique naturellement un pronostic moins grave. Je ne connais pas, dit M. Boudier, d'empoisonnement suivi de mort par ces espèces, les vomissements naturels ou provoqués faisant presque toujours rendre, dès le principe, la presque totalité du poison : il ne reste plus qu'à combattre l'inflammation de l'appareil digestif par des émollients, des antiphlogistiques et des lavements purgatifs si la constipation est opiniâtre.

Il est probable que tous les cas d'empoisonnement par les champignons ne pourraient pas être rangés dans une des trois catégories que nous venons d'établir ; la science mycologique n'en est pas encore arrivée à ce degré de précision et de simplicité. Du reste M. Boudier le reconnaît parfaitement et dit que certaines espèces d'agarics, ainsi que d'autres genres, tels que le genre *bolet*, renferment des individus très-vénéneux et dont l'action peut différer sensiblement de celle exposée précédemment. C'est là une lacune regrettable sans doute, et même ce n'est pas la seule : nous croyons toutefois que le groupement essayé par M. Boudier constitue un progrès réel et présente une grande utilité puisqu'il permet d'embrasser la majorité des cas que le praticien peut rencontrer.

Nous passons maintenant au traitement.

La première indication à remplir, quand on a à combattre un empoisonnement par les champignons, c'est de débarrasser, s'il en est encore temps, les voies digestives de la substance toxique. Les vomitifs doivent donc être prescrits au début ; plus tard, quand l'ingestion date de plusieurs heures et que le poison a eu le temps de passer dans l'intestin, les éméto-cathartiques conviennent mieux. Immédiatement après les premiers vomissements et concurremment avec la continuation des moyens précédents, il y a utilité à administrer les antidotes auxquels l'expérience et les recherches chimiques ont fait reconnaître le plus d'efficacité. Le tannin ou l'infusion de noix de galle a été préconisée dans ce but et doit certainement avoir produit de bons effets ; mais les recherches chimiques de M. Boudier sur les principes toxiques des champignons et surtout des amanites l'ont conduit à recommander de préférence une solution très-légère d'iodure de potassium ioduré.

Mais il ne suffit pas de chercher à débarrasser l'organisme du poison ingéré ou à en neutraliser les effets, il faut aussi combattre les symptômes généraux et locaux si souvent graves en pareil cas. La conduite à tenir dépendra évidemment de l'état du sujet, de sa constitution, de son âge, etc., ainsi que de l'intensité des accidents. Les spoliations sanguines ne nous paraissent être indiquées qu'en présence de symptômes inflammatoires très-sérieux, et encore doit-on les employer avec les plus grands ménagements, à moins d'un état pléthorique manifeste du sujet. Les stimulants diffusibles (éther, ammoniaque), les névrosthéniques (café, thé), plus souvent les sédatifs et les émollients, trouveront leur utilité dans le cours du traitement.

Il y aurait un grand intérêt à ce qu'on pût être édifié autrement que par les renseignements fournis par le malade sur l'espèce de champignon cause des accidents qu'on est appelé à combattre, afin de juger avec parfaite connaissance de l'efficacité spéciale du traitement. L'examen des déjections ou des vomissements pourra seul montrer au médecin à quelle espèce de champignon il a affaire. On sait en effet que les spores de ces cryptogames résistent assez à la cuisson et à l'action des fluides digestifs pour pouvoir être parfaitement reconnues au microscrope : il suffit de signaler ce dernier fait pour montrer quel degré d'importance il peut avoir au point de vue médico-légal. Rappelons enfin que dans plusieurs cas d'empoisonnement par les champignons on a employé avec succès l'infusion de café à l'intérieur et surtout en lavement. En pareil cas, le café agit probablement par le tannin qu'il renferme et aussi comme stimulant de la circulation ; c'est donc un bon moyen à utiliser, mais qui ne doit pas faire oublier l'emploi simultané des autres agents thérapeutiques auxquels l'expérience a reconnu une certaine efficacité.

ARTICLE V. — LAIT.

Sous l'influence de certaines maladies, le lait est susceptible de subir des modifications et des altérations dont il est intéressant de rechercher l'action sur les individus qui le consomment dans cet état.

Bien qu'un nombre relativement considérable de travaux aient été publiés sur cette question, on est forcé de reconnaître qu'elle n'est encore que très-incomplétement élucidée, ce qui tient d'une part à l'imperfection des procédés d'analyse chimique actuellement employés pour les liquides de l'organisme (lait, sang, etc.), analyse extrêmement délicate d'ailleurs, et d'autre part à la difficulté qu'on éprouve cliniquement à isoler et apprécier l'influence spéciale qui revient à la cause pathogénique soupçonnée de celle que peuvent produire des conditions diverses agissant concurremment. Nous nous expliquerons tout à l'heure avec plus de détails.

Le lait de femme et le lait de vache sont probablement aptes à subir le même genre de modification sous l'influence de la même cause, et, à ce point de vue, ce qu'on dirait de l'un pourrait peut-être s'appliquer à l'autre. Mais comme du reste cela n'est pas rigoureusement démontré, il est beaucoup plus pratique de les examiner séparément : il est alors plus aisé de présenter aussi fidèlement que possible les résultats les plus intéressants acquis à la science. Nous commençons par le lait de femme.

Dans les altérations subies par le lait de femme, il faut distinguer celles qui sont dues à une cause physiologique de celles déterminées par quelque maladie.

C'est une opinion assez généralement répandue que la menstruation altère les qualités du lait. On a remarqué en effet, mais dans des cas moins nombreux qu'on ne le croit, que la santé des nourrissons était troublée, principalement du côté des voies digestives, quand la nourrice voyait ses règles revenir. Plus d'une fois même ces troubles ont été assez persistants pour nécessiter soit un changement de nourrice, soit le sevrage. L'examen du lait en pareil cas, pratiqué par plusieurs médecins et micrographes, n'a rien fait découvrir d'anormal dans ce liquide ; l'analyse chimique pas davantage. On ne doit pas en conclure évidemment que le lait n'a subi aucune espèce de modification ; seulement nos procédés d'investigation sont encore insuffisants pour nous la faire connaître. Il n'en est pas moins vrai qu'il y a autre chose qu'une pure coïncidence entre ces troubles gastriques et nerveux des enfants à la mamelle et le retour des règles chez les nourrices : il y a réellement une relation de cause à effet, dont on a peut-être exagéré l'importance et la fréquence, mais qu'il faut savoir reconnaître sous peine de s'égarer dans le traitement.

Ces accidents gastriques et nerveux consistent en quelques nausées ou efforts de vomissement, quelquefois suivis de l'expulsion du lait ingéré, plus souvent de la diarrhée produite par la non-digestion du lait, puis un peu d'agitation et d'insomnie.

Quant au mode de production de ce changement dans les qualités du lait, pour le cas dont nous parlons, on pourrait l'expliquer par une espèce de métastase ou de dérivation sanguine. On conçoit en effet qu'un afflux de sang plus ou moins considérable se faisant du côté de la matrice, les vaisseaux mammaires apportent moins de matériaux pour la sécrétion lactée et que celle-ci se trouve modifiée soit dans sa qualité, soit dans sa quantité.

Pareille explication pourrait à la rigueur être donnée pour expliquer la prétendue influence des rapprochements sexuels sur la lactation, influence qu'on a assimilée à celle de la menstruation. Mais il est plus probable que l'accomplissement de l'acte génital est uniquement nuisible parce qu'en exerçant une certaine stimulation sur l'utérus il peut ramener la menstruation, ou plutôt parce qu'il peut déterminer une grossesse. Or cette dernière condition physiologique imprime à la sécrétion lactée une modification plus constante que les circonstances précédentes. La grossesse a généralement pour effet de rendre le lait plus aqueux, moins nourrissant. Les conséquences de ce changement ne sont pas toujours observées immédiatement, parce que, la grossesse tarissant parfois complétement le lait, on en conclut assez volontiers que tant que les seins en fournissent il n'y a pas à craindre de grossesse. Celle-ci ne s'en produit pas moins assez fréquemment avec persistance de la sécrétion lactée, et on ne s'aperçoit parfois que le lait a beaucoup perdu de ses qualités que lorsque l'enfant en est arrivé à un état de dépérissement assez marqué, favorisé d'ailleurs par les traitements intempestifs qu'on a successivement et vainement essayés dans l'ignorance de la cause réelle du mal.

Le régime a également une influence notable sur la composition du lait : l'on sait en effet qu'on peut à volonté augmenter ou diminuer le degré d'alcalinité du lait par un régime végétal ou animal plus ou moins rigoureux. Or il n'est pas indifférent, dans certaines maladies des enfants, d'avoir à sa disposition un aliment dont on peut modifier la réaction chimique de manière à la faire aider efficacement à la guérison, surtout quand cet aliment est à peu près le seul médicament possible. Malheureusement nos connaissances sur ce point sont assez restreintes, et les quelques expériences que nous avons trouvées dans les auteurs sont insuffisantes pour donner des résultats plus précis.

Si le régime exclusif est capable d'avoir quelque influence sur la sécrétion lactée, il est encore mieux démontré qu'un régime précaire, une alimention insuffisante modifient cette fonction de la façon la plus fâcheuse. Le fait est si naturel, si logique, qu'il suffit de le signaler. En vain objectera-t-on qu'on voit tous les jours des femmes du peuple faire de beaux élèves avec une nourriture des moins réparatrices, ce qu'on explique en disant que les nourrissons absorbent alors toute la nourriture qui leur est nécessaire et que la mère dépérit : on n'est frappé que des exceptions que l'on rencontre et l'on ne fait nullement attention à l'effrayante mortalité des enfants en bas âge dans la classe pauvre. Les fatigues excessives et les chagrins agissent dans le même sens que l'alimentation insuffisante ; nous n'avons pas à insister sur ces conditions. Les émotions vives, la peur, la colère surtout ont souvent une très-fâcheuse influence sur le lait. Sans parler de la suppression brusque du lait, généralement momentanée, ce liquide peut acquérir tout à coup des propriétés nuisibles qui se traduisent chez l'enfant par des coliques, des selles vertes, de la diarrhée. M. Bouchut admet qu'il est même capable d'amener des convulsions mortelles, et il rapporte des exemples de cas semblables. Ces faits mériteraient un sérieux examen et auraient besoin, pour être définitivement admis, d'être constatés par d'autres observateurs.

Pour en finir avec les modifications que peut éprouver le lait par cause physiologique, mentionnons le fait d'érythème chronique produit par l'usage d'un lait trop vieux. Le docteur Puglièse (d'Annonay) a appelé en 1863 (*Gaz. des hôp.*, p. 447) l'attention des praticiens sur ce point et a rapporté trois cas de ce genre assez intéressants, ayant rapport l'un à un lait de quinze mois, l'autre à un lait de quatorze mois, le dernier à du lait de vingt-deux mois. L'examen étiologique auquel le médecin s'est livré ne lui a fait trouver d'autre cause à incriminer que l'alimentation par un lait trop vieux, c'est-à-dire mal en rapport avec l'âge des nourrissons. Du reste ces divers cas ont résisté à l'emploi des moyens appropriés, tant que les enfants ont continué à teter le même lait ; ils ont cédé, au contraire, très-rapidement, en huit à dix jours, et quelque étendu que fût l'érythème, dès qu'on a changé l'enfant de nourrice. Dans le dernier cas même, le succès a été aussi prompt, bien qu'au lieu de confier l'enfant à une autre nourrice on l'ait soumis à l'allaitement artificiel. Une particularité digne de remarque, c'est que les enfants affectés de cet érythème n'ont pas paru souffrir autrement de leur alimentation défectueuse : ils n'ont pas éprouvé de nausées, de vomissements, de diarrhée ; leur développement normal n'a nullement paru entravé. On dirait qu'il y a eu simplement incompatibilité entre cette nourriture et les organes digestifs des enfants et qu'il s'est produit dans ce cas, comme le fait remarquer M. Puglièse, l'analogue de l'urticaire qu'on observe parfois à la suite de l'ingestion de certains mollusques ou crustacés.

L'influence des conditions physiologiques dont nous venons de parler sur la lactation n'est pas tellement prononcée ni tellement fatale, qu'on doive prendre, dès qu'on les voit apparaître, les mesures propres à prévenir chez les enfants la production des quelques troubles morbides qu'elles sont susceptibles d'occasionner. Le mieux est de surveiller l'enfant plus attentivement que d'habitude et de ne le séparer définitivement de sa nourrice que si l'altération du lait persiste, malgré les petites précautions qu'on a pu prendre, à être incompatible avec ses voies digestives, de manière à compromettre sérieusement la santé ou le développement du nourrisson.

Les *maladies* des femmes qui allaitent ont dû naturellement, plus que les conditions physiologiques précédentes, éveiller la sollicitude des médecins au point de vue de leurs conséquences pour les nourrissons. Il y a donc utilité à entrer dans plus de détails sur ce point.

Voyons d'abord les maladies aiguës.

Ces affections n'ont d'autre effet que de diminuer ou tarir la sécrétion lactée, mais ne lui communiquent aucun germe morbifique. Si la maladie est de nature à durer longtemps, et si l'enfant est délicat ou peu vigoureux, il vaut mieux changer de nourrice, parce que même si le lait continue à venir, il est certain qu'il sera très-appauvri et que seul il ne pourra suffire à alimenter convenablement l'enfant. Au pis aller on essayera de le sevrer, pourvu qu'il soit en état de supporter ce changement de régime et d'âge à n'en pas trop souffrir. Toutefois il est évident que si l'on a affaire à un enfant bien venu et assez vigoureux, et si la sécrétion lactée n'est que diminuée, même très-notablement, il y a utilité à poursuivre l'allaitement, utilité pour la mère surtout, au bénéfice de laquelle la continuation de la fonction mammaire fait une sorte de dérivation naturelle qui peut avoir un excellent résultat dans une phlegmasie aiguë. Quant à l'enfant, on en est quitte pour lui donner un supplément de nourriture lactée jusqu'à ce que le sein maternel ou celui de la nourrice lui fournisse sa ration habituelle. Le professeur Trousseau, dans ses leçons cliniques, a insisté beaucoup pour mettre en garde les praticiens sur la trop grande propension qu'on montre généralement à faire suspendre l'allaitement dès qu'il se produit quelque maladie aiguë, et il a rapporté plusieurs cas de maladies très-graves pendant lesquelles la lactation n'avait presque pas été interrompue, bien que notablement diminuée et sans que les nourrissons aient souffert sensiblement de cette modification passagère. Cependant il nous paraîtrait très-risqué de ne pas faire cesser l'allaitement en présence d'une fièvre continue bien confirmée, d'une variole à forme grave ou, l'enfant n'étant pas encore vacciné, d'une scarlatine ou d'une rougeole également à forme grave.

Les *maladies virulentes* que nous venons de signaler nous conduisent à examiner si le lait ne serait pas susceptible de transmettre quelque matière virulente, la syphilis par exemple. La question est très-grave, pleine d'intérêt et demanderait une solution nette. Malheureusement, dans l'état actuel de la science, il n'est guère permis de poser que des probabilités, assez nombreuses cependant et assez solidement établies pour donner une grande sécurité. Théoriquement il est peu vraisemblable qu'un produit de sécrétion tel que le lait soit le véhicule d'un virus : la glande mammaire puise bien les matériaux de la sécrétion lactée dans le sang, mais la matière virulente paraît ne pas pouvoir passer dans le liquide sécrété. Si l'on s'en rapporte à l'expérience, on est encore plus porté à admettre la non-transmission de la syphilis par l'intermédiaire du lait. Toutefois hâtons-nous de répéter que cette question est loin d'être éclaircie, et que des observations nombreuses et très-précises sont encore nécessaires pour la résoudre avec quelque certitude.

Les *maladies infectieuses* doivent également être considérées comme non transmissibles par le lait : M. Boudin a bien observé plusieurs cas de fièvre paludéenne transmise à un enfant par sa nourrice ; mais on est en droit de se demander si l'infection a eu lieu réellement par le lait, ou si le miasme ne s'est pas plutôt conservé sur les vêtements et puis transmis directement à l'enfant sans autre intermédiaire que l'air. En pareille occurence, l'affirmation catégorique et fondée nous semble impossible jusqu'à plus ample informé.

Les cachexies par intoxication (cachexie mercurielle, saturnine) ont pour effet de diminuer les principes alibiles du lait et peuvent ainsi devenir la cause d'une alimentation insuffisante pour l'enfant avec toutes les conséquences qui en découlent. Mais ce n'est pas là la modification la plus importante éprouvée par le lait sous l'influence de l'absorption de ces métaux par l'organisme : ici le lait devient métallifère et acquiert ainsi des propriétés toutes nouvelles dont on a su tirer parti. Ce sujet est trop important pour n'être pas exposé à part et avec tous les détails qu'il mérite : il sera traité dans la TROISIÈME PARTIE de cet ouvrage, où il trouvera naturellement sa place. Pour le moment, il nous suffit de dire que le praticien devra toujours avoir présente à l'esprit la possibilité de ce passage de substances étrangères dans le lait, et par suite ne pas prescrire à des nourrices de ces médicaments toxiques que l'expérience a montrés passer facilement dans le lait.

En résumé, on voit que ni certaines conditions physiologiques spéciales, ni les maladies, ne sont susceptibles de communiquer au lait un principe essentiellement morbifique, avec les restrictions signalées plus haut. Les modifications que ce liquide éprouve sous ces influences diverses portent donc sur ses éléments normaux, diminués ou augmentés suivant les cas, mais sans qu'on soit bien fixé sur le degré de cette altération quantitative et qualitative.

La plupart des considérations que nous venons de présenter sur le lait de femme s'appliquent parfaitement au lait de vache et de chèvre. Les maladies qui affectent communément ces animaux ne transmettent nullement à leur lait la faculté de les reproduire chez l'homme. Sous leur influence, ce liquide perd évidemment de ses qualités, sa composition change un peu, ses propriétés alibiles sont un peu amoindries, il est susceptible de déterminer dans cet état quelques troubles légers, mais c'est à peu près tout. On s'est demandé également si la phthisie, si commune chez les vaches laitières soumises à un rendement exagéré et confinées sans cesse dans des étables malsaines, ne pouvait pas se communiquer à la longue par le lait. Si la transmissibilité de la maladie en question par la voie gastrique était possible, nous croyons que ce serait par la chair plutôt que par le lait. Du reste, ainsi que nous l'avons indiqué plus haut (p. 390), rien ne démontre qu'elle puisse avoir lieu par l'intermédiaire de l'une pas plus que de l'autre. Dans tous les cas, l'habitude qu'on a de faire bouillir le lait avant de le consommer diminue beaucoup l'aptitude qu'il peut avoir à exercer une influence nuisible.

Le lait de vache ou de chèvre peut offrir un genre d'altération qu'on ne rencontre guère dans le lait de femme : c'est celui qui résulte de l'ingestion de certaines plantes vénéneuses mêlées aux pâturages. Le docteur Graff a décrit en 1841 une maladie désignée en Amérique sous le nom de *milk-disease*, *milk-sickness*, *trembles*, et qui est très-commune dans les Etats de l'Ouest, depuis le Mississipi au sud jusqu'aux frontières au nord. Elle se transmet surtout par le lait et aussi par la viande. Les principaux symptômes qu'on observe dans cette maladie se retrouvent dans d'autres affections et n'ont rien de bien caractéristique, sauf la fétidité extrême de l'haleine qui se manifeste dès les premiers jours de la maladie, avant même que d'autres signes se soient produits et qui est considérée comme pathognomonique. Le *milk-sickness* est une affection très-grave et ceux qui ne succombent pas ont toujours une convalescence longue et difficile (*Amer. Journ. of the med. sc.*, avril 1841, et *Gaz. med.*, 1841, p. 457). M. Beaugrand rapporte, d'après le *Journal de chimie médicale* (1858), un autre exemple de maladie produite par le lait. « Plus récemment, en Amérique encore, on remarquait un état maladif chez des personnes qui faisaient un usage abondant du lait, et chez les enfants en particulier, il survenait un dépérissement très-marqué. En remontant à la source, on apprit que ce lait provenait de vaches renfermées et entassées dans des écuries dépendantes de grands distilleries ; que là elles étaient nourries exclusivement des résidus des substances végétales employées à la distillation, et consistant particulièrement en maïs, pommes de terre, céréales de toute sorte ayant subi la fermentation alcoolique. Les vaches ainsi nourries fournissaient des quantités énormes de lait, le double ou le triple, dit-on, de la production ordinaire. Elles tombaient promptement malades et succombaient au bout de deux ou trois ans, conservant jusqu'à la fin cette abondante sécrétion lactée. Les médecins attribuèrent les désordres dont ces animaux devenaient victimes à ce qu'il reste une certaine proportion d'alcool dans les résidus de la distillation et qui empoisonne lentement à la manière de cet agent toxique. » Nous ne croyons guère que l'alcool ait été la substance nuisible dans le lait altéré : en effet le passage de cette substance dans le lait est loin d'être démontré. Un autre cas, mais plus intéressant, d'accidents sérieux déterminés par le lait est le suivant, également rapporté par M. Beaugrand. « Le 27 novembre 1861, dix ou douze officiers du vaisseau anglais le *Marlborough*, en station à Malte, et le chirurgien du bord, M. Mackey, auteur de l'observation, furent pris de défaillances avec vomissements bilieux, refroidissement des extrémités, diarrhée, etc. Assez légère chez quelques-uns, plus grave, inquiétante même chez d'autres, cette attaque se termina au bout de cinq à six heures de durée. Les mêmes faits furent observés le même jour chez quelques autres hommes de l'équipage et chez d'autres officiers ou matelots des divers bâtiments de la même station. Or toutes les personnes attaquées, et elles seules, avaient fait usage de lait à leur déjeuner, et ce lait était exclusivement du lait de chèvre. L'auteur apprit bientôt que ces animaux étaient avides d'une certaine plante très-dangereuse qu'ils broutaient quand on les laissait sortir et errer dans l'île. Cette plante, nommée *tenhuta*, est une sorte d'euphorbe dont les habitants connaissent si bien les effets nuisibles, que dans les actes passés entre les administrations de charité et les fournisseurs, il est stipulé que l'on veillera à ce que les chèvres ne soient pas conduites dans des pâturages où se trouve le tenhuta. Les laitiers maltais assurent reconnaître facilement le lait altéré par cette euphorbe ; un peu de liquide mis dans la paume de la main et étalé avec le doigt laisse apercevoir des filaments jaunâtres. M. Mackey n'a malheureusement pas poursuivi expérimentalement ses recherches et s'est contenté de ces *on dit* » (*Dict. ency. des sc. méd.*, art. Lait). D'autres plantes sont également susceptibles de communiquer au lait des propriétés toxiques. Nous savons du reste que les escargots peuvent manger impunément certains champignons vénéneux et devenir toxiques pour les individus qui les consomment ; de même les abeilles peuvent donner à leur miel des propriétés délétères, si elles en ont pris les matériaux sur des plantes malfaisantes.

Il faudrait de nombreuses pages rien que pour signaler toutes les *falsifications* qu'on a fait subir au lait, et il n'entre pas dans le plan de notre ouvrage de donner tant de détails sur ce sujet. Du reste, aujourd'hui on n'en est plus à commettre ces fautes grossières dont on peut trouver l'indication dans le livre de M. Chevalier, sur les falsifications des substances alimentaires : du moins si cela se pratique encore quelque part, ce n'est pas dans les grandes villes, où l'inspection fréquente du lait et la crainte de la saisie et des amendes retient toujours un peu les marchands. La fraude la plus fréquente consiste dans l'écrémage et l'addition d'eau dans des proportions variables, depuis 1 jusqu'à 5 et même 6 dixièmes. Quant aux substances ajoutées pour augmenter la densité du lait, son opacité, sa coloration spéciale, sa saveur légèrement sucrée, sa réaction alcaline ou pour l'empêcher de s'acidifier, elles sont toutes à peu près complétement inoffensives; certaines ont une action un peu laxative, mais il est rare qu'elles soient de nature à indisposer sérieusement.

ARTICLE VI. — SEL. — SALAISONS, — SAUMURE.

En dehors des cas où par suite de son mélange soit accidentel soit provoqué avec quelque substance toxique ou simplement nuisible (arsenic, plâtre, etc.), le sel peut produire des accidents indépendants de sa nature, il est évident que l'abus du sel lui-même, parfaitement pur n'est pas sans influence sur l'économie. Nous avons montré (p. 131), d'après les expériences de M. Plouviez, qu'en dépassant un peu les doses physiologiques, le sel ne tardait pas à amener un état pléthorique assez marqué pour faire cesser l'expérience à laquelle ce savant se soumettait. Cet état pléthorique est produit à la fois par l'augmentation de l'alcalinité du sang qui favorise la fixation de l'oxygène par les globules, et par l'augmentation de la proportion d'eau contenue dans le sérum.

Quel rapport exact y a-t-il entre la composition du sang ainsi modifié et l'altération fondamentale de ce même liquide observée dans le scorbut? C'est ce qu'il est bien difficile de préciser dans l'état actuel de la science. Toutefois des auteurs très-compétents font jouer à l'usage des salaisons un rôle prédominant dans la pathogénie du scorbut. Lind mettait surtout en cause l'humidité froide, puis la privation de végétaux frais; d'autres savants ont donné une influence marquée au défaut d'exercice, ou aux exercices forcés, au défaut d'air et de lumière, d'eau potable, à l'encombrement, enfin à l'alimentation insuffisante. Cette dernière cause mérite de nous arrêter un instant.

Le scorbut, on le sait, a surtout été observé à bord des navires et dans les ports de mer, où le genre d'aliment le plus répandu consiste en poissons et viandes salés. Or les expériences de Liebig concernant l'action du sel sur la valeur nutritive des viandes montrent que celles-ci perdent, par leur contact prolongé avec le chlorure de sodium, de 30 à 40 et même jusqu'à 50 pour 100 de leur pouvoir alibile, ce dont il est facile de s'assurer par l'analyse de la saumure dans laquelle la viande a été plongée et où l'on retrouve les sucs nutritifs que cette dernière a cédés. Si l'opération de la salure fait subir un pareil déchet à la viande, on conçoit aisément qu'en consommant un poids de viande salée égal à celui de viande fraîche, on est loin d'ingérer une même quantité de matière assimilable. Une autre condition qui tend encore à diminuer la valeur nutritive des salaisons, c'est leur peu de digestibilité : les fibres durcies, resserrées, se laissent difficilement pénétrer par les fluides digestifs auxquels elles n'abandonnent d'ailleurs que peu de matériaux.

De tout ce qui précède on peut conclure qu'en dehors même de l'action spéciale du sel, le régime dans lequel les salaisons entrent pour la majeure partie est insuffisant, d'autant mieux que ces préparations s'exercent au moins autant sur des aliments peu recommandables (morue, hareng, sardines, et autres poissons de ce genre) que sur de bonnes viandes. Le mode d'alimentation des équipages, ou plutôt l'alimentation insuffisante doit donc être considérée, au même titre que les mauvaises conditions hygiéniques énumérées plus haut, comme cause prédisposante du scorbut. C'est du reste à ce seul titre que plusieurs auteurs ont voulu admettre l'usage trop exclusif des salaisons comme pouvant jouer un certain rôle dans la pathogénie de cette affection. M. Fauvel, qui a observé l'épidémie de scorbut qui a régné parmi les armées alliées lors de la guerre de Crimée, accorde à l'alimentation une influence prépondérante. Après avoir mentionné comme causes prédisposantes l'encombrement, la nostalgie, la malpropreté, etc., ce médecin ajoute : « C'est dans l'alimentation seule qu'il faut rechercher la cause essentielle de la maladie. Cette alimentation péchait surtout par une trop grande uniformité et par le manque de végétaux frais ; voilà ce qui a produit le scorbut. »

Est-il permis d'attribuer aux salaisons en particulier une part plus directe dans la production du scorbut? Il est probable que l'action de ces aliments est complexe : d'abord le chlorure de sodium, ingéré à une certaine dose, a pour effet d'amener le sang à un état de diffluence très-manifeste ; si l'on joint à cette condition l'état général d'anémie résultant d'une nourriture insuffisante, on trouvera que ces deux circonstances réunies sont des plus favorables à la proproduction de ces suffusions sanguines généralisées qui caractérisent le scorbut. Quelle que soit d'ailleurs la théorie, il est certain que des praticiens parfaitement à même de juger les faits par leur expérience personnelle, ont admis que l'usage exagéré des salaisons était capable de donner lieu au scorbut. Sydenham était, je crois, de cet avis, et plusieurs médecins distingués de la marine soutiennent la même opinion. « Le scorbut, dit M. Lalluyeaux d'Ormay, peut être produit exclusivement par l'usage des viandes salées et du biscuit; j'ai vu aux Antilles des faits de ce genre chez des militaires détachés dans des îlots, où ils ne manquaient ni d'air pur, ni de lumière, ni d'eau potable, mais où ils n'avaient pour nourriture que du biscuit et des viandes salées » (Thèses de Paris, 1858). « L'usage immodéré du sel marin, dit M. Gubler (*Comment. sur le Codex*, 1868), entraîne à la longue une dyscrasie sanguine et une altération nutritive constituant le scorbut. » D'ailleurs la prophylaxie et le traitement du scorbut militent encore en faveur de l'influence prépondérante du chlorure de sodium.

D'après plusieurs expérimentations, la *saumure*, c'est-à-dire la liqueur saline concentrée dans laquelle ont été immergées les viandes et poissons dont on veut faire des salaisons, n'agirait pas de la même manière que le sel. Le professeur Raynal (d'Alfort) ayant essayé l'action de la saumure sur les animaux, a constaté d'abord que ce n'est qu'au bout de trois à quatre mois que cette liqueur contracte des propriétés toxiques et qu'il en faut environ 2 litres pour empoisonner un cheval, un demi-litre pour un porc et 1 à 2 décilitres pour un chien. A des doses bien moins élevées, la saumure provoque des vomissements chez le chien et le porc. Le même expérimentateur a vu que l'emploi de cette substance mélangée aux aliments, continuée pendant quelque temps, même en petite quantité, peut occasionner la mort. Ces faits publiés en 1855 ont assez justement ému l'opinion publique, à cause de l'emploi quelquefois trop prolongé qu'on fait de la même saumure dans la confection en grand des salaisons. Toutefois, ainsi que l'a montré M. Tardieu (*Dict. d'hyg.*), le danger a été singulièrement exagéré, et les résultats des expériences de M. Raynal n'étaient pas de nature à inspirer des craintes très-sérieuses au point de vue de la santé publique. Mais les remarques de M. Tardieu, bien qu'atténuant la portée de ces faits, n'ont infirmé en rien leur réalité. Du reste, le docteur Blümlein qui a fait également, avec M. Gerlach, en 1860, des recherches expérimentales sur la saumure, est arrivé aux mêmes résultats que M. Raynal ; de plus, ayant soumis la liqueur salée à la distillation, il en a tiré un liquide très-odorant, la *propylamine*, auquel il a reconnu des propriétés très-actives. Est-ce à cette ammoniaque composée qu'est due l'action toxique de la saumure, ou bien à quelque autre substance? C'est ce qu'il est impossible d'établir encore, des recherches suffisantes n'ayant pas été faites sur ce point. Quoi qu'il en soit, il est certain que par un contact prolongé avec des matières animales, le sel dissout une partie de leurs principes alibiles ou autres, et qu'au bout d'un certain temps, ces derniers peuvent subir un commencement de décomposition et donner ainsi naissance à des produits plus ou moins nuisibles.

C'est pour une raison analogue qu'on a observé des accidents produits par la choucroute, sans qu'on sache bien au juste à l'action de quelle substance particulière les attribuer.

ARTICLE VII. — EAUX POTABLES.

Nous avons exposé ailleurs (p. 184) les qualités que doivent présenter les eaux potables ; nous avons donc seulement à rechercher ici dans quelques conditions elles peuvent devenir causes de maladies.

Pour étudier à fond la question des eaux potables considérées comme source de maladies, ce n'est pas un article ou un chapitre qu'il faudrait lui consacrer, mais un livre entier. Il est vrai qu'en examinant sérieusement les faits pathologiques dans lesquels on a voulu faire intervenir l'eau potable comme cause active et directe, on en trouve bon nombre qui sont au moins douteux, ou très-contestables, d'autres mêmes qui ne sont nullement acceptables. Il est assez naturel, évidemment, que l'eau potable, surtout quand elle est fournie par de grands cours d'eau traversant des villes, puisse se charger de miasmes putrides délétères soit répandus dans l'air soit provenant des matières animales en décomposition dans ces eaux, et provoquer l'éclosion de maladies infecticuses. Dans les cas isolés, l'appréciation exacte de la part qui revient à l'intoxication miasmatique par l'eau potable, et même de la qualité infectieuse d'une eau quelconque ayant de bonnes apparences de salubrité, échappe souvent à l'observateur quelquefois même défie l'analyse la plus rigoureuse. On conçoit donc combien on doit être réservé pour admettre sans conteste les faits d'épidémies typhoïdes et autres dues à l'usage d'eaux malsaines. La possibilité d'une pareille intoxication est cependant parfaitement démontrée et les faits suivants nous paraissent de nature à la corroborer.

En décembre 1843 et janvier 1844, une épidémie de fièvre typhoïde se déclara à Mayence, dans une caserne bâtie depuis dix ans et placée près du Rhin. En octobre 1843, il y eut 6 malades; en novembre 9; en décembre 23;

en janvier 1844, 86, et en février 5 : en tout 129, sur lesquels 21 succombèrent. Les soldats de cette caserne étaient dans les conditions hygiéniques identiquement les mêmes que le reste de la garnison. Il n'y avait pas de fièvre typhoïde parmi les autres soldats ni parmi les habitants qui avoisinaient la caserne; il fut donc difficile d'expliquer la cause de la maladie, dans laquelle les symptômes abdominaux prédominaient, jusqu'à ce qu'on s'assura de la mauvaise qualité de l'eau du puits, qui déjà, au bout de quelques heures, déposait un sédiment brunâtre, et était dans une putréfaction complète vingt-quatre heures après, ce qui était dû à la communication du puits avec les latrines dont le conduit d'écoulement s'était bouché. Des soldats malades qui furent transportés à l'hôpital, communiquèrent la fièvre typhoïde à d'autres soldats qui n'étaient pas venus de la même caserne. (*Gaz. Méd.*, 1845, p. 730).

Pendant l'automne de 1860, il régna dans le couvent des sœurs de la Charité à Munich, une épidémie de typhus abdominal, qui fut d'autant plus remarquée qu'à cette époque il existait en ville à peine quelques cas isolés de cette maladie. Du commencement de juin jusqu'au commencement de septembre, il n'y eut que deux cas de fièvre typhoïde dans le couvent. Mais du 19 septembre jusqu'au 4 octobre, alors que la population du couvent était de 120 personnes, *trente et une* devinrent malades les unes après les autres et toutes appartenaient à l'ordre. Quelques-unes présentèrent des symptômes gastriques, d'autres furent atteintes d'une véritable fièvre typhoïde. Sur 14 cas d'affection typhoïde, quatre se terminèrent par la mort.

L'attention du public médical fut d'autant plus vivement

éveillée par ces faits que l'état sanitaire de la ville était alors extrêmement satisfaisant, et la fièvre typhoïde très-rare. Il était donc évident qu'il fallait chercher la cause de cette épidémie dans des circonstances tout à fait locales, et, après un examen attentif, il fut reconnu que l'eau dont on se servait comme boisson était altérée par des substances en voie de putréfaction et qu'elle constituait la cause de l'épidémie.

Voici quelles étaient les circonstances locales. Le couvent est situé à côté de l'hôpital général. Au printemps de l'année 1860, on creusa dans celui-ci un puits de vingt pieds de profondeur. Ce puits n'est éloigné que de deux pieds de la buanderie dans laquelle on lave le linge des malades, et il est entouré de cinq regards d'égout destinés à absorber l'eau qui s'écoule de la buanderie, et reliés entre eux par des canaux dont l'eau filtre insensiblement dans le sol environnant. Cette eau était boueuse, avait une odeur désagréable et donnait un sédiment abondant. Comme ces égouts n'étaient éloignés du puits que de 20 à 30 pieds, l'eau de celui-ci fut altérée par celle des égouts. Pour démontrer ce fait, le contenu des égouts et l'eau du puits furent soumis à un examen microscopique attentif par le docteur Hessling, micrographe très-exercé. Celui-ci trouva dans le sédiment du liquide des égouts toute espèce de matières d'origine végétale et animale en voie de décomposition ; quelques-unes étaient encore très-reconnaissables à leur forme originelle, mais la plus grande partie ne constituait plus qu'une masse de détritus. Ce détritus se présentait sous forme de coagulum floconneux vert foncé, formant de petits amas dont quelques-uns contenaient des substances inorganiques, tels que sable, grains de chaux, etc., qui semblaient en constituer les noyaux. Le liquide et le détritus contenaient tous deux une grande quantité de carbonate de chaux, et en y ajoutant une petite quantité d'acide sulfurique, il s'en dégageait une très-forte odeur, comme celle d'œufs pourris ; ce phénomène avait même lieu avec les plus petits objets qui devaient être soumis à l'examen microscopique. On y observa, en outre, des éléments organiques de nouvelle formation, tels que algues, spores, vibrions, monades et kolpodes, qui, d'un mouvement rapide, tournoyaient dans le champ visuel. L'eau du puits ne donna pas de sédiment, elle ne laissa déposer que quelques molécules ; toutefois, en portant quelques gouttes sous le microscope, on observa les mêmes éléments que dans l'eau provenant des égouts, mais, qu'on nous passe l'expression, en dilution homœopathique, surtout en ce qui concerne les coagula floconneux et détritus, les spores et les vibrions.

Il était donc démontré que l'eau du puits avait été corrompue par le contenu des égouts. Le professeur Pettenkofer, qui fit l'analyse chimique de cette eau, y rencontra une quantité beaucoup plus considérable de matières organiques, de chaux et de nitrates, qu'on n'en trouve dans l'eau à boire ordinaire.

L'eau du nouveau puits servait habituellement aux besoins de la buanderie. Du 17 au 28 septembre, époque à laquelle l'épidémie commença, cette eau fut conduite par des tuyaux dans la salle de bains et la cuisine de l'hôpital et du couvent, parce que, des réparations se faisant à la salle de bains, ces établissements ne recevaient plus la quantité d'eau suffisante. Il fut recommandé de ne faire usage de cette eau que pour les bains, la lessive et les besoins de la cuisine, et l'eau devant servir comme boisson fut fournie par deux puits situés dans une cour intermédiaire entre l'hôpital et le couvent. Cependant, quoique le personnel du couvent eût été suffisamment prévenu, il est résulté d'une enquête minutieuse que l'eau qui était transportée le soir de la cuisine du couvent dans les chambres des sœurs, comme devant servir aux soins de propreté, avait aussi été employée par elles comme boisson *et toutes les personnes qui tombèrent malades avouèrent qu'elles avaient bu de cette eau.*

Si l'on considère que l'épidémie débuta au moment où l'on commença à boire de cette eau, qui renfermait des matières organiques putréfiées provenant du linge sale des malades, on est bien autorisé à admettre que c'est dans les propriétés toxiques de celle-ci que résidait la cause de l'affection typhoïde, ce qui fut, du reste, démontré plus tard à l'évidence par ce fait : *que l'épidémie finit aussitôt que l'on cessa de boire de cette eau* (*Revue de thér.* de Martin-Lauzer, 1862 p. 203).

Nous avons tenu à rapporter les faits précédents dans tous leurs détails à cause des essais de recherches qu'ils présentent sur le genre d'altération de l'eau insalubre. Bien que les auteurs ne signalent pas de nombreux cas d'épidémies engendrées par la même influence, il est permis de croire que l'altération accidentelle de l'eau destinée à l'alimentation a dû maintes fois jouer un rôle prédominant dans la production d'accidents typhiques ou typhoïdes à l'état épidémique.

Le docteur Th. Clemens (de Francfort) a publié en 1850, dans le journal de Henle et Pfeufer (*Zeitschrift f. ration. méd.*), le récit d'une épidémie plus curieuse que les précédentes, une épidémie de furoncles produite par l'usage d'une eau de puits contenant de l'acide sulfhydrique. Voici quels étaient les symptômes de cette affection, d'après le compte rendu qu'en a donné la *Gazette médicale* en 1851.

Faiblesse musculaire, absence d'appétit, puis sensation de pression sur l'estomac, accompagnée quelquefois de douleurs et de vomissements, langue peu chargée, muqueuse de la bouche et du pharynx très-pâle ; aucune odeur particulière de l'haleine. Pouls d'abord normal; plus tard, dans certains cas, très-lent et facile à déprimer ; toutes les excrétions plus paresseuses qu'à l'ordinaire. Quelques malades se plaignaient d'une sensation particulière et fatigante de la peau ; celle-ci paraissait alors sèche et fraîche au toucher. Les remèdes employés restèrent inefficaces.

Au bout de cinq à dix jours, plus tard encore chez quelques sujets, se déclara une affection cutanée caractérisée par des nodosités qui apparaissaient subitement au visage, au cou, aux mains, rarement sur d'autres parties du corps. Ces petites tumeurs offraient des caractères variables : tantôt elles ressemblaient à des furoncles, quoique la suppuration se fit très-lentement et sans existence bien marquée de bourbillon; d'autres fois le bourbillon manquait tout à fait; les tumeurs se changeaient en pustules purulentes jaunes verdâtres, et disparaissaient dès que ces pustules s'étaient ouvertes. D'autres tumeurs ne présentaient aucune suppuration normale ; elles s'humectaient à leur sommet et se recouvraient d'une petite croûte rugueuse; cet état restait stationnaire pendant dix ou quinze jours, puis les croûtes tombaient et étaient promptement remplacés par d'autres sans douleur. Ces tumeurs, qui atteignaient et dépassaient quelquefois le volume d'une grosse noisette, se manifestaient souvent à la figure, autour des yeux, et causaient une tension très-fatigante. Dès que l'affection cutanée s'était déclarée, les accidents du côté de l'estomac cessaient et les malades reprenaient de l'appétit, mais l'inappétence persistait encore pendant quelque temps. Quand l'affection cutanée était plus générale (plusieurs malades avaient six, huit ou dix furoncles) et lorsque les tumeurs se recouvraient d'une croûte blanchâtre sans suppuration, les malades se plaignaient de maux de tête et de forts vertiges. La constipation était habituellement opiniâtre, elle cédait à l'emploi du tartre stibié donné à dose vomitive et suivi de soulagement.

L'analyse de l'eau des puits de l'établissement fit constater la présence d'une assez grande quantité d'acide sulfhydrique. On fit vider les puits à plusieurs reprises, mais la nouvelle eau conserva pendant tout l'été une dose assez notable de ce gaz délétère. Ce ne fut qu'en automne, lorsque les pluies devinrent moins abondantes, que l'eau commença à se purifier et revint peu à peu à son état naturel.

Nous n'entendons pas garantir l'exactitude de l'étiologie admise par M. Clemens dans cette épidémie singulière: mais il faut avouer qu'il y a au moins quelque vraisemblance en faveur de l'opinion soutenue par ce médecin. Du reste, la science est encore si peu avancée sur la question du rôle des matières minérales et organiques dans les eaux potables au point de vue de la santé publique, que l'on peut aisément récuser, pour défaut de preuves suffisantes, la plupart des opinions émises concernant leur degré de nocuité ou d'innocuité.

Entre autres exemples, on peut citer, à la suite de la précédente épidémie de furoncles, les affections endémiques qui règnent l'une en Asie, le *bouton d'Alep*, l'autre en Afrique, le *bouton de Biskra*, et que plusieurs auteurs considèrent, surtout la première, comme produite par certains principes non encore déterminés, contenus dans les eaux potables de ces pays. Pour ce qui est du bouton d'Alep en particulier, les gens de l'endroit ne lui reconnaissent pas d'autre cause que l'eau du Koïq qui fournit la majeure partie de l'eau potable consommée dans Alep, parce que le bouton affecte la plupart des indigènes et même des Européens qui séjournent dans cette ville, et que des familles et certains individus qui se sont abstenus rigoureusement de cette eau ont échappé à cette endémie. Plusieurs médecins, après avoir étudié la question sur les lieux, ont émis la même opinion sur l'étiologie du bouton d'Alep. On a objecté, il est vrai, que cet exanthème tuberculeux n'est pas exclusif à la ville d'Alep; qu'on l'observe dans d'autres localités même assez éloignées, et où l'on ne consomme pas de l'eau de Koïq, et que par conséquent il faudrait admettre aussi dans les eaux de ces localités un principe malfaisant identique à celui qui est censé exister dans le Koïq; enfin que l'analyse chimique de l'eau incriminée n'a fait découvrir dans ce liquide aucune substance qui, prise isolément, fût capable de produire le bouton d'Alep. On y a reconnu les matières minérales ordinaires qu'on rencontre dans les eaux potables et une proportion de substances organiques beaucoup plus forte que normalement; de plus leur réaction était plus franchement alcaline. Est-ce à cette alcalinité plus prononononcée, est-ce à la prédominance de l'élément organique qu'il faut attribuer l'influence spéciale de l'eau du Koïq dans la production du bouton d'Alep? La solution est encore impossible et il serait prématuré de se prononcer catégoriquement. Peut-être même, l'affection endémique dont nous parlons est liée plus étroitement à d'autres conditions locales passées inaperçues jusqu'à ce jour : pour le moment on est forcé de se contenter de probabilités ou d'hypothèses.

On peut juger des nombreuses difficultés qu'il faut surmonter pour arriver à des résultats positifs, quand il s'agit des eaux potables, par l'état où en est encore aujourd'hui la question du *goître* et du *crétinisme*, et de la part d'influence qui revient aux eaux dans leur étiologie. Il y a une vingtaine d'années, le docteur Grange crut avoir trouvé dans les eaux potables la cause exclusive de ces endémies qui atteignent, en France seulement, cinq à six cent mille individus : cette cause, il la plaçait dans la constitution géologique du sol et surtout dans l'excès de sels magnésiens contenus dans les eaux. Les analyses chimiques faites par d'autres savants ont confirmé en partie les résultats des recherches de M. Grange, mais en partie seulement, de sorte que si l'on a trouvé en effet un excès de sels magnésiens dans les eaux de nombreuses localités où règne le goître, en revanche il a été impossible d'en découvrir dans les eaux de plusieurs autres localités aussi maltraitées par l'endémie. On a également fait observer avec juste raison que le goître se rencontrait dans des endroits où l'on ne consomme d'autre eau que celle qui provient de la fonte des neiges. D'un autre côté, les expériences physiologiques sur l'action des sels de magnésie à faible dose mais longtemps continuée, n'ont donné aucun résultat pouvant faire attribuer à ces composés quelque influence sur la production du goître et du crétinisme. Plus tard, le professeur Bouchardat a incriminé le sulfate de chaux parce qu'on avait rencontré dans les pays où on observe le goître pas mal de sources séléniteuses. Cette condition étiologique, qui n'avait pas du reste rallié beaucoup de suffrages, fut abandonnée et M. Chatin, à la suite de ses longues recherches sur l'iode, fut amené à mettre sur le compte de l'absence de l'iode dans les eaux et dans les aliments la manifestation de l'endémie goîtreuse. La question purement chimique, celle de la présence de l'iode dans l'air et dans la plupart des eaux potables, et sa non-existence dans l'air, dans les aliments, dans les eaux des pays à goître, a soulevé de nombreuses objections ; aussi ce qui a le mieux étayé la doctrine de M. Chatin, c'est la prophylaxie et le traitement du goître par l'iode et ses composés : *post hoc, ergo propter hoc.* Mais cette explication n'a guère été mieux accueillie que les précédentes, et elle a été repoussée, au moins dans son exclusivisme, par tous les membres de l'Académie qui ont pris la parole dans la discussion sur les eaux potables en 1862 et 1863. C'est alors que M. Bouchardat a exposé sa théorie de la production du goître par les matières organiques renfermées dans les eaux. Après avoir passé en revue les conditions que nous avons déjà énumérées, et avoir montré leur inefficacité, le professeur ajoute :

« Nous voici donc inévitablement conduits par la méthode d'exclusion à admettre que le goître est déterminé par la présence dans les eaux d'une matière organique spéciale. Cette hypothèse me paraît aujourd'hui de beaucoup la plus vraisemblable.

« Il est bien évident qu'il faut certaines circonstances spéciales pour que les matières organiques contenues dans les eaux puissent présenter cette propriété spécifique de déterminer la production du goître. Nous allons chercher, en nous aidant des faits connus, à faire quelques pas de plus dans l'étude de cette question si difficile. Il paraît d'abord extrêmement probable, pour ne pas dire démontré, qu'il ne faut point incriminer les eaux contenant des matières organiques provenant de la décomposition des matières animales. Tous les faits observés démontrent qu'il faut les écarter ; ainsi jamais on n'a indiqué comme produisant le goître les eaux des grandes villes provenant si souvent pour une notable proportion d'infiltrations de fosses d'aisances non étanches, de cimetières encombrés, etc. C'est dans les villages peu habités où les produits des animaux sont rares, où au contraire les débris des végétaux abondent, qu'il faut rechercher ces eaux ayant le fâcheux privilége de donner le goître.

« Voici donc un premier point que nous admettons : comme pour la production des effluves marématiques, ce sont certaines matières végétales qui, se décomposant dans des conditions qui n'ont point encore été fixées, donnent naissance au ferment soluble qui modifie l'économie pour produire le goître. Si nous continuons notre comparaison avec les effluves des marais, nous allons encore trouver un nouveau point de ressemblance de la plus haute importance. Les effluves marématiques se développent surtout avec intensité, lorsque les matières végétales se décomposent sous l'influence des eaux douces et des eaux salées mélangées. Or ces eaux contiennent alors du chlorure de sodium, de magnésium, des sulfates de chaux, de magnésie, des bicarbonates de chaux, de magnésie. Ce sont précisément les mêmes sels que l'on rencontre dans les eaux qui s'infiltrent dans les terrains dolomitiques habités par les goîtreux. Nous sommes donc naturellement conduit à admettre que le ferment qui doit produire le goître prend naissance par la décomposition de certaines matières végétales sous l'influence de l'eau renfermant les sels qui se rencontrent dans les terrains dolomitiques. »

La grande compétence de M. Bouchardat en matière d'hygiène donne beaucoup de poids à son opinion : aussi avons-nous tenu à la lui laisser exposer lui-même avec les détails nécessaires. L'explication que propose ce savant est-elle plus savante que les précédentes? Evidemment son *hypothèse* — comme il l'appelle — permet d'interpréter la plupart des phénomènes que présentent les eaux incriminées, en même temps qu'elle concilie plusieurs des théories proposées avant celle de M. Bouchardat. Néanmoins, s'il était démontré que la cause prochaine du goître résidât dans cette matière organique des eaux, resterait encore un pas immense à faire ; en quoi, pourquoi cette matière organique est-elle spécialement capable de produire le goître? quel est le ferment particulier qui agit là dedans comme matière active pour engendrer l'épidémie? Mais, tout en admettant l'influence considérable, prépondérante même des eaux potables sur la production du goître et du crétinisme, et en faisant des réserves sur la nature de leur principe nuisible, nous sommes porté à croire qu'il y a lieu dans cette question de faire une bonne part d'action pathogénique aux autres circonstances concomitantes, la composition générale du sol assez analogue dans beacoup de pays à goître, la configuration des terrains, l'altitude, l'état hygrométrique et électrique, le genre d'alimentation, les habitudes, la consanguinité, etc., etc., toutes conditions auxquelles on ne saurait récuser un certain degré d'influence, et qui se trouvant le plus souvent réunies, ou au moins plusieurs d'entre elles s'exerçant simultanément, produisent comme résultante une intensité d'action bien supérieure à la somme des divers degrés d'influence qui reviendrait à chacune prise isolément.

LIVRE II.

MODES ANORMAUX ET VOIES ANORMALES DE L'ALIMENTATION.

Sous le titre *Modes anormaux de l'alimentation*, nous pourrions décrire les différents moyens d'introduction artificielle des aliments dans l'estomac, dans les cas où ils ne peuvent arriver dans cet organe soit par suite d'un obstacle dans la portion cervicale ou thoracique du tube digestif, soit par suite de perversion de l'instinct de la conservation ou de la sensation de la faim. Nous rangeons dans cette catégorie certains cas de cancer de la bouche, de l'arrière-gorge, du larynx ou de la trachée, du pharynx ou de l'œsophage, les rétrécissements de différente nature de ce dernier organe, toutes affections empêchant l'introduction directe des aliments dans l'estomac, en oblitérant plus ou moins complétement la voie prégastrique ou en causant au malade de telles douleurs par le contact des aliments, qu'on est obligé de renoncer à les faire pénétrer naturellement. Si maintenant nous passons dans le domaine si vaste et si varié de l'aliénation mentale, nous trouvons des individus affectés de la manie du suicide, et qui, pour arriver à leurs fins, refusent énergiquement toute nourriture; d'autres ne veulent pas manger sous l'influence de cette idée fixe qu'on veut les empoisonner; d'autres enfin ont une horreur invincible pour la nourriture, soit parce qu'ils n'éprouvent plus la sensation de la faim, soit par une perversion du sens du goût.

Nous admettons que dans tous les cas que nous venons d'énumérer l'estomac a conservé l'intégrité de ses fonctions, par conséquent son aptitude digestive. Il suffira donc alors de faire pénétrer artificiellement les aliments dans cet organe pour qu'ils puissent y subir leur élaboration ordinaire et pour que la nutrition continue à se faire comme dans les conditions normales, toutes réserves faites sur l'influence que les différentes maladies en question peuvent exercer sur cette fonction si importante. Il n'entre pas dans notre plan de passer en revue les diverses espèces de sondes imaginées pour introduire les aliments dans la cavité stomacale et de discuter leur valeur relative : nous renvoyons pour ces détails techniques d'instruments aux ouvrages spéciaux, principalement aux traités complets sur l'aliénation mentale.

Il est d'autres cas, même assez nombreux, où les voies ordinaires de l'absorption alimentaire se trouvant dans l'impossibilité de remplir leurs fonctions, il faut arriver néanmoins à introduire dans l'organisme et à lui faire assimiler des matières alibiles par quelque autre voie, sinon le malade ne tardera pas à tomber dans l'inanition et pourra mourir de faim avant de mourir de sa maladie. Cela se présentera, par exemple, dans des cas de cancer de l'estomac, de l'intestin grêle, du pancréas, du foie, dans les vomissements incoercibles liés soit à la gestation, soit à l'hystérie, dans certaines dyspepsies rebelles, dans d'autres circonstances encore qu'il serait trop long de rappeler. Dans tous ces cas, les fonctions de l'estomac et de l'intestin grêle peuvent être assez profondément altérées pour mettre obstacle à l'absorption et à l'assimilation, ou pour ne les laisser s'accomplir que très-imparfaitement et d'une manière insuffisante pour s'opposer au dépérissement de l'organisme. C'est d'ailleurs ce qui arrive fréquemment dans la période ultime de plusieurs des affections énumérées plus haut : si l'on ne prend les mesures nécessaires pour assurer l'absorption et l'assimilation, il vient un moment où, la maladie ne faisant même plus de progrès, le patient s'éteint faute de nourriture.

En pareille occurrence, il n'y a à songer qu'aux lavements nutritifs pour prolonger la vie des malades et reculer l'heure fatale autant que la maladie le permet.

Les expériences physiologiques entreprises pour constater la faculté d'absorption du gros intestin ont démontré que cet organe peut parfaitement servir de voie d'introduction dans l'organisme pour une foule de substances médicamenteuses et autres. Certaines matières agiraient même plus activement étant absorbées par le rectum qu'absorbées par l'estomac. Mais cette question de thérapeutique générale nous importe peu ici : ce que nous avons intérêt à établir, c'est si le gros intestin peut suppléer l'estomac dans ses fonctions digestives, et dans quelles limites, dans quelles conditions a lieu l'absorption des substances alimentaires.

L'examen anatomique du gros intestin nous montre dans cet organe une assez grande analogie de structure avec l'intestin grêle : il est donc vraisemblable qu'un certain degré de digestion ou tout au moins d'absorption y est possible. Mais comme il n'y a ni ferment salivaire, ni suc gastrique, ni bile, ni suc pancréatique, on comprend que le pouvoir digestif du gros intestin soit très-restreint. C'est d'ailleurs ce qui ressort des expériences de digestion faites sur cet organe. La puissance digestive du gros intestin peut suffire pour digérer du bouillon, probablement aussi du jus de viande; quant à des aliments plus complexes, il faudrait renoncer à vouloir les faire assimiler directement. Toutefois, comme la faculté d'absorption du gros intestin est en somme bien supérieure à sa puissance digestive, on peut mettre à profit cette particularité et le faire servir plus largement à la nutrition en lui faisant absorber des *nutriments*, c'est-à-dire des aliments qui ont déjà subi artificiellement, sous l'influence de la diastase et de la pepsine, la transformation digestive qui les rend directement assimilables, ou bien, ce qui nous paraît devoir moins bien réussir, en introduisant dans cet organe des aliments choisis parmi les plus digestibles et mêlés avec une quantité de diastase, de pepsine et d'acide chlorhydrique suffisante pour opérer leur digestion artificielle.

Dans un intéressant mémoire sur les lavements nutritifs (*Journ. de méd. et de chir. prat.*, 1862), M. Fonssagrives propose la formule suivante :

Bouillon de bœuf, 240 grammes, épaissi par 4 grammes de tapioca; faites cuire légèrement, laissez refroidir; ajoutez dans un mortier 30 grammes de pulpe de bœuf cru passée à travers un tamis métallique fin, et mélangez le tout avec 1 gramme de pepsine acidifiée et 15 ou 20 centigrammes de diastase.

Quand cette préparation est convenablement faite, elle est suffisamment liquide pour jaillir à travers la canule d'une seringue ordinaire ; elle n'est que peu ou point granuleuse, sa teinte est d'un rose vif et elle exhale une forte odeur d'osmazome.

Quelle que soit d'ailleurs la formule et le mode de préparation qu'on adopte pour ces lavements nutritifs, il est bon de ne les administrer que par petite quantité à la fois, la dose d'un quart de lavement ordinaire ou environ 100 à 150 grammes, afin de les faire mieux garder et d'en faciliter l'absorption le mieux possible. S'il existait quelque flux diarrhéique à l'état chronique, il serait utile d'ajouter quelques gouttes de laudanum dans les lavements nutritifs, afin d'amener l'intestin à un état de tolérance indispensable pour le résultat qu'on veut obtenir.

On pourrait croire que les lavements nutritifs sont uniquement un moyen désespéré de prolonger durant quelques jours une existence dont le terme est prochain. Ne rendraient-ils service que dans ces cas, ils ne seraient pas à négliger, car si le but suprême de la médecine est dans la guérison des maladies, trop souvent le médecin ne peut que lutter contre des lésions jusqu'à présent incurables, et son art consiste à faire appel à tous les moyens connus pour reculer le plus possible le dénoûment prévu de cette lutte inégale. Mais lorsque, aucune lésion organique grave ne minant l'organisme, celui-ci se trouve en péril seulement par un trouble fonctionnel réflexe ou symptomatique d'une autre affection nullement mortelle, alors les lavements nutritifs peuvent rendre des services plus signalés. L'estomac ne supportant rien, ils permettent, en sauvegardant la nutrition, de diriger contre la maladie principale une médication appropriée, et cela pendant un temps souvent fort long. J'ai vu, entre autres cas intéressants à ce point de vue, une jeune fille hystérique traitée dans le service de M. Pidoux à l'hôpital Lariboisière, et dont l'estomac ne pouvait rien garder, ni médicament ni aliment, quelque léger qu'il fût. Cet état dura plusieurs mois pendant lesquels la malade fut soutenue uniquement à l'aide de lavements nutritifs composés de bouillon, de jus de viande et de vin (on la grisait même très-aisément de cette manière). Dans ce laps de temps, on put lui faire suivre un traitement hydrothérapique qui réussit à rétablir les fonctions digestives et permit d'attaquer la maladie plus énergiquement et avec plus de chance de succès.

TROISIÈME PARTIE.

DE L'ALIMENTATION DANS SES RAPPORTS AVEC LA THÉRAPEUTIQUE.

LIVRE I.

DE L'ALIMENTATION DANS LES MALADIES.

La question de l'alimentation et du régime dans les maladies paraissait devoir naturellement trouver place dans la seconde partie de cet ouvrage, où il est traité des rapports de l'alimentation avec la pathologie. Tel avait été en effet notre premier plan. Mais l'objet principal de la troisième partie étant l'alimentation considérée comme moyen thérapeutique, nous avons pensé qu'il était préférable d'envisager d'abord l'alimentation comme adjuvant du traitement dans les maladies, avant d'examiner dans quelles circonstances, d'accessoire qu'elle était, elle peut devenir la ressource capitale à opposer à certaines maladies.

CHAPITRE I.

PHYSIOLOGIE PATHOLOGIQUE DE LA NUTRITION.

Dans l'état de santé, l'organisme subit des déperditions incessantes soit de matière impondérable telle que le calorique, soit de matière pondérable éliminée par ses divers émonctoires. Ces excrétions, qui dans les conditions normales sont soumises à des règles assez précises et dont le fonctionnement n'éprouve que des oscillations limitées, sont compensées par les matériaux nutritifs ingérés, sans lesquels le corps ne pourrait suivre son développement régulier et arriverait dans un court délai à une mort fatale par l'usure progressive des tissus. Dans l'état de maladie, ces déperditions se produisent également et on peut *à priori* établir d'une façon générale la nécessité de l'alimentation pour subvenir à ces pertes, sous peine de voir les effets de l'inanition compliquer ceux propres à la maladie. Toutefois la question est loin d'être aussi simple que l'énoncé précédent la fait paraître. L'état pathologique amène en effet dans ces déperditions des modifications qualitatives ou quantitatives dont il importe de tenir compte ; il met aussi l'organisme dans des dispositions toutes spéciales quant à son aptitude à être alimenté, son degré de résistance à l'inanition, etc.; en un mot, la maladie, si elle ne crée pas des conditions tout à fait nouvelles et radicalement différentes de celles qui existent à l'état physiologique, constitue du moins, au point de vue qui nous occupe, un milieu très-variable et par cela même assez complexe à étudier.

Cette question de *l'alimentation dans les maladies* suffirait largement à elle seule pour remplir un volume et mériterait même une pareille extension pour être traitée selon son importance. Malheureusement le plan de notre ouvrage, et surtout le *ferre quid valeant humeri*, nous empêchent d'entreprendre cette tâche aussi séduisante que laborieuse. Nous sommes donc forcé de nous restreindre dans des limites beaucoup plus modestes et de nous contenter d'une esquisse à grands traits.

ARTICLE I. — STATIQUE CHIMIQUE DE L'HOMME MALADE.

L'étude des nutritions locales à l'état physiologique n'est pas encore suffisamment avancée pour qu'on puisse suivre les modifications apportées par la maladie dans la nutrition de chaque organe ou de chaque appareil en particulier; nous devons donc nous en tenir à la résultante de ces *processus* locaux c'est-à-dire la nutrition générale. Le meilleur mode d'investigation dont nous puissions disposer pour l'analyse de cette fonction, c'est l'examen des excrétions à l'état morbide, et la comparaison du résultat obtenu avec celui que la physiologie de l'homme sain fournit. Il s'agit donc d'établir en quelque sorte la statique chimique de l'homme malade. Toutefois, pour rester autant que possible dans notre sujet, nous nous bornerons à rechercher quelles sont, dans l'état pathologique, les conditions susceptibles de diminuer ou d'augmenter le mouvement de dénutrition.

Le repos au lit, le sommeil plus prolongé, le silence, la demi-obscurité, l'air moins vif, la température modérée et constante, l'inactivité cérébrale, toutes ces circonstances contribuent efficacement à diminuer les déperditions journalières de l'organisme ; ce qui explique déjà, en dehors de toute autre condition, comment, chez les malades, le besoin de réparation est moins urgent et peut être satisfait avec une faible quantité d'aliments. A côté de ces circonstances qui se retrouvent dans la généralité des maladies, nous en rangerons d'autres plus particulières et dépendantes soit du traitement, soit de la maladie même. Ainsi tous les médicaments toniques, le quinquina et le fer, par exemple, les amers, les stimulants diffusibles tels que l'alcool, certaines substances sthéniques, telles que l'arsenic dont on connaît mieux les effets que le mode d'action, les hyposthénisants vasculaires, digitale, vératrine et bien d'autres, tendent à diminuer les pertes de l'économie. Les uns agissent en ralentissant la marche du sang, d'autres en modérant l'oxydation du sang ou comme régulateurs de l'innervation vaso-motrice : en définitive, ces substances ont pour effet d'atténuer la dépense ou de donner plus de résistance contre l'action destructive de la maladie.

En regard des conditions précédentes, il faut placer celles plus nombreuses dont l'influence immédiate ou secondaire se traduit par l'augmentation des excrétions et la dépression des forces. La plus importante et la plus fréquente, c'est la *fièvre*. Ici il est utile et intéressant de montrer d'une manière plus précise l'influence de l'état fébrile sur la statique chimique du corps. Les principes contenus dans l'urine, et surtout l'urée, constituent en quelque sorte le *caput mortuum* de l'organisme ; on conçoit donc qu'en s'en tenant aux indications fournies par la quantité d'urée éliminée, on ait une estimation suffisamment exacte des transmutations chimiques de l'économie et qu'on puisse juger ainsi des déperditions éprouvées par les tissus. En Allemagne on s'est beaucoup occupé de cette question et on a publié une foule de documents intéressants entre lesquels nous n'avons que l'embarras du choix. Voici quelques tableaux que nous rapportons d'après la thèse de M. Desnos sur l'*état fébrile* et qui ont été fournis par de bons observateurs. Le premier est emprunté à Traube et Jochmann :

État du malade Fièvre quarte.	Quantité d'urines en centim. cubes.	Chlorure de sodium.	Urée.
Paroxysme...	1794	20^{gr},44	45^{gr},69
Apyrexie.....	1034	9 ,43	26 ,01
	1655	21 ,19	29 ,07
Paroxysme...	2125	19 ,05	39 ,95

Les cinq cas suivants de fièvre intermittente sont empruntés à J. Moos (*Zeitsch. für ration. med.* 1855). Dans la colonne *régime*, le chiffre I signifie pain, soupe et lait; le chiffre II, les mêmes choses, plus de la bouillie; le chiffre III, régime animal ordinaire.

Malades.	Quant. d'urines en centim. cubes.	Chlorure de sodium.	Urée.	Régime.
1. Paroxysme.	1062	6^{gr},3	34^{gr},9	I
Guérison...	1109	12 ,7	21 ,1	II-III
2. Paroxysme.	1062	5 ,3	35 ,5	I
Apyrexie...	1080	4 ,3	32 ,4	I
Guérison...	1220	12 ,2	27 ,4	III

Malades.	Quant. d'urines en centim. cubes.	Chlorure de sodium.	Urée.	Régime.
3. Paroxysme.	1007	2gr,3	35gr,0	I
Guérison...	1006	12 ,0	23 ,0	III
4. Paroxysme.	930	5 ,5	29 ,2	I
Apyrexie...	1080	6 ,4	25 ,6	I
5. Paroxysme.	876	0 ,8	15 ,7	I
Apyrexie...	780	7 ,6	9 ,3	II-III
Guérison...	1360	14 ,9	17 ,6	III

Voici encore quatre observations prises par Uhle chez des enfants et dans lesquelles la quantité d'urée est rapportée à 1 kilogramme du poids du corps :

	DANS LA FIÈVRE.			DANS L'APYREXIE.		
	Centimètres cubes.	Urée.	Chlorure de sodium.	Centimètres cubes.	Urée.	Chlorure de sodium.
A.	34,04	0,736		28,10	0,576	
B.	32,99	0,835	0,298	20,47	0,463	0,252
C.	34,11	0,752	0,215	21,56	0,525	0,234
D.	22,14	0,450		17,04	0,392	

Nous pourrions aisément multiplier ces citations et montrer ainsi encore plus amplement que la fièvre implique en général une combustion plus complète ou, pour parler peut-être plus exactement, une suractivité dans les transmutations chimiques de l'organisme. Mais l'état fébrile n'est pas le seul élément morbide qui favorise le processus de dénutrition. Le tempérament, la constitution des sujets, les maladies antérieures, la nature même de la maladie présente, sont autant de circonstances qui peuvent avoir une part, peu considérable il est vrai, mais très-réelle, sur ce mouvement de désassimilation. Le tempérament lymphatique, une constitution débilitée soit par une trop rapide croissance, soit par des excès de fatigue et autres, une affection syphilitique mal guérie ou en permanence, une anémie plus ou moins prononcée, une diathèse cancéreuse, la plupart des maladies inflammatoires, les affections graves du tube digestif, etc., toutes ces circonstances agissent évidemment dans le même sens et avec plus d'énergie qu'une foule d'autres dont l'effet est plus général et moins accentué. Le développement de tous ces points en particulier nous entraînerait dans des détails interminables ; du reste l'énumération seule en dit suffisamment. Quand il s'agit de régler l'alimentation dans chacune de ces circonstances, il faut avoir égard à cette influence dénutritive qu'elles exercent pour ne pas évaluer la réparation au-dessous des besoins de l'organisme.

Le mode de traitement institué doit également être pris en considération pour apprécier justement ces besoins de réparation. Ainsi, il est évident que l'emploi de saignées copieuses, de doses répétées d'éméto-cathartiques, de boissons chaudes émollientes, aura pour effet général d'affaiblir notablement l'économie, de diminuer sa puissance assimilatrice et par suite d'augmenter le mouvement de dénutrition. Certaines substances médicamenteuses produisent le même résultat, mais par un autre mécanisme. Ainsi le mercure paraît agir en altérant les globules rouges, en facilitant leur destruction et contribuant ainsi d'une manière indirecte à leur renouvellement. L'iodure de potassium, d'après quelques auteurs, exercerait une influence analogue ; ce qui est mieux établi, c'est qu'il active énergiquement la désassimilation organique. D'autres médicaments (nitrate d'argent, antimoine, phosphore, etc.), agissent vraisemblablement dans le même sens ; mais on n'est pas encore bien fixé sur le mécanisme de leur action intime.

ARTICLE II. — DE L'INANITION DANS LES MALADIES.

L'article précédent nous montre quelles sont les principales conditions morbides qui en accélérant le mouvement de dénutrition pourront favoriser l'apparition de cette complication fréquente des maladies, l'inanition. Nous voudrions maintenant, non pas précisément établir le diagnostic rigoureux de l'inanition, mais indiquer quelques phénomènes qui lui sont plus spécialement propres, et qui pourraient aider à la faire reconnaître. M. Marotte a publié sur ce sujet, en 1855, dans le *Bulletin de thérapeutique*, un mémoire empreint au plus haut degré de l'esprit clinique, et qu'il faudrait citer en entier pour édifier pleinement le lecteur ; nous aurons peu de choses à ajouter à cet excellent travail de la substance duquel nous avons tâché de nous pénétrer le mieux possible.

Nous ne reviendrons pas sur la symptomatologie générale et l'anatomie pathologique de l'inanition ; après l'exposé que nous en avons fait plus haut (p. 330 et suiv.), nous croyons inutile d'entrer dans de plus longs détails. Nous ne voulons insister ici que sur les points les plus importants au point de vue pratique.

Un amaigrissement *rapide* dans le cours d'une maladie aiguë ou au début de la convalescence est généralement signe d'inanition. La dépression subite du pouls, lorsque rien en apparence ne l'explique, a la même signification; toutefois tant de causes diverses peuvent influencer la circulation, que le ralentissement du pouls seul ne suffirait pas pour faire craindre l'inanition, si d'autres signes ne venaient confirmer le praticien dans cette idée. Il n'est pas rare d'ailleurs d'observer les autres phénomènes caractéristiques de l'inanition avec un pouls fréquent, mais alors l'accélération du courant sanguin n'est qu'intermittente et coïncide avec un affaiblissement très-notable de l'impulsion cardiaco-vasculaire, ainsi qu'on peut l'observer dans l'anémie aiguë. L'abaissement rapide de la température animale est un signe qui a également une grande valeur pour faire reconnaître l'inanition. En pareil cas, il faut même craindre de se laisser surprendre par les progrès incessants de cette destruction lente de l'organisme, molécule à molécule, et de n'avoir alors à intervenir que quand la chaleur est tombée si bas, que les fonctions de nutrition sont devenues impossibles. M. Andral, appelé auprès d'un malade qui se mourait littéralement d'inanition et chez lequel la chaleur animale s'était abaissée pas loin du degré au-dessous duquel la mort survient fatalement, commença par établir artificiellement autour du malade une température supérieure à celle du corps à l'état normal, pour empêcher d'abord que le refroidissement ne continuât, en vertu du rayonnement, et pour que la chaleur développée par les aliments qu'on allait administrer fût conservée par le malade et employée à élever sa température au lieu de servir à lutter contre les causes de déperdition de calorique. C'est ainsi qu'on put alors faire supporter aisément de la nourriture à ce moribond, et utiliser la chaleur produite par les aliments à augmenter de quelques degrés celle de l'organisme.

Quand les signes précédents font défaut ou sont trop peu accentués, l'apparition du délire, et surtout d'une forme particulière de délire, peut suffire dans certains cas pour affirmer que l'inanition est venue compliquer la maladie. Je ne sais si beaucoup d'observateurs ont su reconnaître avant M. Marotte le délire d'inanition, sur lequel M. Becquet a de nouveau appelé l'attention dans les *Archives de médecine* en 1866 (et non en 1862, comme je l'ai écrit par erreur dans un autre chapitre); mais il est assez remarquable que ce signe d'inanition dans les maladies ait été rarement signalé, et qu'on n'ait guère cherché à le distinguer du délire purement pathologique, c'est-à-dire lié à la maladie même. Ce délire, en effet, a des caractères qui lui sont propres : il est généralement peu bruyant, se manifeste plutôt en paroles qu'en geste ; il roule presque continuellement sur le même objet, objet d'ordinaire familier au malade ; il peut coïncider avec un pouls assez calme, ou s'il y a un mouvement fébrile, celui-ci est intermittent en même temps que le pouls est très-dépressible ; enfin — caractère capital — ce délire disparaît si l'on prescrit des aliments, et persiste ou augmente si, méconnaissant sa cause, on essaye de l'enrayer par une médication antiphlogistique ou stupéfiante. M. Marotte rapporte, à l'appui de cette manière de voir, plusieurs faits très-frappants dans lesquels, la nature de ce délire ayant échappé tout d'abord, le traitement intempestif prescrit contre ce délire d'inanition a amené des conséquences très-graves et même la mort. M. Becquet a été témoin de faits analogues et aussi intéressants. J'ai observé moi-même tout récemment un cas dans lequel, averti par l'expérience des autres, j'ai pu faire cesser, instantanément pour ainsi dire, des accidents en apparence assez sérieux, sans prescrire le moindre médicament. Il s'agissait d'un jeune garçon de neuf ans, dans une période de croissance assez active, qui était affecté, depuis une huitaine de jours, de malaise, courbature, inappétence, sans autre symptôme plus caractéristique. Les parents trouvant dans cet état morbide et dans le moment de l'année où il se produisait (mois d'avril) une indication suffisante pour une évacuation préventive, firent aliter l'enfant et lui administrèrent un biscuit purgatif qui amena l'effet qu'on pouvait en attendre, mais pas l'amélioration qu'on espérait. Croyant avoir ainsi *débarrassé l'estomac*, comme ils disaient, et ouvert les voies digestives, les parents donnèrent à manger à l'enfant sans précaution ; les aliments trop copieux pour pouvoir être digérés par des organes surmenés la veille furent vomis. Les symptômes primitifs persistant et se compliquant de fièvre et de délire, on demande conseil à une sœur de charité ayant l'habitude de soigner les enfants ; — le médecin ordinaire de la famille se trouvait absent de chez lui. — La sœur constate la fièvre, la chaleur et la moiteur de la peau, un peu de toux avec point de côté en avant et en arrière du côté gauche, et une petite éruption discrète, assez analogue à celle de la rougeole, mais siégeant seulement sur les les mains et la figure. La sœur pense avoir affaire à une rougeole et conseille l'infusion de bourrache. Vers le soir, le délire reparaît ; les parents effrayés me font appeler ; c'était le quatrième jour après l'administration du purgatif. Je trouve le jeune malade un peu abattu, transpirant abondamment grâce à sa tisane chaude ; malgré le délire qui existait quelques secondes avant ma visite, il répond très-bien à toutes mes questions. Je constate aux mêmes endroits les mêmes petites plaques rouges, ni en plus grand ni en plus petit nombre, quelques râles muqueux fins, principalement à gauche, un gargouillement très-manifeste dans la fosse iliaque droite, quelques sudamina ainsi que cinq ou six taches rosées lenticulaires; pas de météorisme, langue blanche, inappétence complète, pouls à 90 environ, facilement dépressible. J'annonce aux parents que je ne crois pas à une rougeole, mais plutôt à une fièvre muqueuse bénigne, et je mets hardiment sur le compte de l'inanition le délire observé depuis deux jours. En conséquence, je fais supprimer complétement la tisane, et je prescris les deux tiers d'une tasse à café de bouillon froid et autant d'eau rougie, à prendre alternativement toutes les heures. Le délire fut à peine apparent le reste de la nuit, quoiqu'on fût obligé de réveiller le malade pour le faire boire. Le lendemain, je fis continuer le même genre d'alimentation en ajoutant une côtelette à faire sucer, et un biscuit trempé dans du vin sucré. Les parents, plus confiants dans mon diagnostic et entraînés par ma conviction très-arrêtée, exécutèrent plus scrupuleusement que la veille mes prescriptions, et la nuit se passa avec moins de fièvre et nullement de délire. Je fais augmenter la ration de viande. La troisième nuit après ma première visite, vers le matin, il se produit des évacuations alvines spontanées très-abondantes qui effrayent beaucoup les parents. A ma visite, je les rassure en leur disant que c'est presque certainement une diarrhée critique à la suite de laquelle la convalescence va s'établir. Je fais diminuer de moitié la dose de bouillon et d'eau rougie, et doubler la ration de viande ; eau rougie avec quelques cuillerées à café de vin de quinquina. Ce n'est qu'à partir de ce moment que l'appétit commence à revenir, la langue à se nettoyer, l'éruption cutanée à disparaître, et la figure à reprendre son teint naturel ; en un mot, l'amélioration marche à grands pas, et la guérison est définitive une dizaine de jours après ma première visite.

Il est aisé de comprendre que non-seulement dans beaucoup de maladies aiguës, mais aussi dans les maladies chroniques, surtout celles qui intéressent les voies digestives, l'inanition vienne compliquer, et quelquefois primer l'affection principale. Ainsi, par exemple, dans les cas de cancer de l'estomac, il est légitime de penser qu'à un moment donné, la maladie ne faisant plus de progrès sensible, mais continuant d'altérer profondément la nutrition, le patient meure autant d'inanition que de son mal, sans qu'il soit possible d'établir laquelle des deux causes a été la plus puissante dans l'œuvre commune de destruction.

ARTICLE III. — DE QUELQUES TROUBLES GASTRIQUES QU'ON PEUT RATTACHER À L'INANITION.

§ 1. — **Perversion de l'appétit.**

Lorsqu'à la suite de plusieurs jours de diète assez sévère, on veut faire reprendre de la nourriture aux malades, il n'est pas rare de voir ces derniers accuser un dégoût profond, insurmontable en apparence. Cet effet tient quelquefois à la persistance sur la langue d'un enduit saburral dont la décomposition lente modifie l'état physiologique des premières voies et empêche la sensation de la faim de se produire. D'autres fois, cette sensation ne se manifeste pas par suite d'un trouble nerveux profond survenu sous l'influence, soit de la maladie, soit de l'inanition elle-même. On sait en effet que, dans les affections où les symptômes cérébraux prennent une certaine intensité, il reste quand les accidents suraigus ou la période d'augment ont disparu, comme une espèce de stupeur diffuse par laquelle sont émoussées la plupart des sensations et des perceptions, surtout celles qui sont du domaine de la vie végétative. D'autres fois, c'est un des caractères même de la maladie, de modifier, de pervertir la plupart des sensations. Ainsi, par exemple, il n'est pas rare de rencontrer des hystériques qui n'ont presque jamais faim, et qui se fiant à cette absence d'excitation sensorielle, sont persuadées qu'elles n'ont pas besoin de manger ; ou bien, si elles font quelques concessions à la loi commune, c'est pour ingérer quelques rares aliments choisis parmi les plus excentriques et les moins nourrissants. Montons plus haut dans l'échelle des maladies nerveuses, et nous trouvons ces mêmes sensations encore plus perverties, ainsi qu'on peut l'observer chez les aliénés. En dehors des cas où il y a une idée fixe prédominante, telle que l'appréhension constante d'un empoisonnement et où, par suite de cette crainte, il y a refus obstiné de manger, on voit fréquemment des aliénés qui n'éprouvent jamais la sensation de la faim et qui oublieraient complétement de manger. Enfin, nous avons vu que chez les individus soumis à l'inanition, il vient un moment où la sensation de la faim, très-impérieuse auparavant, finit par ne plus se manifester, ou du moins par ne plus être perçue; il n'est pas probable qu'elle soit abolie, mais le cerveau, privé du stimulus que lui apporte le sang chargé de matériaux assimilables, ne transmet plus la sensation produite. Peut-être aussi l'innervation viscérale est-elle seule affectée et ne réagit plus.

Quoi qu'il en soit, dans tous ces divers cas, on voit qu'il ne faut guère s'arrêter devant les déclarations des malades, qu'il ne faut pas suivre aveuglément les avertissements de la nature, et qu'il y a souvent utilité et grand avantage à réveiller les sens assoupis. Sans doute, il peut n'être pas toujours commode de distinguer ces cas, mais il est bon d'être averti que l'absence d'appétit peut être un résultat même de l'inanition, pour ne pas se laisser trop influencer par les malades qui assurent ne pas éprouver le besoin de manger, et savoir insister fermement à l'occasion pour leur faire prendre de la nourriture. Il est même des cas où la conviction du praticien devra être inébranlable pour triompher des difficultés qu'on peut rencontrer quand il s'agit d'alimenter quand même des malades chez lesquels une diète trop prolongée, une stupeur, un engourdissement trop profond de l'innervation a complétement annihilé la sensation de la faim. M. Marotte nous montre dans son mémoire quelle patience, quelle persistance doit montrer le médecin dans ces circonstances pour arriver enfin, au bout de plusieurs jours d'alimentation forcée, à voir reparaître chez le malade le goût et le désir de la nourriture.

§ 2. — Vomissements.

S'il est un symptôme qui soit, en apparence, une contre-indication à l'alimentation, c'est le vomissement. L'on a beau se débarrasser de tout préjugé, il est bien difficile de se défendre d'une disposition très-franche à interdire la nourriture à une personne malade qui se plaint de rendre ses aliments, à moins, bien entendu, d'un état particulier des voies digestives qui explique parfaitement cet état. Pour ne pas sortir de notre sujet, disons tout de suite qu'on peut observer le vomissement lié à l'inanition, dans deux circonstances principales : 1° lorsqu'après une diète trop longue, on donne des aliments sans précaution, en trop grande quantité à la fois ; l'estomac, dont la sécrétion gastrique a fortement diminué sous l'influence de l'inanition, ne peut digérer d'emblée une nourriture copieuse, et la rejette souvent même sans en rien garder, aussitôt qu'elle est ingérée. Devant cette révolte de l'estomac, on est très-disposé à suivre ce qu'on croit être un avertissement de la nature, et par suite à ne pas continuer l'alimentation ; 2° d'autres fois, il arrive que le malade vomit tout ce qu'on lui donne, ou du moins il vomit toutes les tisanes qu'on essaye l'une après l'autre ; et comme il est admis par tous, médecins et gens du monde, que la tisane, quelle qu'elle soit, doit être la meilleure boisson pour l'immense majorité des malades, on peut se trouver assez embarrassé. Mais si l'on a quelque bonne raison de croire que le malade est inanitié et qu'il n'y ait pas d'inconvénient sérieux à l'alimenter, il n'y a pas à hésiter : il faut hardiment proscrire toutes les tisanes et ordonner une nourriture assez substantielle, même d'emblée. M. Marotte et d'autres praticiens ont observé des cas de ce genre, c'est-à-dire où des malades vomissaient les boissons émollientes ou diaphorétiques dont on les abreuvait, et supportaient très-bien des aliments solides, ou des bouillons et l'eau rougie. J'ai vu moi aussi des cas analogues, et je dois dire que c'est toujours un grand sujet d'étonnement pour les personnes étrangères à l'art, de voir un malade digérer des bouillons confortables lorsqu'il ne peut garder de la tisane.

Enfin il peut se faire — bien que cela ne se présente pas souvent — que jugeant un malade en état d'être alimenté et prescrivant en conséquence du bouillon à discrétion, on ait l'ennui de voir le patient ne pas supporter cet aliment, le vomir constamment, malgré le soin qu'on pourra avoir de le faire prendre à doses fractionnées, c'est-à-dire peu et souvent, et froid ou mieux additionné d'un peu de glace. Avec ces précautions — disons-le en passant — il est rare que le bouillon ne passe pas; mais cela peut arriver, bien que l'utilité de l'alimentation soit parfaitement établie. Que faire alors? patienter? prescrire de l'opium ou des absorbants, ou la pepsine? appliquer un vésicatoire volant au creux épigastrique? On risquerait de voir le symptôme à combattre augmenter d'intensité, sans compter qu'on perdrait un temps précieux pendant lequel l'inanition pourrait faire des progrès inquiétants. En pareil cas, il faut complétement rejeter les bouillons jusqu'à nouvel ordre et conseiller la viande de boucherie aussi peu cuite que possible, ou encore du poulet froid, avec ou sans pain selon le désir du malade, en un mot, rien que des aliments solides, après lesquels on peut permettre quelques cuillerées d'un vin généreux.

Ces diverses circonstances se rencontrent d'ordinaire dans la convalescence des maladies aiguës, et notamment des fièvres continues, surtout quand la diète a été trop sévère, ou trop longtemps prolongée ; dans les dyspepsies nerveuses accompagnées de vomissements incoercibles, c'est-à-dire assez opiniâtres. A propos de ce dernier cas, rappelons qu'il y a utilité à savoir se départir de la rigueur habituelle, scientifique, en matière de digestibilité, et permettre au besoin, s'ils sont demandés avec instance, des aliments même un peu excentriques et d'une digestibilité problématique à nos yeux. En somme, pourvu qu'une substance soit rangée parmi les aliments, elle peut quelquefois être aussi bien digérée par un malade que par un individu bien portant.

CHAPITRE II.

DE L'ALIMENTATION DANS LES AFFECTIONS FÉBRILES.

ARTICLE I. — DE LA DIÈTE ET DES TISANES.

Dans le mouvement de rénovation qui entraîne la jeune génération médicale et qui inquiète si fort nos aînés, il est deux choses, entre plusieurs autres plus importantes sans doute, qui me paraissent sérieusement menacées, compromises dans leur existence : ce sont la diète et la tisane. Pendant longtemps, compagnes inséparables de toute maladie, elles ont été, avec la lancette, les trois principaux agents de la matière médicale et de la thérapeutique de Broussais. La réaction contre Broussais a commencé par la thérapeutique, qui, alors, réduite à sa plus simple expression, est maintenant devenue si compliquée et si embarrassée de superfluités, qu'une autre réaction en sens inverse deviendra nécessaire. Quant à la diète, elle est aujourd'hui plus sagement, plus rarement prescrite et avec moins de rigueur. Mais la tisane reste debout, confiante dans son humilité qui fait qu'on n'y prend garde, confiante aussi peut-être dans l'appui que lui prête la tradition pour laquelle on a toujours malgré soi quelque respect.

Examinons successivement les indications et contre-indications de la diète et des tisanes.

§ 1. — De la diète.

Considérée comme auxiliaire du traitement dans les maladies, la diète ordinaire, c'est-à-dire la privation de toute substance alimentaire, doit être rangée parmi les antiphlogistiques, et même les plus puissants. Sous l'influence de la diète prolongée, l'eau du sérum sanguin augmente, tandis que l'albumine et la fibrine diminuent en proportion relativement plus considérable. Ces modifications dans la composition du sang sont trop nettes et trop significatives pour faire de la diète un moyen thérapeutique banal dont l'application ou la non-application n'entraîne pas de grandes conséquences. La diète est au contraire comme la plupart des agents réellement actifs : possédant un mode d'action assez bien défini, et qui se traduit par des changements chimiques parfaitement connus, il ne peut être indifférent de la prescrire ; elle doit avoir ses indications et ses contre-indications, que nous allons essayer d'établir.

D'après l'influence de la diète sur la composition du sang, on peut la rapprocher de la saignée, avec cette différence que la saignée produit un effet incomparablement plus prononcé, et de plus qu'elle agit brusquement. La diète trouve donc son indication capitale dans les phlegmasies aiguës en général. Mais une foule d'autres circonstances, trop nombreuses et trop hétérogènes pour pouvoir être examinées ici, réclament également son emploi plus ou moins restreint, pour des raisons différentes ; c'est à la sagacité du médecin à reconnaître les cas où les aliments pourraient ou augmenter l'état fébrile, ou exercer une action irritante sur le tube digestif, etc., etc. Un autre effet non moins important de la diète, c'est l'activité qu'elle imprime à la résorption des produits pathologiques, ainsi qu'au mouvement de désassimilation et d'élimination ; nous verrons plus loin le parti qu'on a essayé d'en tirer pour la guérison de certaines maladies ; nous faisons remarquer ici seulement le fait général, commun à la plupart des cas où la diète est observée, et qui se traduit par un processus regressif éminemment favorable pour débarrasser l'organisme des éléments organiques ou inorganiques auxquels a donné naissance quelque état morbide.

Y a-t-il inconvénient à passer d'une ration alimentaire normale à la diète absolue? Hippocrate, dans la première section des *Aphorismes* et dans le livre du *Régime dans les maladies aiguës*, donne le conseil de ménager la transition, invoquant en cela l'influence de l'habitude, qui fait que l'organisme s'accommode mal des changements brusques survenus dans ses rapports avec les agents physiques. « Je sais bien, dit-il, que des médecins font tout le contraire de ce qu'il faut faire ; ils veulent, en effet, au début des maladies, exténuer les malades pendant deux ou trois jours, et même plus, pour leur donner ensuite des décoctions ou des boissons. Peut-être il leur semble qu'un grand changement étant survenu dans le corps, il est convenable de lui en opposer un autre très-grand aussi. Changer n'offre pas, il est vrai, un mince avantage ; mais le changement doit s'effectuer convenablement et avec sûreté ; et certes, après le changement, c'est-à-dire après la diète absolue, pendant les premiers jours, il faut apporter encore plus de précaution dans l'administration des aliments, que si l'on alimentait les malades dès le début. Les malades qui seraient le plus incommodés par un changement mal ordonné seraient ceux qu'on mettrait immédiatement après la diète absolue à l'usage de la *ptisane* entière (décoction d'orge non passée). » (*Du régime dans les mal. aiguës*, trad. Daremberg.) Nous ne croyons pas non plus que la diète absolue, en dehors des cas particuliers sur lesquels nous reviendrons, soit d'une utilité sérieuse dans les phlegmasies aiguës; l'important est que la dépense l'emporte sur la recette, et surtout que par un régime maladroitement dirigé on n'ajoute un trouble fonctionnel à la maladie existante.

Une autre raison qui nous fait restreindre beaucoup l'emploi de la diète absolue, c'est l'influence que cette dernière exerce sur la faculté digestive de l'appareil gastro-intestinal, particularité qu'avait parfaitement entrevue Hippocrate, et que nous avons signalée en parlant de l'alimentation insuffisante (p. 331 et 332). L'abstinence complète a pour effet de tarir, ou au moins diminuer les sécrétions, celle du suc gastrique comme les autres, de telle sorte que plus tard, quand il y a urgence à alimenter promptement et à dose assez copieuse, l'estomac trop affaibli ne peut fournir une quantité suffisante de liquide digestif, d'où troubles gastriques, entrave apportée à la marche heureuse de l'affection, etc. Il vaut mieux entretenir très-modérément la faculté digestive de l'estomac, de manière à pouvoir sans inconvénient et sans insuccès augmenter à volonté, même copieusement, la dose de nourriture accordée au malade. Nous allons dire comment nous entendons arriver à ce résultat dans la plupart des cas, en substituant aux tisanes généralement usitées, une boisson nutritive répondant mieux aux besoins réels de l'organisme.

§ 2. — Des tisanes.

La tisane, telle qu'elle est aujourd'hui le plus ordinairement, diffère beaucoup de ce qu'elle était dans l'ancienne médecine, chez les Grecs et les Romains. Au lieu de cette nombreuse collection d'infusions, de décoctions, de macérations, et autres dont la matière médicale abonde, les anciens n'employaient guère qu'une seule préparation, la décoction d'orge, à la confection de laquelle ils apportaient une si grande importance, que la plupart en ont parlé dans leurs écrits avec quelques détails, et que Galien a consacré un livre à ce sujet (περὶ Πτισάνης Βιβλίον). Voici comment il recommande de la préparer : « On fait d'abord macérer l'orge dans l'eau froide, ensuite on la tourne dans les mains jusqu'à ce que la petite pellicule (la glume) soit détachée ; après quoi on broie l'orge plus fortement dans les mains, jusqu'à ce que tout ce qui est paille soit enlevé, à moins qu'on ne veuille faire la ptisane plus détersive. On doit d'abord faire bouillir l'orge à grand feu, et ensuite conduire la décoction à feu doux jusqu'à consistance de suc. C'est quand la *ptisane* est faite de cette manière qu'elle possède véritablement toutes les qualités qu'Hippocrate lui attribue. » (*In* Daremberg, trad. d'Hippocrate, notes.) Le même érudit ajoute que les anciens avaient d'autres préparations faites comme la ptisane, et dont quelques-unes même portaient ce nom, bien qu'il fût surtout réservé à la décoction d'orge ; ainsi ils mentionnent la ptisane de froment criblé, celle de fèves, de lentilles, d'avoine, de citrons. On voit qu'à part cette dernière, d'un emploi d'ailleurs relativement rare, la tisane des anciens était un aliment plus ou moins nutritif suivant les cas, au gré du médecin, mais toujours incomparablement plus alibile que la plupart de nos tisanes.

Nous ne demandons pas pour cela une proscription générale des tisanes; mais nous voudrions que leur emploi fût beaucoup plus restreint et qu'au lieu de les appliquer d'une façon banale et indistinctement à une foule de cas hétérogènes, on ne les administrât que lorsqu'on y voit une utilité réelle; en d'autres termes, il ne nous paraît pas indifférent de prescrire une tisane sans nécessité, et uniquement pour se conformer à l'usage, parce que cette préparation peut être nuisible ou tenir la place d'autre chose plus utile au malade.

Il y a certainement des tisanes qui possèdent des propriétés recommandables et dont on peut tirer parti; mais elles le doivent alors à un principe actif isolable qu'on peut prescrire sous une autre forme. Les tisanes diurétiques, stimulantes, toniques sont dans ce cas; et encore, pour les diurétiques, ne sait-on pas que l'eau est le plus sûr et le plus inoffensif des diurétiques, de même que des sudorifiques. Quant aux tisanes dites émollientes et rafraîchissantes, leur effet, à ce point de vue, est on ne peut plus problématique et leur réputation repose sur un de ces nombreux préjugés populaires dont la médecine n'est pas encore débarrassée. A quoi bon donner à digérer à l'estomac un demi-litre ou un litre d'une infusion quelconque, lorsque déjà d'autres médicaments beaucoup plus actifs, mais nécessaires, le fatiguent et l'irritent? Ce ne sont pas des tisanes émollientes qui calmeront l'estomac surmené : une alimentation très-légère, à petites doses, fréquemment répétées s'il y a lieu, arrivera généralement bien mieux au même but.

On comprend que dans la pratique hospitalière il soit difficile de donner comme boisson aux malades autre chose qu'une tisane tout à fait anodine, et encore beaucoup de médecins tendent-ils à l'employer aussi rarement que possible et à lui substituer tout simplement de l'eau rougie ou eau vineuse, comme on l'appelle dans les hôpitaux. Dans la pratique civile, surtout dans les familles aisées, nous aimerions voir se répandre l'usage du *thé de bœuf*, comme tisane ordinaire, ainsi que cela se fait communément en Angleterre. Ce thé se prépare en faisant passer de l'eau bouillante sur de la chair de bœuf hachée très-menu et débarrassée préalablement de la graisse et des aponévroses. La proportion est de 100 grammes de viande pour un litre d'eau; mais on peut l'augmenter, suivant les indications à remplir. On peut rendre l'infusion plus nourrissante avec la même quantité de viande, si on laisse d'abord la viande en contact avec l'eau froide pendant une ou plusieurs heures et qu'on fasse ensuite chauffer cette eau jusqu'à l'ébullition sans la séparer de la viande. Comme, même en opérant de cette dernière façon, on n'a pas épuisé tous les principes alibiles renfermés dans la viande, celle-ci peut encore être ajoutée au pot-au-feu pour achever de la dépouiller de ses éléments nutritifs. L'emploi du thé de bœuf comme tisane n'est pas incompatible avec l'usage de l'eau vineuse; au contraire, généralement il y a avantage à alterner l'eau vineuse avec le thé : on prépare la première dans les mêmes proportions que le thé de bœuf et on l'administre de même.

On peut encore considérer l'usage de la diète et des tisanes comme un moyen coercitif, c'est-à-dire pour prémunir le malade contre les imprudences qu'il pourrait commettre. Il est des cas où, avec certains malades, si l'on se contente de donner d'excellents conseils, mais sans prescription médicale, on peut être sûr qu'aucune recommandation ne sera écoutée et qu'il arrivera des accidents qu'on aurait pu aisément prévenir si les avis qu'on a donnés avaient été suivis. Dans ces circonstances, une diète pas trop rigoureuse et la tisane suffiront pour produire sur le malade une frayeur salutaire et le persuader que son salut tient en grande partie à l'observance scrupuleuse de cette prescription : la docilité ainsi obtenue, le praticien peut ensuite se relâcher à sa guise de sa sévérité pour ne suivre que les indications qui se présentent.

ARTICLE II. — DE L'ALIMENTATION DANS LES FIÈVRES CONTINUES ET AUTRES AFFECTIONS FÉBRILES.

L'utilité, la nécessité même de l'alimentation dans les affections typhoïdes, n'est plus à démontrer aujourd'hui : elle est devenue une question banale sur laquelle il n'y a plus que quelques rares dissidents. C'est surtout à Graves, le célèbre professeur de Dublin, bientôt suivi dans cette voie par Trousseau et bon nombre de médecins parmi les plus distingués de l'école française, que revient le mérite d'avoir prouvé que non-seulement il n'y a pas d'inconvénient à alimenter dans le *typhus fever* (qui n'est autre à peu de chose près que notre fièvre typhoïde), mais encore que le régime a au moins autant d'importance que le traitement proprement dit dans cette maladie. Monneret même, que personne ne s'avisera de considérer comme un esprit aventureux et irréfléchi, accordait au régime prudemment et habilement dirigé beaucoup plus d'efficacité qu'aux préparations pharmaceutiques dans le traitement de la fièvre typhoïde.

Mais comment conduire le régime en pareil cas? « Pendant les trois ou quatre premiers jours, dit Graves, notamment si le patient est jeune et robuste, de l'eau, de l'eau d'orge peu chargée et du petit-lait, voilà tout ce qui est nécessaire. Après ce temps je commence à permettre quelque aliment très-léger : je prescris généralement de la farine de gruau bouillie, et saupoudrée de sucre; s'il n'y a pas de disposition à la diarrhée, je fais ajouter un peu de jus de citron... Pendant la dernière partie de la première période, et le commencement de la seconde, j'ai l'habitude de faire donner matin et soir une petite panade très-claire... Lorsque la maladie sera plus avancée, vous aurez recours à une légère gelée de viande ou à du bouillon. Dans l'état et dans le décours de la fièvre, un des meilleurs aliments est le bouillon de poulet; je ne veux pas dire l'eau de poulet, mais du bouillon convenablement préparé... » On le voit, le médecin de Meath-Hospital y mettait de la prudence; mais ce qui nous paraît aujourd'hui très-raisonnable et même presque trop réservé était une grande innovation en 1843.

Il faut dire qu'elle venait à propos cette innovation après les excès de la pratique si débilitante de Broussais : elle allait même si bien au caractère ou au goût des Anglais, que l'on est allé dans ce sens beaucoup plus loin que Graves l'aurait jamais cru. Les professeurs Peacock, H. Bennett et autres administrent dans les premières phases de la maladie du lait, du sagou, de l'arrow-root, des panades, des bouillons, des soupes, même de légers poudings, tout cela à petites doses, mais très-fréquemment répétées ; les alcooliques surtout sont prescrits en abondance. J'ai vu, dit M. Peacok, une demoiselle affectée de fièvre continue prendre, dans les vingt-quatre heures, une pleine bouteille d'eau-de-vie, et en outre de la teinture d'ammoniaque et de quinquina. J'ai vu également un enfant prendre une pleine bouteille de vin avec de l'eau-de-vie et d'autres stimulants ou aliments, pendant le même temps, et cela sans autre phénomène apparent que le simple maintien de son existence. En France, l'alimentation n'est pas aussi largement prescrite dans la fièvre typhoïde et les alcooliques non plus ; cependant tout le monde s'accorde pour reconnaître qu'il y a utilité à donner des aliments, quelques légers qu'ils soient, dès le début (thé de bœuf et eau vineuse ou citronade vineuse à discrétion). Si le pouls devient mou, on peut ajouter deux à trois bouillons par jour additionnés d'un peu de jus de viande, sous peine de voir surgir les symptômes propres à l'inanition. Si l'état fébrile augmente d'intensité, il y aura utilité à diminuer les aliments et à prescrire une plus forte dose d'alcooliques. Quand les garde-robes se succèdent trop fréquemment, on n'administre qu'une faible quantité de bouillons ou de thé de bœuf et on fait sucer de la viande grillée à peine cuite. Dès que la fièvre est tombée ou est en pleine défervescence, on augmente rapidement la ration alimentaire, mais en surveillant bien le degré de puissance digestive qu'offre l'estomac du malade et en évitant avec le plus grand soin de donner la moindre substance peu digestible, ou de satisfaire inconsidérément son avidité aveugle, parce que l'ingestion d'une trop forte dose de nourriture peut être suivie d'entérite violente, de péritonite ou de perforation intestinale, accidents contre lesquels l'art est souvent impuissant. Il n'est que trop vrai que plus d'une fois cet accident a été dû à pareille cause ; mais ce n'est pas une raison, par crainte de dépasser le but, de faire courir au malade les chances d'autres complications survenant par inanition, ou de rechutes généralement très-graves. L'alimentation, dit Hérard (*Gaz. des hôp.*, 1861), prévient la formation des ulcérations ou favorise leur cicatrisation quand elles existent déjà ; elle diminue la diarrhée et le météorisme en stimulant l'intestin affaibli et en empêchant la résorption des matières putrides; elle prévient enfin ou guérit rapidement la gangrène.

Aujourd'hui que cette pratique est en quelque sorte tombée dans le domaine public, on aurait de la peine à croire que des médecins très-distingués se sont refusés longtemps à l'adopter, préoccupés par cette idée que la nourriture ne peut qu'entretenir et augmenter la fièvre, par conséquent exposer le malade à de dangereuses recrudescences. Aussi devons-nous considérer l'emploi méthodique de l'alimentation dans la fièvre typhoïde comme une des conquêtes thérapeutiques sinon des plus brillantes, du moins des plus utiles qu'on ait fait dans ces trente ou quarante dernières années.

Ce que nous venons de dire au sujet de la fièvre typhoïde s'applique parfaitement aux maladies fébriles en général et en particulier aux phlegmasies aiguës, telles que la pneumonie, la pleurésie, le rhumatisme articulaire, etc. Dans ces maladies, comme dans la dothiénentérie, soumettre les patients à une diète absolue jusqu'au moment où la fièvre cède, ce serait compromettre sérieusement la guérison, retarder la convalescence et rendre celle-ci beaucoup plus longue. L'alimentation devra évidemment être toujours subordonnée à l'état fébrile : si elle est bien dirigée, elle n'aura que de bons résultats pour le malade. « Je crois pouvoir affirmer, dit Piorry, en parlant des vieillards traités par lui à la Salpêtrière, que depuis bien des années, je n'ai pas vu les aliments ou le vin avoir déterminé d'accidents chez mes malades, et qu'il m'a paru évident que mes pneumoniques alimentés guérissaient mieux et plus vite que ceux qui ne l'étaient pas. » (*Mém. sur l'abstinence*, etc.) A l'appui de cette manière de voir, nous pouvons rappeler le remarquable mémoire du professeur Hugues Bennett, d'Edimbourg, sur le traitement des inflammations franches, et en particulier de la pneumonie (*Edinburgh med. Journ.*, 1857). Voici les résultats statistiques auxquels est arrivé ce médecin pour cette maladie :

Traitement	Cas	Décès	Proportion
Traitement par la saignée.......	sur 85 cas	20,4 décès	ou 1/4
— l'émétique à une haute dose....	106	20,7	ou 1/5,22
Méthode exclusivement expectante	100	7,4	ou 1/13,5
Méthode rationnelle de l'auteur..	62	3	ou 1/21,66

Cette méthode, fondée sur ce principe, qu'il ne faut jamais essayer de couper court, de juguler la maladie, ou d'affaiblir le pouls et les forces vitales, mais, au contraire, de faciliter l'évolution des changements naturels que les exsudations plastiques doivent subir pour être éliminées de l'économie, cette méthode consiste dans l'emploi, pendant la haute excitation fébrile, des boissons salines à petites doses pour diminuer la viscosité du sang, et aussitôt que le pouls devient mou, thé de bœuf et aliments; s'il y a faiblesse, de 4 à 8 onces de vin. Sur la fin, des diurétiques et du colchique. Nous sommes loin, on le voit, des modes de traitement vantés par Louis et Bouillaud. Du reste, en ce moment, on est assez d'accord chez nous pour traiter les pneumoniques plutôt par les stimulants (alcooliques à haute dose, etc.) que par les débilitants.

CHAPITRE III.

RÉGIME DES OPÉRÉS.

L'espèce de révolution qui a eu lieu pour le régime dans les maladies aiguës a eu son pendant pour ce qui concerne les affections chirurgicales, je veux dire pour le régime des opérés; et c'est encore d'Angleterre qu'est venue la réaction contre la diète excessive traditionnelle. Ce n'est pas que chez nous d'excellents esprits n'aient pas combattu de bonne heure en faveur de cette idée, à savoir que les opérés doivent être alimentés le plus vite possible en même temps qu'avec prudence; mais pour que cette vérité devînt banale dans notre pays, il fallait qu'elle nous revînt de quelque part. Elle a donc été importée chez nous avec la marque d'origine anglaise, c'est-à-dire avec une certaine exagération, du moins à notre point de vue, ainsi que nous allons l'expliquer.

On est venu nous dire que nous alimentions nos opérés tout juste pour les empêcher de mourir de faim, mais maintes fois pas assez pour aider efficacement à leur rétablissement. Le reproche était un peu fondé, et pour le rendre plus vif, pour en faire mieux apparaître la justesse, on nous a montré les Anglais donnant une ou deux pintes de porter, des potages et du rosbif à leurs opérés, le jour même ou dès le lendemain de l'opération, et cela sans augmenter l'intensité de la fièvre traumatique. La conséquence de cette pratique, dans ces conditions, est naturellement l'invasion moins fréquente des épidémies d'érysipèle, d'infection purulente et de pourriture d'hôpital, résultat que les statistiques des hôpitaux anglais ont établi très-nettement, qu'ont pu vérifier tous ceux qui ont visité ces établissements, mais auquel évidemment contribuent pour une bonne part l'aération, la disposition des salles, le mode des pansements, enfin tout ce qui constitue l'hygiène hospitalière. Tout cela est très-réel : l'aménagement intérieur des hôpitaux anglais est plus favorable aux malades, est plus conforme aux règles de l'hygiène que chez nous; il est vrai également que les malades en général, et les opérés en particulier, sont nourris avec une abondance et un confortable auxquels nous n'avons pas été habitués; et ce qu'il y a de plus heureux, ainsi que nous l'avons dit plus haut, c'est qu'ils s'en trouvent bien. Mais est-ce à dire que nous pourrions adopter servilement la pratique de nos voisins? Plusieurs circonstances, en nous donnant la raison de cette pratique, nous expliquent pourquoi elle ne saurait être employée chez nous aussi rigoureusement sans avoir d'inconvénients sérieux. Il faut, en effet, en pareil cas, tenir compte des conditions multiples différentes auxquelles sont assujettis nos voisins (climat plus froid, plus humide, habitude des boissons alcooliques plus prononcée, nourriture généralement plus copieuse et plus confortable, tempérament lymphatico-sanguin très-commun, élément nerveux peu accusé, partant réaction moins intense de l'organisme). Il suit de tout cela que les opérations produiront sur un Anglais un ébranlement nerveux moins profond que chez un Français, ce qui est une des raisons principales pour lesquelles certaines graves opérations (résections, désarticulations, ovariotomie, etc.,) sont plus souvent pratiquées en Angleterre et plus souvent aussi couronnées de succès que chez nous; par conséquent on pourra, sans crainte d'une trop forte réaction fébrile, laisser continuer au premier son régime habituel, tandis que cette pratique risquera fort de nuire au second.

Aujourd'hui, la majorité des chirurgiens, de même que la plupart des médecins, sont convaincus de l'utilité, de la nécessité même d'un régime tonique à la suite des traumatismes graves, aussi bien qu'après les amputations, les ablations de tumeurs, etc. : la diète en pareil cas peut, en effet, retarder singulièrement le travail de cicatrisation des plaies ou de consolidation des fractures, parce que le sang ne reçoit plus de matériaux suffisants pour entretenir les fonctions et fournir au processus de réparation; sans compter que s'il y a une suppuration abondante, l'épuisement de l'organisme doit augmenter en proportion. Mais il ne suffit pas d'être pénétré de la nécessité d'une bonne alimentation dans tous ces cas; encore faut-il voir à qui elle s'adresse et si elle sera tolérée. Il est de toute évidence que nos opérés ne supporteraient pas le régime essentiellement tonique suivi impunément par nos voisins : une suractivité de l'élément fébrile serait la conséquence de ce surcroît de stimulus, à moins que l'estomac ne se débarrassât d'une nourriture dont la quantité excéderait sa puissance digestive. On comprend, en effet, que sous l'influence d'un trouble nerveux profond, tel que celui que peut produire une grave opération, l'estomac, privé en partie de son innervation fonctionnelle, reste inactif ou plutôt se débarrasse des aliments comme il pourrait se débarrasser d'un corps étranger. On ajoute alors la secousse provoquée par le vomissement, laquelle peut déjà compromettre le succès de certaines opérations délicates, à l'effet déprimant produit par le vomissement lui-même.

Il faut donc alimenter les opérés, mais non les bourrer de nourriture. Le thé de bœuf et l'eau vineuse à discrétion, au début peuvent suffire jusqu'à ce que la suppuration soit bien établie ; alors, si l'état des voies digestives le permet, il faut augmenter rapidement la dose de nourriture, et si l'appétit fait défaut, tâcher de le réveiller par tous les moyens appropriés (prises de rhubarbe, vin de quinquina ou de gentiane, eaux minérales gazeuses, glace, etc.). Si l'inappétence persiste malgré tout cela, il y aura une utilité réelle à essayer des inhalations d'oxygène à moins de contre-indications spéciales : j'ai vu mon maître M. Demarquay, employer maintes fois ce moyen et en obtenir des résultats merveilleux surtout dans les cas où l'on pourrait épuiser en vain toutes les ressources ordinaires de la matière médicale. L'oxygène est d'autant plus précieux dans ces circonstances où l'organisme s'épuise tous les jours et où il faut au plus vite réparer ses pertes, que ses effets, s'ils doivent être heureux, se produisent presque immédiatement dans la plupart des cas.

Nous avons dit qu'en Angleterre les alcooliques étaient assez largement administrés aux opérés ; nous avons vu plusieurs chirurgiens anglais prescrire non-seulement l'ale ou le porter, mais aussi l'eau-de-vie à haute dose. L'habitude et l'abus des boissons alcooliques si répandus dans ce pays, expliquent cette particularité de la pratique anglaise : pour des raisons opposées, nous comprenons qu'en France on soit plus réservé sur l'emploi des liquides alcooliques chez les opérés. N'y aurait-il pas cependant quelque utilité à essayer ces boissons à haute dose, dans des cas très-graves de septicémie, d'infection putride? Nous connaissons deux faits d'infection putride à la suite de piqûre anatomique, dans lesquels la guérison paraît bien avoir été due à l'emploi inconsidéré de ce moyen. Dans un de ces cas, dont j'ai été témoin, le malade (élève en médecine) était arrivé au dernier terme de la maladie, après avoir subi l'ouverture de plusieurs abcès qui avaient fourni une abondante collection purulente. Son chef de service, qui lui donnait ses soins, nous disait un matin qu'il n'y avait plus rien à espérer de l'art. Le soir, le malade saisit, dans un accès de subdélirium, un litre de vin de quinquina dont il n'avait encore bu que quelques petits verres et avala d'un trait tout le contenu de la bouteille. Le lendemain matin on eut de la peine à le réveiller; puis, quand les fumées de l'ivresse furent évanouies, le malade accusa une amélioration générale très-marquée qui ne fit qu'augmenter à partir de ce jour jusqu'à la guérison complète, laquelle fut néanmoins assez longue à s'établir. L'autre cas m'a été rapporté par un médecin italien qui en a été le sujet à Paris. Il est identique au précédent, sauf qu'au lieu de vin de quinquina, c'est une pleine bouteille de vin de Bordeaux qui fut ingurgitée, non pas dans un léger accès de délire, mais pour amener l'ivresse et ainsi ne pas se voir mourir, comme disait le malade. Malgré les résultats de ces deux cas désespérés, nous n'oserions conseiller en pareille circonstance le moyen qui paraît avoir si bien réussi.

Il est intéressant de rapprocher de ces faits la note suivante, extraite de l'*Union médicale* (27 avril 1869), et qui se rattache à l'influence des alcooliques : « M. Laillier rapporte, d'après l'observation d'un vétérinaire, le cas de deux ouvriers mordus l'un après l'autre par le même chien. L'un d'eux, au bout de cinq à six semaines, devient enragé. Ce que voyant, son camarade, pour s'étourdir sur le sort qui l'attend, passe trois jours dans un état complet d'ivresse, et ne devient pas enragé. » (Discuss. sur la rage à la Soc. méd. des hôp.).

CHAPITRE IV.

ALIMENTATION SPÉCIALE A CERTAINES MALADIES.

De toutes les maladies, le *diabète* est celle contre laquelle l'emploi d'un régime spécial a le plus de succès. Jusqu'au jour où les phénomènes chimiques de la digestion ont été assez bien connus, les essais de régime à l'usage des diabétiques ont été très-vagues, très-différents les uns des autres, n'ayant pour base que des théories mal fondées. Dès qu'on a vu la transformation des aliments féculents en sucre sous l'influence des ferments salivaire et pancréatique, on a été assez d'accord pour reconnaître qu'en diminuant ou en supprimant la dose journalière de féculents comprise dans une ration alimentaire normale, on pouvait espérer diminuer d'autant le sucre éliminé par les urines. A ce point de vue, les idées du professeur Bouchardat et ses prescriptions relatives au régime sont généralement acceptées, avec quelques réserves cependant sur lesquelles nous reviendrons. Voici d'abord la liste dressée par le professeur d'hygiène de la Faculté, des aliments qu'on doit interdire aux diabétiques :

Sucres, pain de toutes les céréales, pâtisseries, riz, maïs et autres graines féculentes; les pommes de terre, les fécules de pomme de terre, d'arrow-root, de sagou, de tapioka et autres fécules alimentaires ou parties de végétaux qui en contiennent; les pâtes farineuses de toute sorte, telles que semoule, macaroni, vermicelle, etc. ; les haricots, pois, lentilles, fèves, les marrons et châtaignes ; les radis, les raves, les carottes, les navets et autres racines féculentes ou sucrées ; tous les fruits et particulièrement les fruits sucrés, tels que les prunes et les pruneaux, les abricots, les raisins frais ou secs, les figues, les ananas, les poires, les pommes, les melons, etc. Les confitures et autres aliments et boissons sucrés ; le miel, le lait, la bière, le cidre, les vins mousseux ou sucrés, les eaux gazeuses, les limonades et autres boissons acides, surtout lorsqu'elles sont sucrées.

Toutes ces substances ne doivent pas plus être employées comme condiments que comme aliments.

Bien que les diabétiques se trouvent ainsi privés de tous les aliments qui précèdent, il reste encore à leur disposition assez de mets pour défrayer de longs repas et les varier à volonté. On peut s'en convaincre en parcourant la liste dressée par M. Bouchardat des mets permis aux diabétiques ; ce document était trop étendu pour pouvoir être inséré ici. (Voir Brouardel, *Thèse de conc. pour l'agrég. sur le diabète*, p. 176, Paris 1869.)

A propos d'aliments permis ou défendus aux diabétiques, le plus usuel est celui qui a soulevé le plus de difficultés. Le pain est en effet un des aliments les plus féculents et celui même dont on peut le moins se passer. Pour éviter les inconvénients qu'il produit chez les diabétiques, on a cherché à le remplacer par de la farine de gluten pur, qui a donné un pain d'un aspect peu engageant, d'un goût encore moins agréable, et qui rebutait les malades au bout de quelques jours. L'addition d'une proportion variable de son permet d'obtenir le pain de gluten plus supportable, sans le rendre moins approprié à son usage spécial. Enfin on a proposé de remplacer ce pain par un biscuit d'amandes douces; c'est à M. Pavy qu'on doit cette idée. Mais, bien que les amandes douces ne renferment pas de matière féculente, elles seraient cependant nuisibles au diabétique à cause du sucre qu'elles contiennent et dont il faut préalablement les débarrasser. « Le procédé que l'auteur recommande consiste à verser, sur les amandes réduites en poudre, de l'eau bouillante légèrement acidulée par l'acide tartrique. En effet, par ce moyen, on coagule l'albumine, on s'oppose par suite à l'émulsion de l'huile, et, dans l'eau de lavage qui reste limpide, on entraîne la totalité du sucre. Quand l'amande douce est ainsi préparée, grâce aux 24 pour 100 de matière azotée qu'elle renferme, elle jouit de propriétés nutritives incontestables, et ses 54 pour 100 d'huile sont destinées à remplacer l'amidon des céréales dont l'usage est interdit aux diabétiques. On mélange ces amandes douces ainsi préparées avec des œufs en proportion convenable. Après des essais persévérants, M. Pavy a réussi à faire préparer des biscottes et différentes formes de biscuits susceptibles d'une longue conservation. Cet aliment est irréprochable au point de vue du diabétique. » (*Bull. de thérap.*, t. LXIV, p. 45.)

Quelle que soit la préparation par laquelle on remplace le pain, il ne faut pas oublier de régler le régime du diabétique de façon que sa ration de matières grasses soit plus élevée que d'habitude pour que la ration alimentaire totale renferme le poids voulu de carbone, malgré l'absence des féculents. La même observation s'applique aussi bien aux substances albuminoïdes, de manière que le poids des matières azotées soit au moins égal et même supérieur à celui d'une ration normale.

Quand les symptômes du diabète ont disparu et qu'on est revenu à l'alimentation commune, on s'assure que les aliments féculents ou sucrés sont complétement utilisés, en portant à l'ébullition 50 grammes d'urine et 5 grammes environ de chaux éteinte. Si l'urine contient du sucre, elle se colore, et cela d'autant plus que la proportion du sucre est plus considérable. La coloration est la preuve que les aliments féculents ou sucrés ne sont pas complétement utilisés et qu'il faut reprendre le régime rigoureux.

Si le sucre formé dans l'organisme ne prenait sa source que dans les matières saccharifiables ingérées, il est évident qu'en faisant observer les prescriptions de M. Bouchardat, on serait sûr de guérir la plupart des diabétiques. Malheureusement il est loin d'en être ainsi. Le diabète est une maladie générale dont la glycosurie n'est qu'un symptôme, et il ne suffit pas de guérir un symptôme pour guérir la maladie. Cela est si vrai, que chez les diabétiques qui suivent le plus rigoureusement possible le régime approprié, le moindre écart, le moindre repas pris sans précaution, ramène ou fait augmenter le sucre dans l'urine. C'est que le diabète est essentiellement un vice du travail d'assimilation et de désassimilation, un trouble profond de la nutrition, et que dès lors il ne suffit pas de modifier la nature des aliments ingérés pour influencer sérieusement la maladie. Aussi la plupart des auteurs s'accordent-ils pour faire agir simultanément toutes les ressources de l'hygiène : alimentation azotée très-abondante, café et alcooliques à petites doses, exercice, stimulation des fonctions de la peau, poussée même jusqu'à la sudation forcée, sans compter les quelques agents thérapeutiques susceptibles de favoriser l'assimilation (alcalins, oxygène, etc). Mais n'oublions pas que, dans cet ensemble de moyens, l'alimentation azotée est encore celui qui possède le plus d'efficacité.

En fait de maladie réclamant une alimentation spéciale, ou y trouvant un moyen thérapeutique d'une utilité incontestable, nous ne voyons guère, après le diabète, que les hydropisies. Mais ici l'efficacité du mode d'alimentation est subordonnée à tant de conditions, qu'il doit se rencontrer assez rarement des cas où l'on peut appliquer ce moyen avec des chances rationnelles de succès. Ce moyen est la *diète sèche*, c'est-à-dire l'abstinence plus ou moins absolue de boissons. Combinée avec les diurétiques, les sédatifs de la circulation, et avec des sudations forcées, provoquées soit par la vapeur d'eau ou l'air chaud, ou mieux par des fumigations aromatiques, la diète sèche peut amener quelque amélioration dans le symptôme hydropisie ; mais nous ne pensons pas qu'elle soit capable de modifier la cause pathogénique, à moins peut-être qu'il ne s'agisse d'une hydropisie par hydrémie avec prédominance du tempérament lymphatique et sans lésion organique importante.

On a préconisé dans les mêmes circonstances la diète lactée. Nous donnerons quelques détails sur ce sujet dans un des chapitres suivants, consacré à la *diète lactée*, dont les nombreuses applications méritent une étude spéciale.

LIVRE II.

ALIMENTATION CURATIVE.

CHAPITRE I.

CURE PAR DÉNUTRITION.

Dans les chapitres précédents, nous avons essayé de montrer les ressources qu'on peut tirer de l'alimentation comme *moyen adjuvant* dans le traitement des maladies, moyen adjuvant tantôt supérieur, tantôt inférieur aux agents de la matière médicale, administrés concurremment. D'ailleurs, accessoire ou principal, dans aucun des cas examinés plus plus haut, ce moyen ne saurait être employé à l'exclusion de tout autre. Dans les pages qui vont suivre, au contraire, nous allons passer en revue les diverses médications exclusives par l'alimentation, c'est-à-dire les principales maladies qu'on a tenté de traiter par les seules ressources de l'hygiène alimentaire.

Si l'on ne fournit à l'organisme qu'une quantité très-insuffisante d'aliments réparateurs, les phénomènes de décomposition et de recomposition qui se passent entre le sang et les tissus n'en ont pas moins lieu — ce qui du reste est indispensable au maintien de la calorification ; — mais les matériaux d'assimilation faisant défaut, la réparation ne peut égaler la dépense; en d'autres termes le corps est réduit à se nourrir de sa propre substance, et par conséquent subit un déchet plus ou moins notable, suivant la rigueur de la diète. Cette usure moléculaire de l'organisme suit une marche assez régulière, en ce sens que certains tissus s'usent plus vite que d'autres (voir le chapitre consacré à l'INANITION). Ainsi le tissu adipeux est celui qui dans l'abstinence prolongée disparaît le plus rapidement. Aussi l'abstinence est-elle le moyen le plus sûr, mais pas le moins dangereux, de combattre l'*obésité*. L'entraînement vaux mieux pour arriver au même résultat, parce qu'il met en jeu, concurremment, plusieurs modes d'action rationnels, et que la multiplicité des moyens employés permet d'en diminuer l'intensité, dont il n'est pas aisé de calculer au juste l'effet et la limite. Dans tous les cas, si l'on emploie simplement l'abstinence, il faudra ne l'appliquer que graduellement, c'est-à-dire en faisant subir à la ration alimentaire journalière une diminution progressive, portant principalement sur les substances grasses, sucrées et féculentes, ainsi que sur la boisson.

Sous l'influence d'un pareil régime, en même temps que le tissu adipeux de l'organisme disparaît en grande partie, les substances azotées elles-mêmes se résorbent peu à peu, et d'autant mieux que cette abstinence relative est plus longtemps observée. Il en résulte un amaigrissement de plus en plus prononcé, une atrophie régressive portant sur tous les tissus albuminoïdes. Il est aisé de comprendre que les organes musculaires hypertrophiés peuvent ainsi diminuer considérablement de volume; c'est ce qui a fait essayer ce moyen pour guérir l'*hypertrophie du cœur*. Albertini, Valsalva et Laennec assurent en avoir retiré d'heureux effets, en l'associant aux saignées souvent répétées. Toutefois ce traitement pourrait être dangereux dans l'hypertrophie symptomatique, et n'aurait, dans l'état actuel de la science, lieu à être employé que pour l'hypertrophie primitive. Il paraît d'ailleurs avoir été généralement abandonné.

En même temps que les tissus albuminoïdes se résorbent par l'effet de l'inanition, le sang subit des modifications analogues, c'est-à-dire que sa masse subit une réduction en rapport avec la diminution du poids du cœur ; en outre il devient plus aqueux. Ces conditions sont évidemment favorables, dans une certaine mesure, à la cure des anévrysmes et ont en effet été utilisées dans ce but. Broca rapporte dans son *Traité des anévrysmes* bon nombre de cas où l'emploi de la diète, soit seule, soit combinée avec d'autres agents thérapeutiques, a eu le plus heureux résultat.

On a pensé que le sang subissant proportionnellement les mêmes pertes que le corps, on pourrait diminuer le volume d'un fœtus en lui faisant fournir par la mère un sang appauvri, et on est parti de là pour proposer ce traitement par la dénutrition dans les cas d'étroitesse du bassin. Osiander, Merriman, Baudelocque, Moreau, et plus récemment Depaul ont préconisé ce régime débilitant associé ou non aux saignées, et ont vu des cas où, sous cette influence, le fœtus à terme avait subi une diminution de volume considérable, compatible néanmoins avec une viabilité parfaite. D'après M. Depaul (*Bull. gén. de thérap.*, 1849, et *Gaz. méd.*, 1849,

p. 989), le régime débilitant est surtout indiqué pour les femmes qui antérieurement n'ont jamais accouché d'un enfant vivant, sans qu'on puisse attribuer cet accident à une autre cause qu'au volume considérable du fœtus. A la vérité, l'accouchement prématuré artificiel offre dans cette même conjoncture une ressource précieuse. Mais relativement à l'enfant, il y a dans la précocité de sa naissance une source de dangers multipliés qu'il n'est pas besoin de détailler, et qui expliquent les résultats fâcheux que l'accouchement prématuré offre sous le rapport de la mortalité des enfants.

La saignée et le régime débilitant, continue M. Depaul, doivent-ils également être préférés quand la dystocie tient à un rétrécissement du bassin? Evidemment ils ne peuvent alors remplacer l'accouchement hâtivement provoqué, que si le diamètre sacro-pubien n'a pas perdu plus de 3 centimètres. Cependant on pourrait combiner ces deux ordres de moyens ; l'influence des débilitants permettrait alors de reculer un peu le moment de l'accouchement, et d'accorder ainsi au fœtus quelques semaines en plus de maturation au sein de sa mère. Il est clair, du reste, que les indications relatives à cette association varieront selon chaque cas en particulier.

Quant à la manière de diriger le régime débilitant, M. Depaul pense qu'on agira convenablement en ne le faisant suivre qu'à partir du troisième ou du quatrième mois. Avant cette période, le développement du fœtus marche trop lentement pour en être influencé bien sensiblement. D'ailleurs, à cette époque, une modification profonde imprimée à la mère serait de nature à compromettre la grossesse. Les douleurs épigastriques si vives que ce changement d'alimentation cause dans les premiers temps s'apaisent graduellement; de sorte que, durant les deux ou trois derniers mois, les malades de M. Depaul se seraient sans peine imposé des privations même beaucoup plus longues. Il faut s'abstenir des viandes noires et fortement réparatrices. Les soupes maigres et les légumes doivent faire la base de la nourriture. Sans donner des règles précises qu'il serait impossible de fixer, M. Depaul croit pouvoir établir qu'il faut retrancher les trois quarts de ce qui constituait l'alimentation ordinaire. La saignée n'est pas indispensable; mais si on la juge utile, il faudra la renouveler, surtout dans les deux ou trois derniers mois, c'est-à-dire à l'époque où le fœtus se développe dans une proportion considérable.

Cette pratique a été très-diversement appréciée : Chailly-Honoré et Joulin la désapprouvent fortement, ou du moins ne croient guère à son efficacité. Cazeaux la discute et n'est pas éloigné de croire qu'elle pourrait être employée avec avantage. Ce qui nous paraît ressortir le plus clairement des faits, c'est que le régime débilitant ne saurait être appliqué sans inconvénient à la généralité des cas, parce que sur dix femmes soumises à ce régime, six ou sept ne le supporteraient pas sans un trouble profond de la nutrition; qu'il doit être conduit avec la plus grande prudence et que par cela seul il est difficile à faire suivre; qu'il expose davantage la vie de la mère, tandis que l'accouchement prématuré expose davantage la vie de l'enfant. C'est au praticien à se décider selon les circonstances qui se présentent.

Le traitement par la faim a encore été employé dans

des cas tout à fait différents des précédents. Ainsi on l'a appliqué dans plusieurs pays au traitement de la *syphilis*. En Suède notamment, il est devenu d'un usage méthodique et a produit, paraît-il, d'excellents résultats. Ce moyen est populaire chez les Arabes, d'où lui est venu le nom de *traitement arabique*. Clot-Bey, en Egypte, avait adopté comme base du traitement antisyphilitique la diminution de moitié de la ration alimentaire ; il y ajoutait même parfois des saignées. Cette méthode, très-employée sur la côte africaine, a été remise en honneur chez nous par M. Payan (d'Aix); seulement cet auteur ajoutait au régime le protoiodure de mercure ou l'iodure de potassium, suivant la nature des accidents, ce qui dès lors rend très-difficile la part qui aurait pu être attribuée au régime. Cette pratique est complétement tombée en désuétude et aujourd'hui on est au contraire très-bien d'accord pour associer au traitement mercuriel un régime très-tonique, très-réparateur. Néanmoins l'idée de débarrasser l'organisme d'un virus répandu dans toute l'économie, en l'amenant graduellement à une destruction moléculaire, et par suite à une rénovation aussi complète que possible de ses éléments anatomiques, est au fond assez rationnelle, d'autant plus que la physiologie nous montre cette rénovation comme très-réelle, même à l'état normal, mais s'opérant avec une lenteur incompatible avec la marche relativement assez rapide de la maladie à combattre. Il est donc permis d'espérer que par cette résorption interstitielle d'une proportion plus ou moins considérable des éléments anatomiques atteints par le virus, la maladie en perdant du terrain perd de sa force et peut ainsi s'éteindre soit étouffée en quelque sorte par la génération nouvelle d'éléments anatomiques sains, soit sous l'influence d'une médication spéciale qui dès lors peut agir efficacement à faible dose.

Les essais thérapeutiques tentés chez les sujets syphilitiques ne sont peut-être pas assez concluants pour décider du mode d'action et du degré d'efficacité de la cure par dénutrition. Mais les expériences faites sur les chiens affectés de *rage* sont assez encourageantes et mériteraient au moins d'être répétées et sévèrement contrôlées, sinon d'être appliquées chez l'homme ; la rage est une maladie assez terrible, la thérapeutique est assez dépourvue de médicament héroïque à son endroit, pour excuser bien des tentatives, surtout quand elles sont un tant soit peu fondées.

Or le docteur Ménécier (de Marseille) avait remarqué que sur la grande quantité de chiens enragés recueillis par le service municipal et amenés au dépôt, on n'en voyait pas mourir de la rage; ils succombaient par suite de péritonite, d'entérite, de dysenterie, d'inanition, etc. Ces chiens, en effet, doués d'embonpoint en entrant au dépôt, y étaient soumis à des conditions hygiéniques assez mauvaises pour engendrer quelqu'une des maladies énumérées plus haut, et à un régime assez précaire pour produire l'inanition. M. Ménécier a voulu alors vérifier expérimentalement l'influence du régime sur l'incubation de la rage. Il a pris cinq chiens enragés, à peu près de même taille et de même âge ; trois ont été mis à part et enfermés dans une cabane très-bien tenue, avec bon air et bonne nourriture à discrétion. L'un meurt au bout de quarante-deux jours, l'autre le cinquantième jour et le dernier au bout de soixante et un jours. Les deux autres chiens, placés dans de très-mauvaises conditions hygiéniques, obscurité, humidité, défaut d'air, et ayant pour nourriture tout juste de quoi ne pas mourir de faim, n'ont présenté aucun symptôme de rage pendant tout ce temps et même jusqu'à un mois après la mort du troisième chien de la première série, mais ils étaient arrivés à un état de dépérissement remarquable. Alors on améliore leur régime et l'embonpoint revient ; mais les symptômes de la rage paraissent chez un des deux chiens, lequel meurt le vingt-sixième jour de ce changement de régime. L'autre chien fut pris, dès le dixième jour du nouveau régime, d'une diarrhée qui dura deux semaines, au bout desquelles, après avoir de nouveau maigri, il reprit son embonpoint ordinaire sans jamais offrir le moindre signe de rage. Il est probable que dans ce dernier cas la diarrhée, tout en augmentant le mouvement de dénutrition, a joué le rôle d'évacuation critique, ou a complété la cure par une espèce de dérivation.

Quoi qu'il en soit, et bien qu'une seconde série d'expériences n'ait pas été tout à fait aussi démonstrative que les précédentes, les observations que nous venons de rapporter n'en sont pas moins très-intéressantes et mériteraient assurément d'être reprises sur une plus large échelle. Dans tous les cas, on ne saurait trouver irrationnel d'essayer chez l'homme l'inanition, dans les cas probables de rage, mais alors immédiatement après l'accident initial, la morsure, par conséquent bien avant l'apparition possible des symptômes caractéristiques, parce qu'à ce moment il serait probablement trop tard.

CHAPITRE II.

DIÈTE LACTÉE.

ARTICLE I. — CURE DE LAIT.

Dès la plus haute antiquité, le lait a été considéré comme l'aliment le plus salutaire, le mieux approprié à nos organes. La chimie a confirmé les données de l'empirisme en montrant que le lait renferme en effet les quatre principes albuminoïde, gras, sucré et salin nécessaires au développement de tous les tissus, et que ces principes s'y trouvent dans une proportion favorable, c'est-à-dire suivant leur importance respective. Aussi n'est-il pas étonnant qu'on ait songé à traiter par le lait certaines maladies dans lesquelles l'alimentation n'est pas absolument contre-indiquée, mais qui exigent une nourriture très-légère, très-réglée, incapable d'exercer la moindre irritation sur le tube digestif, et néanmoins assez réparatrice. Or il est évident qu'on peut composer une ration alimentaire normale rien qu'avec du lait : ainsi, en examinant, par exemple, les éléments nutritifs contenus dans 3 litres de lait pur, on trouve près de 20 grammes d'azote, 240 grammes de carbone, 111 grammes de graisse et environ 2 600 grammes d'eau. En ajoutant encore 1 litre ou seulement un demi-litre, on a une ration plus que suffisante. Voilà pour les qualités nutritives. En outre, le lait est un des rares aliments qui ne laissent presque pas de résidu, ce qui, avec sa fluidité, sa douceur et sa réaction légèrement alcaline, explique quelques-uns de ses excellents effets.

Nous croyons inutile de nous appesantir sur tous les genres de maladie où l'on a essayé la diète lactée ; mais nous tenons à faire valoir les indications les plus importantes de ce régime, et nous allons successivement les passer en revue.

Le professeur Pécholier (de Montpellier) a préconisé l'emploi de la diète lactée dans le traitement de l'*hypertrophie active du cœur* et dans l'*hydropisie* dite *essentielle*, c'est-à-dire celle dans laquelle, ne trouvant aucune lésion anatomique, on se voit obligé d'invoquer un état anormal de l'organisme, dans lequel l'exhalation l'emporte sur l'absorption. « Comment l'alimentation par le lait, dit M. Pécholier, peut-elle détruire le mode vicieux de l'exhalation ? C'est sans doute que la diète lactée a des vertus altérantes irrécusables. Il est impossible qu'un changement si profond dans la nourriture et dans les matériaux qui servent à la régénération du sang ne détermine pas des changements dans la composition de ce fluide. Or ne voit-on pas dans l'albuminurie une modification de la composition du sang devenir la cause de l'hydropisie ? Pourquoi une modification différente de ce sang ne pourrait-elle pas avoir un effet inverse? Evidemment nous n'avançons là qu'une hypothèse, et pour donner à cette hypothèse une sanction définitive, il serait indispensable d'établir quel changement la diète lactée produit dans la composition du sang. Or nous manquons encore de cette importante donnée, mais, jusqu'à plus ample informé, l'explication théorique que nous proposons nous paraît reposer sur de sérieuses analogies.

« Ce n'est pas tout d'ailleurs : l'exhalation et la résorption de la sérosité se font par les capillaires, dont les fonctions sont elles-mêmes subordonnées à l'influence des nerfs qui se distribuent dans les parois des vaisseaux. Or la diète lactée exerce des effets indiscutables sur les fonctions du système nerveux tout entier, aussi bien sur les fonctions des centres nerveux que sur celles des nerfs qui en émanent, et par conséquent sur les nerfs vaso-moteurs. Peu importe que ces effets dépendent de l'influence du sang, modifié par le régime dont nous parlons, sur le tissu nerveux, ou plus probablement d'actions réflexes, sympathiques et vitales, dues en grande partie au contact permanent d'une substance aussi douce et aussi tempérante que le lait sur la muqueuse gastro-intestinale, dans la fonction de la digestion ; il nous suffit de pouvoir ranger au nombre des conséquences de la diète lactée une action sur les nerfs vaso-moteurs, d'où dépendent, en premier lieu une modification de la circulation dans les capillaires, et secondairement une modification de l'exhalation et de l'absorption qui se fait sur les vaisseaux. »

D'autres auteurs (Serre d'Alais, Guinier, etc.) ont obtenu de bons résultats de l'emploi de la diète lactée dans les hydropisies dites *essentielles* et l'hypertrophie active du cœur ; aussi, bien que cette médication ne soit pas communément adoptée dans ces cas, il est certain qu'elle peut rendre des services et qu'au pis aller elle est inoffensive.

Dans les affections du tube digestif, la diète lactée a une utilité beaucoup plus marquée que dans les maladies désignées précédemment : c'est même dans l'ulcère simple de l'estomac que ce régime s'est montré le plus efficace. Dans une thèse récente soutenue à Strasbourg (Leclère, *de la Diète lactée*, 1868), nous trouvons sept cas d'affections de l'estomac (ulcère, gastralgie pure ou symptomatique) traités avec succès par le régime lacté : il n'y a pas toujours eu guérison radicale, mais au moins une amélioration telle que les malades ont pu quitter l'hôpital en état de suivre le même régime que tout le monde. D'après l'auteur de cette thèse, M. le professeur Hirtz, dans le service duquel les observations ont été recueillies, fait de la diète lactée la base du traitement dans les cas d'ulcère simple de l'estomac. Nous avons également été témoin de trois cas de cette maladie (deux dans les hôpitaux et un dans notre pratique), dans lesquels l'emploi seul de la diète lactée a suffi pour amener la guérison. Dans les cas de cancer de l'estomac, l'efficacité de ce régime est très-restreinte : on n'arrive pas évidemment à opérer la cure d'une affection jusqu'à présent incurable ; mais, lorsque tous les aliments ordinaires sont rejetés, l'usage exclusif du lait pourra parfois être supporté par le malade, et en maintenant les fonctions de nutrition aura pour effet de prolonger l'existence pendant un temps variable.

Dans toutes ces circonstances, le lait agit à la fois comme médicament topique — et c'est là une de ses plus précieuses qualités — et comme agent nutritif.

Quant à la façon de l'administrer, elle diffère beaucoup suivant les cas et surtout suivant les médecins qui le prescrivent. A ce sujet nous ne pouvons nous empêcher de dire quelques mots de la cure lactée telle que le docteur Karell, médecin ordinaire de l'empereur de Russie, l'a formulée avec détails dans un très-intéressant mémoire (*Arch. gén. de méd.*, nov. 1866). Les études spéciales et la longue expérience de l'auteur sur cette question donnent beaucoup d'autorité à ses assertions et méritent que nous insistions un peu là-dessus, d'autant mieux qu'elles confirment ou complètent ce que nous avons dit plus haut.

Voyons d'abord les indications de la *cure de lait*, d'après M. Karell :

« D'après mes nombreuses expériences dans les *hydropisies* de toute nature, dans l'*asthme* quand il est la suite de l'emphysème et du catarrhe pulmonaire, dans les *névralgies* opiniâtres dont le siége est le tube intestinal, dans les *maladies du foie* (hypertrophie simple, transformation graisseuse), et généralement dans les maladies de la nutrition qui sont quelquefois la conséquence des catarrhes occultes de l'estomac et des intestins, suivis d'affections dans les centres nerveux, je considère la cure de lait comme le premier des remèdes. Dans les cas mêmes où l'hydropisie provient de lésions organiques du cœur, de maladies invétérées du foie, ou du mal de Bright déjà développé, j'ai souvent constaté des améliorations très-sensibles et d'assez longue durée.

« Si l'on peut définir, en général, la cure de lait une *cure nutritive*, il n'en faut pas conclure qu'elle ne puisse être exclusivement administrée que dans les maladies provenant d'une nutrition perverse. On pourrait la nommer tout aussi bien un *régime tempérant*, car elle est très-salutaire dans les cas où les Valsalva auraient préalablement employé le jeûne et la phlébotomie. Il serait peut-être assez exact de dire que, au moyen de la cure de lait méthodiquement administrée, *la nutrition se trouve réglée.* »

Passons maintenant au mode d'administration du lait :

« Je pense, dit Karell, que le lait se digère mieux quand on le prend par petites gorgées et à intervalles égaux. Si on permet de boire du lait *ad libitum*, le malade ne tardera pas à se donner une indigestion. Je commence généralement la cure en employant le lait *seul* et en défendant *toute autre nourriture*. Je procède avec beaucoup de précaution, en prescrivant au malade, trois ou quatre fois par jour, et *à des intervalles rigoureusement observés*, un demi-verre ou un verre plein (2 à 6 onces ou 60 à 200 grammes) de lait écrémé. La température doit être conforme au goût des malades. En hiver, ils aiment généralement le lait tiède, chauffé au bain-marie ; en été, ils le préfèrent égal à la chaleur tempérée des appartements. Ils ne doivent pas boire tout d'un trait, mais lentement et à petites gorgées, pour que la salive s'y mêle suffisamment. Il va sans dire que le lait doit être de bonne qualité. Celui des vaches de ville a ordinairement une réaction acide; mais celui des vaches nourries à la campagne vaut mieux, parce que sa réaction est presque toujours sans effet appréciable.

« Si le malade digère bien le lait, ce qui se prouve par des selles solides, j'augmente peu à peu la dose. La première semaine est la plus difficile à passer, si le malade n'a pas une ferme volonté et l'intime conviction d'obtenir sa guérison. On arrive presque toujours, pendant la seconde semaine, à deux bouteilles par jour.

« Si la cure a pris son cours régulier, on boira le lait quatre fois par jour, à huit heures du matin, à midi, à quatre heures et à huit heures du soir. Si le malade le désire, je puis changer les heures, mais j'insiste sur l'observation des intervalles. Le malade est alors préservé de réplétion. Il peut après quatre heures consulter son appétit, et, convaincu désormais de faire une cure sérieuse, il en suivra les prescriptions plus exactement. Cela n'arriverait sans doute pas si le médecin lui disait : « Buvez du lait quand vous voudrez et autant que vous en « voudrez. »

« En obéissant aux indications du médecin, les malades ne se plaignent jamais ni de la faim ni de la soif, quoique les premières doses leur paraissent minimes. »

Quant aux principaux effets de la cure de lait, voici ce que l'expérience a appris au docteur Philippe Karell :

« Dans le commencement, le malade est souvent constipé, ce que je considère comme de bon augure. La résorption des parties fluides du lait s'étant opérée, et le malade ne prenant pas d'autre boisson faute de soif, les évacuations alvines sont compactes et très-dures. On y peut remédier par des lavements d'eau simple, par l'huile de ricin, par un peu de rhubarbe. Les personnes qui souffraient de flatuosités s'en trouvaient bientôt débarrassées dans cette cure. Si la constipation est opiniâtre, je fais ajouter le matin, dans le courant de la cure, un peu de café à la dose de lait, ou, vers les quatre heures, des pruneaux cuits ou une pomme grillée. Si des borborygmes ou la diarrhée survient, c'est que le lait était trop gras, ou que la dose était trop forte. Si la diarrhée ne provient pas d'exulcérations du tube intestinal, elle se guérit facilement par le régime rigoureusement observé.

« La fièvre n'est pas une contre-indication pour la cure.

« Si le malade a soif, je lui permets de l'eau simple ou de l'eau de Seltz naturelle. S'il a un désir prononcé de prendre des aliments plus solides, je lui permets, dans la deuxième ou la troisième semaine, un peu de pain blanc rassis avec du sel, ou un petit morceau de hareng salé. Vers les quatre heures, temps habituel de son dîner, le malade pourra prendre, comme le matin, un peu de pain blanc rassis. Au lieu de lait pur, je lui donne alors une fois par jour une soupe au lait et au gruau. Après une telle cure, continuée pendant cinq ou six semaines, on peut la modifier suivant les circonstances, en ne donnant du lait que trois fois, et en y ajoutant un dîner conforme au but qu'on se propose. »

« Si l'on me demandait, dit plus loin M. Karell, parmi les éléments dont le lait est composé, quel est celui auquel il faut attribuer la vertu curative : à la caséine, au sucre de lait, aux sels, à la graisse, ou à la proportion particulière qui existe entre ces divers éléments ; si même on me demandait quel nom je voudrais donner à cette cure : diaphorétique, diurétique, résolvante ou tonique, j'avoue que je serais assez embarrassé pour répondre. »

Aux indications de la cure de lait déjà données par le docteur Karell, il serait facile d'en ajouter d'autres qui ont pu être très-rationnelles dans certains cas et conduire à de bons résultats. Mais cela nous entraînerait trop loin, car il faudrait passer en revue une bonne partie de la pathologie ;

d'ailleurs les documents n'auraient pas le même degré de précision, partant moins d'intérêt. Du reste, ce que nous avons à dire de la *cure de petit-lait* complétera probablement les lacunes les plus importantes que nous laissons dans le présent article ; c'est surtout à ce titre que nous allons parler de la cure de petit-lait, ainsi que de la cure par le *galazyme*.

ARTICLE II. — CURE DE PETIT-LAIT.

Au premier abord, et sans réflexion, on est porté à voir une grande analogie entre ces deux produits, le lait et le petit-lait ; il est certain cependant que le mode d'action de chacun d'eux est parfaitement distinct, aussi bien que leur différence de composition est tranchée.

Le petit-lait — à peine avons-nous besoin de le rappeler — n'est autre chose que le sérum du lait, ou la dissolution saline et sucrée dans laquelle se tiennent en suspension les globules du beurre ainsi que la caséine, qui constitue la substance azotée du lait. Si par un moyen quelconque, par des acides ou de la présure, on précipite la caséine, laquelle entraîne les globules du beurre, le lait se trouve séparé en une partie solide, le caillé, formé par la caséine et le beurre, c'est-à-dire la portion la plus nourrissante, et en une partie liquide qui renferme les sels et le sucre, et qui est le petit-lait.

Cette dissolution salino-sucrée contient, pour 40 à 50 grammes de sucre, 4 à 5 grammes de sels par litre ; on comprend dès lors pourquoi plusieurs auteurs allemands ont assimilé la cure de petit-lait à une cure par les eaux minérales; le mode de composition, le mode d'administration et plusieurs des effets généraux du petit-lait justifient ce rapprochement. Toutefois nous ferons remarquer que le petit-lait entraîne toujours, dans sa formation, une faible proportion de matière azotée albuminoïde, ce qui en fait un moyen diététique encore plus précieux, puisqu'il est nutritif à un faible degré, mais qui le sépare radicalement, sous ce rapport, des eaux minérales, lesquelles ne contiennent pas de matière azotée assimilable ; à moins que l'azote que quelques-unes renferment ne soit susceptible, dans certaines conditions, d'être absorbé et de servir à la réparation des organes, comme cela s'observe pour l'azote atmosphérique que les oiseaux soumis à l'inanition absorbent et assimilent en petite quantité.

Nous avons vu dans la première partie de cet ouvrage que le lait présente des différences de composition assez notables suivant son origine ; il en est de même naturellement du petit-lait. Le petit-lait de brebis est plus riche en sels que celui de vache, et ce dernier que celui de chèvre ; pour la richesse en sucre, celui d'ânesse vient en première ligne, et en seconde celui de brebis. Ainsi, suivant les indications à remplir, il peut y avoir utilité à prescrire du petit-lait de brebis de préférence à un autre.

Pour préparer le petit-lait, on n'emploie en général que de la présure, les acides étant susceptibles d'en altérer la composition. Quant au mode d'administration du petit-lait, on suit la plupart des règles adoptées pour l'usage des eaux minérales, c'est-à-dire qu'on le prend le matin à jeun, à la dose d'un verre ou deux verres, à un quart d'heure d'intervalle ; le verre est de la contenance de 125 grammes environ. Pendant toute la durée de la cure de petit-lait, le régime doit être léger, peu abondant, mais substantiel.

Essayons maintenant de déterminer les principales indications de la cure de petit-lait.

Dans un mémoire fort remarqué à cette époque (*Bull. de thérap.*, 1860, t. LIX), Aran a montré, non sans raison, combien étaient vagues les indications de cette cure. « Les partisans de la cure du petit-lait, dit-il en résumant son travail critique, ont certainement beaucoup à faire pour démontrer scientifiquement sinon la valeur, au moins les applications et les indications surtout de cette médication. Pour le moment, il existe en sa faveur une sorte de consensus tant des malades que des médecins, qui tend à en recommander l'emploi dans certaines affections des organes abdominaux, dans les affections catarrhales des voies respiratoires, et peut-être aussi dans les premières périodes de la phthisie pulmonaire. Mais de ce consensus favorable à une démonstration rigoureuse, il y a loin ; il est peut-être difficile de faire dans tous ces cas la part qui revient à la médication proprement dite et aux influences hygiéniques qui l'environnent. »

Trois ans plus tard, M. Thierry-Mieg a tenté de mieux préciser les indications du petit-lait et s'est principalement attaché, d'après les résultats de ses recherches et de sa pratique, à montrer les bons effets de cette cure dans certaines formes de la phthisie. « Si nous examinons attentivement, dit-il, les cas où l'on a fait usage du petit-lait dans la tuberculisation, nous voyons qu'il ne répond pas indifféremment à toutes les formes connues; il borne son action aux cas où il convient d'affaiblir la tendance réactionnaire de la circulation ou de l'innervation. Les hyposthénisants ordinaires et les antiphlogistiques atteignent sans doute ce but, mais le petit-lait y conduit également, *sans affaiblir l'économie*. En posant la question en ces termes, nous croyons donner une idée claire de l'*indication* de ce moyen thérapeutique.

« La phthisie passive (atonique), celle des individus lymphatiques, l'état de colliquation se trouvent mal de l'usage du petit-lait, et il est possible d'après cela de considérer ce médicament comme ayant une action jusqu'à un certain point débilitante. Rappelons que Beneke considère le petit-lait comme un moyen de nourrir les phthisiques, en diminuant la proportion d'azote contenue dans leur sang.

« Mais, d'un autre côté, les phthisies hémoptoïque, active, floride, à forme sanguine ou nerveuse se trouvent admirablement bien de son emploi; l'usage de ce médicament amène de la manière la plus évidente une sédation, une sorte de résolution de cet état réactionnaire général. Nous l'avons vu diminuer la fièvre, ramener le sommeil, calmer les diverses susceptibilités de l'estomac, supprimer ou amender la diarrhée. Ne répondrait-il pas à cette indication de diminuer la quantité des matériaux azotés du sang, évidemment exagérée chez les phthisiques (Beneke)? Ne répondrait-il pas aussi à la nécessité de supprimer les matériaux d'inflammation, tout en fournissant aux malades des éléments de facile assimilation, puisque, en somme, les principes du petit-lait sont identiques à ceux de l'économie? » (*Bull. de thérap.*, 1863, t. LXIV).

ARTICLE III. — CURE PAR LE GALAZYME.

Bien que les effets produits par le galazyme se rapprochent beaucoup de ceux que nous avons attribués à la diète lactée ainsi qu'au petit-lait, ils s'en distinguent cependant par quelques côtés intéressants. D'ailleurs la renommée de la cure par le *kumiss* mérite que nous entrions dans quelques détails sur ce sujet et que nous montrions comment on a cherché à obtenir les mêmes résultats que par le kumiss avec une préparation analogue. Le docteur Schnepp est le seul médecin français, à notre connaissance, qui se soit occupé de cette question : nous lui emprunterons donc le peu que nous sachions sur cette cure.

« C'est en recherchant, dit-il, les causes qui paraissent le plus concourir à préserver des maladies de poitrine les tribus nomades des Baschkirs et des Khirgiz qui errent dans les steppes de la Russie orientale, que je suis arrivé, avec les médecins de ces régions, à considérer très-sérieusement une croyance vulgaire répandue parmi toutes ces populations, laquelle attribue cette immunité à l'usage presque exclusif que font ces peuplades du lait de jument, appelé *kumiss* (koumiss), bu pendant qu'il est en fermentation. Quoique peu disposé à admettre une cause unique dans cette sorte de dégénérescence, et à méconnaître les avantages d'une vie complétement libre, passée au grand air, et d'une alimentation presque exclusivement animale, je n'en ai pas moins conçu l'idée de faire, dès lors, une préparation semblable avec le lait d'ânesse. »

Dans l'impossibilité où nous nous trouvons d'entrer dans

des détails circonstanciés concernant le mode de préparation et d'administration du galazyme, ses effets physiologiques et thérapeutiques, et les cas principaux dans lesquels son efficacité a paru le plus manifeste, nous nous contentons de donner les conclusions par lesquelles Schnepp résume et termine son mémoire (*Traitement efficace par le galazyme*, etc., etc., Paris, 1865).

« 1° Le kumiss, lait de jument en fermentation, que les Baschkirs et les Khirgiz préparent dans les steppes de la Russie orientale, et qu'ils administrent aux malades nombreux qui, chaque année, se rendent dans les villages de ces nomades, peut être préparé dans les mêmes conditions, avec des qualités identiques, à l'aide du lait d'ânesse pur, et mieux encore mélangé dans une faible proportion avec du lait de vache : ce lait en fermentation, je l'appelle *galazyme*.

« 2° De nombreuses expériences m'ont prouvé qu'on peut ajouter au lait d'ânesse, pour préparer le galazyme, jusqu'à un tiers de son volume de lait de vache ; que dans ces préparations on obtient une boisson bien mousseuse, acidulée et alcoolisée, dont la saveur aigrelette et vineuse est fort agréable, qui est de facile digestion et qui, condition humanitaire au premier chef, peut devenir accessible à toutes les fortunes.

« 3° Le galazyme s'administre d'abord à un état encore un peu douceâtre et à des doses d'un verre, matin et soir ; puis, la fermentation étant plus avancée, le liquide devenant plus acide et les malades s'y étant habitués, on porte les doses aussi promptement que possible à une, deux ou plusieurs bouteilles par jour ; on peut aller à huit ou dix bouteilles, pendant la saison chaude, dans un pays chaud et sous un climat sec, conditions qui sont nécessaires pour obtenir des cures efficaces. — Le choix de la station médicale est de la plus haute importance dans cette médication lactée.

« 4° L'action physiologique du galazyme ainsi que son influence thérapeutique ne peuvent être développées et appréciées que dans une station d'hiver bien appropriée, ou dans certaines régions tempérées, pendant la saison chaude, de manière que les buveurs peuvent se livrer aux exercices physiques et aux promenades au grand air. — A ces conditions seulement, le lait en fermentation est pris à de fortes doses. Son effet le plus immédiat est d'apaiser la soif et d'exciter l'appétit. A l'état frais, le galazyme donne lieu à des excitations, à des gargouillements, à des vents et finalement à du dévoiement, désordres qui cessent le plus ordinairement dès qu'on l'administre à un degré de fermentation plus avancé. Il tend alors le plus généralement à constiper.

« A faibles doses, le galazyme modifie déjà la sécrétion rénale ; les urines deviennent plus claires et plus limpides, et leur quantité tend à augmenter. Mais à mesure que les doses de lait sont plus élevées, les urines sont sécrétées aussi en plus grande abondance. La sécrétion cutanée paraît augmenter pendant la cure du kumiss, phénomène que je n'ai pu constater qu'autant que le lait en fermentation est pris à fortes doses.

« Le pouls paraît d'abord peu impressionné par l'usage du galazyme ; mais, après quelques jours de cette médication, ou dès que les doses en sont un peu élevées, on remarque, pendant les heures qui suivent l'ingestion du lait en fermentation, moins de fréquence, plus de souplesse et plus de largeur dans les pulsations, et cela même chez des personnes pour lesquelles l'ingestion d'un aliment quelconque, d'une tasse de lait frais même, devient une cause d'accélération du mouvement circulatoire. Mais les signes les moins équivoques d'une modification des éléments constitutifs du sang, d'une plus grande plasticité de ce liquide sous l'influence du galazyme, ce sont ceux qu'on tire de la disparition des hémorrhagies chez des personnes qui y étaient sujettes, ce sont ceux aussi qu'on constate dans les bruits du cœur et du système vasculaire en général.

« Le galazyme, comme le kumiss, produit une espèce particulière d'ébriété calme, tout au plus un peu loquace, puis un affaissement, de la somnolence et du sommeil, une disposition très-prononcée à la quiétude du corps et de l'esprit et une indifférence marquée à toute chose.

« Dans de pareilles conditions, l'assimilation se traduit par un accroissement, un développement du tissu conjonctif sous-cutané et sous-muqueux d'autant plus sensible, que la maigreur et la détérioration étaient plus prononcées. Ce phénomène a été apprécié par les changements survenus dans le poids du corps, lequel, pendant la cure lactée, a varié depuis 50 grammes, au minimum, jusqu'à 200 grammes, au maximum, par jour moyen.

« L'usage du galazyme, chez des personnes qui vivent dans l'inaction ou qui sont enfermées, qui ne peuvent prendre le grand air, soit à cause du temps pluvieux, humide ou froid, ou venteux, soit par suite d'une incapacité physique de se promener, amène assez promptement de la satiété, un état saburral des premières voies, de l'inappétence et de la céphalalgie.

« 5° Les malades qui vont prendre le kumiss dans les villages des Baschkirs et des Khirgiz paraissent gagner, dans l'espace d'une saison de trois à quatre semaines, un développement considérable d'embonpoint, qui, pour le vulgaire, est l'expression d'une guérison et qui domine toutes les autres modifications physiques survenues dans l'état de santé de ces nomades.

« La renommée qui entoure ces cures de lait, même en l'absence de faits constatés par l'observation médicale, repose certainement sur les heureuses modifications qu'en éprouvent les bronchites, les catarrhes chroniques et, par suite aussi, la consomption tuberculeuse. Les poitrinaires au premier degré, qui ne sont pas encore arrivés à la phase des métamorphoses, paraissent trouver une plus grande liberté dans les mouvements respiratoires, après une cure de kumiss; leur toux et leurs crachats diminuent, la fièvre hectique cède, une amélioration générale et persistante en serait la conséquence la plus ordinaire. Chez ceux mêmes qui sont parvenus déjà dans la période de la fonte tuberculeuse, la cure de kumiss ne produirait pas moins un soulagement réel en modérant la fièvre, les sueurs profuses et l'expectoration ; elle arrêterait les progrès effrayants de la consomption.

« 6° Quant à mon expérience personnelle, j'ai été assez heureux de constater que le galazyme employé à faible dose, chez des poitrinaires qui n'ont pas franchi la première période de la tuberculisation, apaise la soif, modère la circulation du sang et lutte efficacement contre la fièvre et ses exacerbations quotidiennes ; qu'il calme tout d'abord la toux et facilite l'expectoration ; mais que, sous son influence prolongée, la toux et les crachats diminuent et cessent même plus ou moins rapidement ; qu'en même temps les bruits respiratoires se modifient et indiquent une perméabilité et une élasticité plus grandes des cellules pulmonaires, phénomènes que j'ai pu constater à l'aide de mon spiromètre.

« Chez les malades de cette première catégorie, j'ai pu observer aussi, pendant la cure du galazyme, un développement sensible de l'embonpoint, constaté à l'aide de pesées comparatives, la disparition des sueurs nocturnes, et cela sans retour. J'ai remarqué même chez deux malades, pendant cette médication, la disparition de taches jaunes et terreuses que portait une chloro-anémique, et d'un pityriasis invétéré qu'un phthisique avait depuis plusieurs années.

« 7° Le galazyme administré à des doses élevées, chez des phthisiques arrivés dans la période de la fonte tuberculeuse, produit ses effets immédiats et ordinaires d'une manière d'autant plus frappante même que les constitutions sont plus détériorées. Boisson acidulée, gazeuse et vineuse, le galazyme intervient fort agréablement et heureusement chez ces malades pour calmer leur soif ardente, pour modifier même les troubles si graves des fonctions respiratoires. Par cette médication, la toux perd de son acuïté, les crachats se modèrent et les bruits respiratoires accusent des changements non moins heureux qui s'accomplissent dans le parenchyme pulmonaire. Avec la fièvre hectique, si persistante et si énervante dans cette période ultime de la phthisie, j'ai vu céder aussi les sueurs nocturnes. Dans cette phase de la consomption tuberculeuse, les phénomènes d'ébriété qu'occasionne le galazyme et qui procurent à ces malades un sommeil si réparateur favorisent le plus puissamment les fonctions de nutrition générale, et c'est même chez l'un de ces malades que j'ai constaté l'accroissement le plus considérable du poids du corps.

« Mais l'étonnant et rapide développement d'embonpoint ne me paraît pas devoir se lier à cette espèce d'ivresse particulière, ni à la présence exclusive de l'acide carbonique et de l'alcool dans le galazyme, car la bière, que j'ai administrée comparativement et qui n'est pas moins chargée du même gaz et d'alcool, a été impuissante, chez un malade, à soutenir seulement l'amélioration obtenue par la cure lactée. Il y a autre chose encore dans le galazyme, et c'est cette autre chose qui probablement produit toutes les merveilles auxquelles j'ai assisté avec calme, quoique dans un véritable étonnement, que j'ai observées sérieusement et enregistrées avec le plus grand soin, ainsi que je viens de le rappeler.

« Je résumerai toutes les idées, toutes les vues qui ont surgi dans mon esprit pendant les recherches que je viens d'entreprendre à l'aide de cette médication lactée, dans cette seule proposition : *Le galazyme, qui par sa nature n'est pas seulement un lait gazeux, acidulé, alcoolisé, etc., mais surtout un ferment, est une organisation en germe, en puissance, portant principalement sur les éléments du tissu conjonctif, dont la régression pathologique constitue la base et la nature intime de la tuberculose.* »

CHAPITRE III.

DIÈTE VÉGÉTALE. — CURE PAR LES RAISINS.

Nous avons exposé, en traitant du régime végétal comparé au régime animal, les principaux effets physiologiques et même pathologiques produits par cette diète exclusive, qui sous cette forme générale n'a guère reçu d'application importante à la thérapeutique. Nous ne nous occuperons ici que d'une forme particulière de la cure végétale, la plus utilisée du reste : c'est la cure par le raisin.

La cure de raisin est encore une de ces questions médicales où l'empirisme a jusqu'à présent dominé et sur laquelle les opinions les plus contradictoires ont été émises avec la plus parfaite apparence de raison, faute de contrôle scientifique assez sérieux. Ainsi que la cure de petit-lait et bon nombre de cures par les eaux minérales, bien des praticiens un peu sceptiques considèrent la cure de raisin comme une médication fantaisiste et pensent que les bons résultats qu'on en obtient font autant d'honneur à l'imagination des malades — auxquels le mot *cure* est capable d'en imposer — qu'aux raisins, aux charmes des pays à vignobles, aux changements d'air et d'habitudes, et autres circonstances. Cependant il ne nous paraît guère possible que des médecins très-éclairés, très-consciencieux, se soient complétement mépris sur les effets réels des raisins et leur aient attribué arbitrairement des vertus thérapeutiques. Les dissidences qui règnent entre les auteurs au sujet de la cure par les raisins ne peuvent provenir évidemment que de la différence de composition des divers cépages suivant les contrées.

Sans avoir besoin d'invoquer les résultats des analyses chimiques, on peut établir que les raisins des pays méridionaux diffèrent assez notablement par leur composition de ceux des pays septentrionaux ou du centre ; et parmi ces derniers il ne serait pas difficile de trouver des caractères distinctifs assez tranchés. Les raisins de Suresnes et d'Argenteuil ne ressemblent guère plus aux raisins de Hongrie qu'aux raisins d'Italie. On peut classer les raisins en *diurétiques et laxatifs* quand ils contiennent des sels de potasse en excès (sulfates ou tartrates), en *astringents* quand le tannin est leur principe dominant, en *toniques et reconstituants* quand ils renferment une proportion notable de fer ou de manganèse ; ceux enfin qui sont surtout sucrés et aromatiques, les muscats par exemple, peuvent être considérés comme *excitants*. Ces derniers ne sont guère employés pour la cure aux raisins.

Avec des propriétés aussi différentes, on comprend que les indications de la cure aux raisins ne s'appliquent pas aux mêmes cas et que telle station soit plus spécialement affectée au traitement de certaines maladies suivant la nature des raisins fournis par la localité. C'est ainsi qu'à Grünberg, en Silésie, et à Méran, dans le Tyrol, la cure de raisin a pour effet principal de déterminer une dérivation intestinale qui se traduit par une purgation régulière analogue à celle que déterminent plusieurs eaux minérales ; à Bingen, au contraire, à Durkheim, à Saint-Goar (sur les bords du Rhin), la cure aux raisins exerce sur le tube digestif une action tonique et même astringente.

Dans nos contrées, on peut dire que, d'une façon générale, le chasselas est le raisin qui convient le mieux pour faire la cure de raisin. Il faut le choisir suffisamment mûr, pour qu'il ne contienne pas un excès d'acide, mais pas trop cependant, pour éviter aussi qu'il ait un excès de glucose.

La manière de conduire la cure de raisin est assez simple. Si l'on veut produire simplement une hypersécrétion intestinale, il faut choisir surtout des raisins aqueux, à pellicule mince, et les consommer sur place le matin à jeun, de très-bonne heure, avant que le soleil ait bu la rosée dont ils sont couverts. La dose est au début de 1/2 à 1 kilogramme et doit être répétée deux ou trois fois dans la journée, une heure environ avant les repas. Si l'on attend de la cure de raisin des effets toniques et reconstituants, si elle s'adresse par exemple à des phthisiques, le raisin pourra être également consommé sur place, mais seulement à l'heure où toute trace de rosée a disparu et où les couches inférieures de l'air ont été suffisamment échauffées. Dans la plupart des cas, on recommande de rejeter les pellicules des grains de raisin ainsi que les pepins, parce qu'ils sont réfractaires à l'action des sucs digestifs et qu'ils fatigueraient inutilement le tube digestif.

Chaque dose de raisin doit être suivie d'une promenade d'une demi-heure à une heure, absolument comme pour la cure par les eaux minérales. Le régime doit également être réglé de façon à seconder la cure de raisin suivant l'effet qu'on veut produire : régime léger et essentiellement végétal, quand on veut une action purgative ou diurétique;

un peu substantiel et surtout azoté, pour favoriser les effets toniques; et enfin très-insuffisant quantitativement, pour produire une espèce d'entraînement. Parfois même les raisins sont seuls permis, lorsqu'on veut activer le mouvement de résorption et de désassimilation, et par conséquent faire un entraînement plus complet, plus efficace. La cure de raisin est éminemment propre à cet effet par la quantité de sels à acides organiques qu'ils introduisent dans l'économie; ces sels sont la plupart facilement décomposables et riches en oxygène, lequel devenu libre exerce son action comburante ou oxydante sur les tissus et, en aidant ainsi puissamment à leur usure moléculaire, favorise le travail de rénovation organique générale qui est le complément, le couronnement de la cure.

En résumé, le lait, le petit-lait et les raisins agissent comme modificateurs généraux de la nutrition; à ce titre, on comprend que dans certaines maladies chroniques leur emploi bien dirigé soit suivi de résultats inespérés qu'on n'aurait souvent pu obtenir avec les moyens ordinaires de la thérapeutique.

CHAPITRE IV.

VIANDE CRUE ET ALCOOL.

Au mois de juin 1865, le professeur Fuster, de Montpellier, adressa à l'Académie des sciences une note dans laquelle il relatait les résultats inespérés obtenus à l'aide de la viande crue et de l'alcool dans la phthisie pulmonaire. Cette note, émanée d'un professeur de clinique médicale et rapportant des faits observés au grand jour de l'hôpital et contrôlés par un public compétent, a eu un retentissement mérité; des observations analogues sont alors venues de divers points, et si les magnifiques espérances qu'on avait conçues au début n'ont été qu'en partie réalisées, il n'en est pas moins resté acquis à la science un mode de traitement nouveau quant à la forme, qui a rendu et rendra encore de grands services.

Nous laissons M. Fuster exposer lui-même le mode d'administration :

« 1° Pour la viande crue (de bœuf ou de mouton), je la donne d'abord à la dose de 100 grammes, en la poussant progressivement jusqu'à 2 et 300 dans les vingt-quatre heures. La préparation consiste à la réduire en pulpe, en la pilant dans un mortier de pierre ou de faïence ; à passer la pulpe à travers un tamis ou un passoir, afin de la débarrasser des parties tendineuses et à en former des bols roulés dans du sucre ou dans un sirop quelconque. Les enfants ou les malades qui ne peuvent avaler ces bols les prennent sous forme de gelée ou de pulpe sucrée, par cuillerées à café ou à dessert. J'étanche au besoin la soif de ces malades au moyen d'une solution, à froid, d'une centaine de grammes de viande crue, pour 4 ou 500 grammes d'eau édulcorée.

« 2° La potion alcoolique est composée de 100 grammes d'alcool à 20 degrés Réaumur, dilués dans 200 ou 250 grammes d'eau et 60 grammes d'eau de fleurs d'oranger. On la prend par cuillerée à bouche, d'heure en heure. J'augmente ou je diminue les proportions de l'alcool et l'intervalle des prises, selon la susceptibilité des sujets. Le concours de ces deux agents est indispensable, le premier me paraissant avoir une action reconstituante, le second une action plus directe sur les organes de l'hématose. En outre, la potion alcoolique me semble devoir empêcher la génération du tœnia et des trichines que suscite souvent l'emploi de la chair crue.

« Il n'y a rien de nouveau dans la médication que je pratique, si ce n'est la combinaison des deux moyens et leur application à la phthisie pulmonaire.

« Dix-huit malades ont été soumis jusqu'ici à cette médication dans les salles de la clinique médicale : seize sont phthisiques; deux étaient atteints d'infection purulente due l'une à une vomique du poumon, l'autre à un épanchement purulent des plèvres. Quatorze des seize phthisiques portaient des cavernes ou des tubercules pulmonaires à l'état de fonte ; les deux autres portent aussi des tubercules aux poumons, non encore ramollis. Les signes physiques et les symptômes généraux ne permettaient pas de douter de l'existence de ces lésions. Parmi ces malades, cinq phthisiques et les deux malades d'infection purulente devaient succomber dans les vingt-quatre heures, d'après toutes les prévisions de la science : tous ces malades ont survécu. Les sujets atteints d'infection purulente se sont rétablis en peu de jours. La vomique du poumon s'est cicatrisée, et le malade est sorti guéri le 9 de ce mois ; chez l'autre, l'épanchement pleural s'est résorbé, et le malade, encore dans les salles, est en pleine convalescence. Quant aux phthisiques, chez tous les forces reviennent, la fièvre hectique a cessé, les sueurs et le dévoiement colliquatif se sont dissipés, la toux et l'expectoration ont diminué, l'appétit a reparu, la voix s'est éclaircie, l'oppression s'est dissipée, les cavernes se sont vidées, et les signes physiques attestent la réparation progressive des lésions du poumon. Il n'y a eu d'exception que pour deux malades (deux femmes), qui ont refusé obstinément de continuer les prescriptions. Celles-là ont succombé, et l'ouverture du corps nous a permis de vérifier l'exactitude de notre diagnostic. » (*Union méd.*, 29 juin 1865.)

L'association de l'alcool à la viande crue et leur application à la thérapeutique de la phthisie pulmonaire constituent un mode de traitement très-rationnel : dans une maladie qui mine l'organisme, qui produit un dépérissement profond que les anciens avaient traduit par le mot de *consomption*, on donne l'aliment azoté qui se digère le mieux, qui est le plus substantiel et qui s'assimile le mieux à cause de son identité de composition avec nos tissus. De plus, pour fournir à la consommation d'éléments hydrocarbonnés, on administre l'alcool étendu d'eau et additionné de sucre ; or, en admettant que l'alcool ne soit pas un aliment respiratoire, comme le voulait Liebig, on sait au moins qu'il ralentit le mouvement de dénutrition, et par suite qu'il favorise l'utilisation la plus complète possible des matériaux réparateurs ingérés. Le sucre d'ailleurs complète la dose de carbone que la viande ne fournirait pas à elle seule.

On a fait à ce traitement le reproche d'inspirer généralement aux malades un profond dégoût qu'on ne peut surmonter qu'avec les plus grandes difficultés. Il est vrai qu'on est d'ordinaire assez mal reçu quand on vient dire à un malade qui a la fièvre tous les jours, qui n'a pas le moindre appétit, ou du moins ne manifeste quelque goût que pour des aliments en quelque sorte impossibles ou très-indigestes, qui souvent vomit à peu près tout ce qu'il prend et à qui la vue de la viande rouge suffit pour donner des nausées : « Je vais vous soumettre à l'usage de la viande crue. » Le malade proteste, assure qu'il ne pourra surmonter sa répugnance, qu'il vomira infailliblement; et si l'on arrive à le convaincre de la nécessité de ce traitement et à le lui faire entreprendre, il ne manque pas de trouver étonnant que son estomac montre une parfaite tolérance pour ce régime, généralement bien supporté en effet.

La conséquence toute naturelle de ce régime, quand il peut être suivi rigoureusement et pendant un laps de temps suffisant, est une diminution très-sensible de l'état fébrile, de l'expectoration, de la toux, des sueurs profuses, et par suite un état de bien-être relatif très-marqué. L'amendement de la plupart des symptômes et le retour graduel des forces résultant d'une bonne nutrition peuvent conduire le malade à la guérison, si la maladie n'était pas trop avancée, ou à un état stationnaire assez satisfaisant pour simuler la guérison et en offrir toutes les apparences.

Je n'ai pas encore eu de fréquentes occasions d'expérimenter ce traitement de manière à pouvoir confirmer les résultats obtenus par M. Fuster ; mais je puis dire que je l'ai toujours vu très-bien supporté, malgré la répugnance témoignée par les malades. Chez une jeune femme de vingt-huit ans, affectée de phthisie au troisième degré (caverne à gauche et râles crépitants légers et quelques craquements à droite), j'ai vu, sous l'influence de ce régime, la fièvre hectique disparaître, les vomissements continuels occasionnés par la toux, par l'inappétence et l'abus des tisanes pectorales, cesser comme par enchantement, les forces revenir au bout de deux mois, si bien que cette femme, qui ne quittait plus sa chambre, se trouvait en état de reprendre ses occupations et d'aller aux champs, enfin une transformation si complète s'opérer, que pour tout le monde, excepté pour moi, elle semblait guérie. Cette amélioration a duré cinq à six mois; puis la malade s'est découragée, d'autant mieux qu'elle n'était pas entourée de tous les soins exigés par son état et que les causes déprimantes ne lui manquaient pas : finalement, elle a abandonné le traitement qui lui avait si bien réussi, et, la maladie reprenant le dessus, elle a succombé un an après le début de ce traitement. Dans ce cas, je prescrivais la viande crue hachée menu, additionnée d'un peu de sel, et à la dose de trois cuillerées à café toutes les deux ou trois heures. Après chaque dose je faisais prendre une cuillerée à bouche de vin de quinquina au malaga additionné de 250 grammes d'eau-de-vie par litre. Comme boisson, je permettais uniquement du bouillon froid, dégraissé, ou de l'eau rougie avec du vin de Bordeaux, mais aussi rarement que possible et pas plus d'une gorgée à la fois. Au début, la malade ne prenait que 2 à 3 onces de viande ; au bout de deux mois, elle était arrivée à en prendre 1 livre et demie par jour.

Quelque répugnance que cette médication alimentaire inspire aux malades, il est à remarquer qu'elle est d'ordinaire parfaitement supportée, même lorsque le malade touche à une fin prochaine. J'ai vu une autre malade, à laquelle, bien que sans espoir de succès, j'avais conseillé ce traitement, prendre avec dégoût, mais digérer très-bien jusqu'à la veille de sa mort, la viande crue avec du vin alcoolisé.

L'effet le plus immédiat et le plus marqué que j'aie constaté à la suite de ce traitement, même dans les cas où il n'a pas réussi à amener la guérison, c'est l'abaissement du pouls et de la calorification, ainsi que la diminution de la transpiration. Il résulte de tout cela une espèce de revivification, au moins momentanée, et qui peut quelquefois en imposer pour une guérison, ainsi que je l'ai fait observer tout à l'heure. Il est rare que ce régime ne produise pas un peu et même beaucoup de constipation : c'est un inconvénient assez léger à côté des avantages qu'on peut espérer; en pareil cas, il nous paraît préférable d'y remédier à l'aide de lavements simples ou laxatifs, plutôt que de prescrire des médicaments internes.

Rappelons enfin que l'on peut, si le malade le désire, au

lieu de donner la viande crue en nature, la recouvrir de poudre de sucre et l'administrer sous forme de grosses pilules.

Nous n'insistons pas sur le traitement de la diarrhée opiniâtre et même de la dysenterie, chez les enfants, par la viande crue hachée ; les bons effets de cette médication, devenue aujourd'hui populaire, s'expliquent en partie par la diète de boisson, mais surtout par la modification profonde que cet aliment exclusif imprime à la nutrition.

LIVRE III.

ALIMENTATION MÉDICAMENTEUSE.

Atténuer le degré d'irritation en quelque sorte topique de certains médicaments, atténuer même un peu leur intensité d'action pour les mieux faire supporter à des organisations délicates, tel est le but qu'on s'est proposé en incorporant des remèdes dans des aliments. On a pensé aussi qu'en subissant une première assimilation au sein d'un autre organisme, la substance médicamenteuse devient ainsi plus susceptible d'opérer son influence thérapeutique, parce qu'elle s'est pour ainsi dire organisée, ou du moins sa composition chimique a reçu un changement qui la rapproche de celle de nos tissus.

C'est en vertu de cette idée qu'on a administré à des animaux et à des nourrices des préparations mercurielles et iodées pour traiter des enfants atteints d'affections spécifiques. Mais avant d'exposer les résultats obtenus de la sorte, examinons si le lait et autres aliments sont susceptibles de se charger d'un médicament quelconque par assimilation digestive.

Nous avons montré dans la deuxième partie de cet ouvrage que certaines substances végétales, toxiques ou non, peuvent passer dans le lait et lui communiquer de leurs propriétés. Mais comme la médication indirecte par le lait s'adresse principalement aux nourrissons, on a surtout cherché à incorporer dans le lait des agents spécifiques tels que l'iode et le mercure. Pour l'iode, il n'y a pas à douter : il passe facilement dans le lait, ainsi que le démontre l'analyse chimique, et le lait dit *iodé* traduit son influence sur l'organisme par les effets ordinaires de l'iode.

Comme ce lait médicamenteux s'obtient en soumettant l'animal ou la nourrice à des doses progressives d'iodure de potassium, on s'est naturellement demandé si, sous l'influence prolongée de ce traitement, le lait ne serait pas altéré dans ses éléments constituants au point de perdre beaucoup de ses qualités et même de devenir nuisible. Dans ses premiers essais, M. Labourdette, à qui l'on doit les recherches les plus intéressantes sur cette question, constata en effet que les vaches soumises à l'usage d'assez fortes doses d'iodure finissaient par souffrir de ce traitement : la nutrition se faisait moins bien, leur lait devenait plus aqueux, moins nourrissant, et se conservait moins longtemps. Toutefois, en améliorant les conditions hygiéniques de ses bêtes, et en dirigeant le traitement avec l'habileté que donne une expérience soutenue et intelligente, M. Labourdette est arrivé à obtenir, sans surmener ses animaux, sans altérer sensiblement leur santé ni les qualités de leur lait, un produit alimentaire doué d'une action thérapeutique incontestable et que beaucoup de praticiens ont pu utiliser au grand profit des malades. M. Bouyer (de Saint-Pierre de Fursac) a plus spécialement fait usage, dans sa pratique, du lait iodé qu'il prescrit d'ordinaire sous forme de sirop ; les résultats qu'il en a retirés sont des plus encourageants; quelques-uns même, presque trop beaux, font regretter que l'emploi de ce moyen thérapeutique ne soit pas plus répandu. Nous ne pouvons entrer dans des détails très-circonstanciés sur la médication par le *lait iodique*, attendu que nous voudrions, avant tout, pouvoir présenter les résultats de nombreux essais comparatifs faits par d'autres médecins. M. Richelot, qui a publié un mémoire (*Union méd.*, 1865, 1er sem.) sur les applications du lait iodique, s'est surtout appuyé sur les observations de M. Bouyer; les quelques faits qu'il emprunte à d'autres confrères ne font, il est vrai, que confirmer les assertions de M. Bouyer, mais ils sont en assez petit nombre et pas toujours très-probants.

L'iode n'est pas le seul médicament qu'on ait réussi à faire passer dans le lait : le chlorure de sodium s'incorpore très-facilement dans le lait et on en a tiré parti spécialement pour la phthisie. M. A. Latour a pensé avec raison que l'association d'un aliment minéral tel que le sel, qui a une très-heureuse influence sur la nutrition générale, avec le lait, devait d'abord augmenter la valeur nutritive de ce dernier et puis lui communiquer ses propriétés thérapeutiques. L'arsenic et le fer peuvent également être incorporés ; mais le rapport entre la quantité de ces substances qu'on doit administrer et celle qui passe dans le lait est moins bien connu que pour l'iode. Quant au mercure, des chimistes habiles ont vainement essayé de constater sa présence dans du lait qui était censé en contenir; d'autres chimistes, il est vrai, sont parvenus à reconnaître le mercure dans le lait, de sorte que le lait hydrargyrique n'est probablement pas un mythe. Du reste, les cas de syphilis, chez des enfants, guérie sous l'influence du lait de vache ou de femme soumises au traitement mercuriel, sont une preuve sinon incontestable, au moins de grande valeur, en faveur du passage du mercure dans le lait.

Par quel mécanisme se fait cette incorporation d'une substance thérapeutique dans le lait? Les hypothèses n'ont pas manqué pour répondre à cette question. Ce qu'il y a de plus probable, c'est que le métal ou le métalloïde qu'on incorpore à l'état de sel se substitue dans le lait à un corps simple ou composé homologue. Ainsi, il est permis de croire que l'iodure de potassium administré se substitue dans le lait au chlorure de potassium que ce liquide renferme normalement. De même pour les iodures ou les chlorures de mercure. Ce qui rend cette théorie assez fondée, ce sont les expériences de M. Roussin sur les œufs de poule.

Après avoir constaté qu'en mélangeant aux aliments des poules certains sels : carbonates de baryte, de magnésie, de zinc, etc., isomorphes du carbonate de chaux, on arrivait à retrouver une partie de ces sels dans la coquille, M. Roussin a recherché si le chlorure de sodium contenu dans le jaune et le blanc de l'œuf pourrait être remplacé par un iodure, un bromure ou un fluorure alcalin. « L'expérience est venue confirmer de la manière la plus remarquable cette prévision. Non-seulement l'iode, le brome et le fluor se retrouvent dans la partie liquide de l'œuf, mais la quantité, de ces principes est tellement considérable, qu'il est permis de supposer que la majeure partie s'élimine par cette voie, lorsque les poules commencent à pondre. L'iode, le brome et le fluor semblent se répartir en quantités égales dans le jaune et le blanc de l'œuf. L'œuf lui-même n'acquiert par l'introduction de ces substances aucun goût étrange. Peut-être sera-t-il possible d'utiliser cette observation pour la thérapeutique. Un fait singulier accompagne parfois l'administration des iodures et surtout des bromures alcalins. A mesure que l'iode et le brome augmentent dans la partie liquide des œufs de certaines poules, l'enveloppe calcaire diminue et finit même par disparaître complétement. Dans quelques cas, les œufs n'étaient plus protégés que par une pellicule membraneuse. Les poules sur lesquelles ce phénomène a été observé vivaient en liberté et trouvaient de tout côté le carbonate calcaire nécessaire à leur alimentation. Ce fait bizarre ne se produit pas d'une manière constante avec toutes les poules. Ceux de ces animaux qui sont doués d'une constitution robuste et d'un appétit considérable semblent échapper de préférence à cette anomalie. » (*Gaz. méd.,* 1864, p. 38.)

Il est une classe d'aliments, d'origine diverse, qui renferment à l'état normal des principes médicamenteux et qui pour cette raison méritent de nous arrêter un instant. Ces substances alimentaires présentent d'autant plus d'intérêt au point de vue qui nous occupe, qu'on peut, à l'aide de procédés très-simples, augmenter la dose de leurs principes médicamenteux. Depuis les remarquables recherches de M. Chatin sur la distribution de l'iode dans la nature, on sait non pas seulement que le cresson renferme de l'iode et du fer, mais que la proportion de ces corps varie suivant les conditions de végétation de cette plante. Ainsi on a remarqué que le cresson alimenté par des sources riches en fer renferme plus de ce principe que le cresson qui vient dans une eau de composition normale ; et de même pour l'iode. Il était permis d'espérer qu'une eau minéralisée artificiellement produirait sur le cresson des effets analogues. C'est en effet ce que M. Chatin est parvenu à réaliser : il a pu obtenir du cresson renfermant des proportions relativement considérables d'iode et de fer; et comme ces principes s'y trouvent fixés par assimilation organique, ils peuvent être plus facilement supportés par des constitutions délicates. On voit tout le parti que la thérapeutique peut tirer de semblables résultats, sans compter qu'il y a là tout un ordre nouveau de recherches analogues sur les autres principes minéraux ou organiques que le cresson ou d'autres plantes alimentaires seraient susceptibles de s'assimiler directement par voie artificielle. Quelques expériences ont été faites dans ce sens, mais nous ne connaissons pas les résultats auxquels on est arrivé.

Quelques animaux, parmi les mollusques notamment, se trouvent dans les mêmes conditions que le cresson, c'est-à-dire que, renfermant normalement de l'iode, du soufre et du phosphore, ils peuvent en assimiler une plus forte proportion s'ils se trouvent placés dans des conditions favorables. Déjà M. Chatin avait remarqué que les mollusques qui vivent dans l'eau renferment généralement plus d'iode que les espèces terrestres. M. Eug. Fournier, reprenant la question, a constaté qu'en faisant vivre certaines espèces de mollusques, des limnées et des paludines notamment, dans une eau chargée de 1 à 5 centigrammes d'iodure de potassium par litre, on arrive à faire assimiler par ces animaux une proportion d'iode plus considérable que celle qu'ils contiennent normalement. Toutefois cette proportion ne peut augmenter indéfiniment, et les mollusques arrivent vite à un état de saturation qu'on ne peut leur faire dépasser sans compromettre leur existence. M. Fournier a pu arriver aux mêmes résultats avec le soufre et le phosphore, et même faire assimiler à ces mollusques des substances tout à fait étrangères à leur organisme, telles que de l'arsenic, de l'antimoine, du fer, du mercure, et même certains principes actifs d'origine végétale, l'atropine par exemple. Il suffit de connaître les résultats très-intéressants de ces recherches pour désirer vivement qu'elles soient poursuivies et qu'elles reçoivent les applications thérapeutiques qui en découlent.

Dans les pages qui précèdent, je n'ai pas parlé et avec intention, de l'alimentation iodée telle que la préconise M. Boinet et qui consiste dans le simple mélange de l'iode avec les substances alimentaires les plus usuelles, le pain et le vin principalement. L'iode ne me paraît pas avoir, dans ces circonstances, d'autre puissance d'action que celle qui lui appartient en propre à l'état isolé, sous forme de teinture ou de sel ; l'aliment ne lui ajoute rien, si ce n'est qu'on se médicamente sans s'en douter. Que le médicament soit bien supporté quand on l'administre dans un aliment, c'est très-possible ; mais c'est une question de thérapeutique générale que je n'ai pas à traiter ici, où je ne m'occupe que des aliments qui se sont *assimilé* quelque médicament. Du reste, Trousseau chargé de faire un rapport sur le mémoire de M. Boinet relatif à l'alimentation iodée, conclut que cette manière d'administrer l'iode n'offre aucun avantage sur la méthode ordinaire, c'est-à-dire sur les formules magistrales ou autres préparations purement magistrales.

FIN.

INDEX ALPHABÉTIQUE

A

D

E

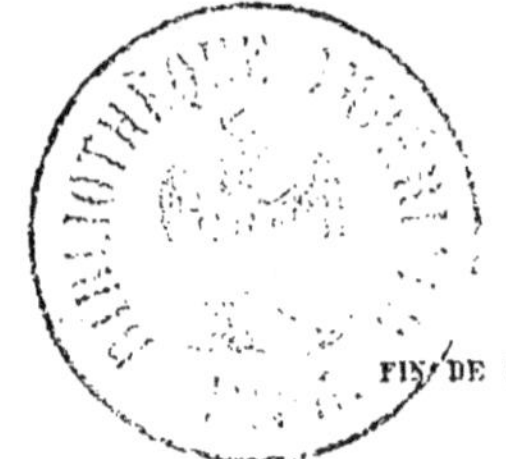

FIN DE L'INDEX ALPHABÉTIQUE.

Paris. — Typographie Hennuyer et fils, rue du Boulevard, 7.

TRAITÉ

DE

L'ALIMENTATION

DU MÊME AUTEUR

Anatomie pathologique des rétrécissements de la trachée. In-4°, avec figures. Paris, 1866.

De la mort subite ou très rapide dans le diabète (*Archives de médecine,* décembre 1877 et janvier 1878 ; et tirage à part in-8° de 40 pages).

MURCHISON, **Leçons cliniques sur les maladies du foie,** suivies des *Leçons sur les troubles fonctionnels du foie,* traduites sur la 2e édition et annotées. Grand in-8° de 660 pages avec figures. 1878.

Etiologie et pronostic de la glycosurie et du diabète, Mémoire récompensé par l'Académie de médecine. In-8° de 172 pages. 1879.

Le diabète expérimental et la clinique (*Archives de médecine*, avril 1880).

Étude critique sur quelques travaux récents concernant l'anatomie pathologique du diabète (*Gazette hebdomadaire*, 1880, nos 13 et 15).

DEMARQUAY, **Maladies chirurgicales du pénis,** ouvrage publié par les docteurs G. VŒLKER et J. CYR. Grand in-8° de 640 pages avec figures et planches en chromolithographie. 1877.

Paris. — Typographie A. HENNUYER, rue d'Arcet, 7.

TRAITÉ

DE

L'ALIMENTATION

DANS SES RAPPORTS

AVEC

LA PHYSIOLOGIE, LA PATHOLOGIE

ET

LA THÉRAPEUTIQUE

PAR

LE DOCTEUR JULES CYR

MÉDECIN INSPECTEUR-ADJOINT A VICHY.

DEUXIÈME ÉDITION

AUGMENTÉE D'UNE INTRODUCTION

PARIS

LIBRAIRIE J.-B. BAILLIÈRE ET FILS

19, rue Hautefeuille, près le boulevard Saint-Germain

Londres	Madrid	New-York
HIPPOLYTE BAILLIÈRE	C. BAILLY-BAILLIÈRE.	BAILLIÈRE BROTHERS

1881

www.ingramcontent.com/pod-product-compliance
Lightning Source LLC
LaVergne TN
LVHW010118230826
846091LV00001BA/83

9782013098366